中国历代
长寿方精选

主　编　孙溥泉
编　委　孙溥泉　孙健慧　王连星
华　荣　何光前　鲁　为
李恩昌　李亚军

中国中医药出版社
·北　京·

图书在版编目（CIP）数据

中国历代长寿方精选/孙溥泉主编．—北京：中国中医药出版社，2015.3

ISBN 978-7-5132-2397-3

Ⅰ.①中… Ⅱ.①孙… Ⅲ.①长寿-验方-汇编-中国-古代 Ⅳ.①R289.5

中国版本图书馆 CIP 数据核字（2015）第 025780 号

中国中医药出版社出版
北京市朝阳区北三环东路 28 号易亨大厦 16 层
邮政编码 100013
传真 010 64405750
三河西华印务有限公司印刷
各地新华书店经销

*

开本 880×1230 1/32 印张 13.75 字数 343 千字
2015 年 3 月第 1 版 2015 年 3 月第 1 次印刷
书 号 ISBN 978-7-5132-2397-3

*

定价 38.00 元
网址 www.cptcm.com

如有印装质量问题请与本社出版部调换

社长热线 010 64405720
购书热线 010 64065415 010 64065413
微信服务号 zgzyycbs
书店网址 csln.net/qksd/
官方微博 http://e.weibo.com/cptcm
淘宝天猫网址 http://zgzyycbs.tmall.com

/前言

此书动笔于31年前的1983年，当时我40余岁，身体很糟糕。除了在学院上门诊、讲课外，为了挣点讲课费（每节课2元钱）贴补家用，我于1984年9月至1985年4月承担了咸阳电大的形式逻辑课教学。当时，这门课初次在电大开，光逻辑习题就印了一大厚本，课都讲了一大半了，习题答案还未发下来，每周6～8节课就够累人的了，但是为了给学生解答疑难逻辑题（特别是复杂的“二难推理”），我不得不夜晚演题到1～2点，否则白天就不敢上讲台。“讲课气短又气喘，痰涎盈口吐不断。春节元宵课堂过，解题夜晚两点半。黎明三点批作业，出差急忙往回赶”，就是我当时的写照。1985年5月初，我去广西南宁参加教材编写会议，吃了不少当时咸阳很难见到的鸭肉，顿时感到气短、胸闷胸堵、出虚汗。回来后，6月12日症状突然加重，心脏出现室早二联律，当天半夜大汗淋漓，恶心、呕吐，随之昏迷过去，被送往陕西中医学院附属医院，医院3次发出病危通知，并邀请第四军医大学和西安医学院的专家会诊，经3天抢救后，才转危为安。当年患病时，有的医院要我做心脏手术，说我不做手术就活不过2年，今后不但骑不成自行车，也不能讲课和看病了。谁知我坚持不断地内服、外用这本《中国历代长寿方精选》中的方剂，如今31年过去了，我不仅恢复了教学工作，还出版了十几本书，发表了几百篇文章。如今，我已70余岁，还登上了北京的上方山、百望山、香山及陕西乾陵的最高点、骊山上的兵谏亭等。

2 中国历代长寿方精选

本书中的方剂之所以有效，主要由于其来自于古人的临床实践。除了以彭祖、老君命名的处方无以考证外，本书收录的最早可考证的方剂是东汉末年张仲景的八物肾气丸、真武汤、小青龙汤等。八物肾气丸（即金匮肾气丸）、真武汤可治疗阳虚引起的心力衰竭、肺气肿、支气管哮喘、肝硬化腹水、慢性肾炎水肿等；小青龙汤是治疗外受风寒、内有水饮所致肺心病咳喘特别有效的方剂。

关于本书中的“华佗云母九子三仁丸方”，活到141岁（一说101岁）的唐代医家孙思邈曾亲自服用过：“吾尝服一二剂，大得力，皆家贫不济乃止；又时无药，足缺十五味，仍得服之。”关于本书中的“龟龄集”，明代嘉靖皇帝服过，年逾古稀，在位45年；清代乾隆皇帝也服过，年逾古稀，在位60年。

关于本书中的“萃仙丸”：“康熙二十年（公元1693年）十月三日，户部尚书山东王骘奏事上前，康熙见他鹤发童颜、步履稳健，便问他：‘卿年几何?’王某答曰：‘臣不敢隐，年已八十矣。’问：‘卿服食何药饵否?’答曰：‘臣有一部下，尝献一方，名萃仙丸，臣进服此丸几十年而有壮容。’康熙即命将此方送交太医院审阅并依方炮制。”康熙活到68岁，与服此方有一定关系。

关于本书中的“瘫症方”：“延宁县（今福建省）黄震旺君，于而立之年，曾患此症，医药无效，后遇良医，开服此方，共服六百多帖，病体复元。从此学医济世，近年逾古稀，康健无比。”关于“补益丸”：“昔褚氏患腰脚，服之瘥，颜色如三十岁时。”关于本书中的“河车大造丸”：“一人病弱，阳事败痿，服此二料，身体顿异，连生四子；一妇年六十，已衰惫，服此寿至九十，犹强健；一人病后不能作声，服此气壮声出；一人病痿，足不任者半年，服此后能远行。”关于本书中的“羊肾酒”方：“有七十老翁，腿骨无力，寸步难移，将此甫服四日，即能行走如常，后至九旬，筋力不衰，其古秘而不传，董文敏公重仍得之。凡艰于嗣续者服之，即能生子，屡试如神。”

关于本书中的“驻年方”，唐相国云：“予为南海节度使，年七十有五，越地卑湿，病发，忽内外疾俱作，阳气衰绝，服乳石补益之药，百端不应。元和七年（公元 812 年，元和为唐宪宗的年号），有诃陵国船主事摩诃知予病症，遂传此方并药。予初疑而未服，摩诃稽颡固请，遂服之，经七八日而觉应验，遂而常服，其功神验。元和十年（公元 815 年）二月罢郡归京，录方传之。”

关于本书中的“草还丹”：“此方得之刑部令史王国宝，字渠人，隶事时，有一僧窝藏强盗，部拟死罪，渠人出之，后僧以此方谢，嘱云：‘惟西平章有此方，不可乱传，当珍藏之。’后渠人于西平章施古册内得此方，药味分两制度相同，乃平章常服药。”

关于本书中的“神仙一井金丹”：“余在淳安，主簿李渊云，乃祖通判公，少服一井金丹，至老发不白，后在都城访杨五倅，问先和王晚年发不白，所服何药？答曰：某未尝知。遂向老药童叩之，云：先和王常服一井金丹。后卢陵见前留守赵鼎，六十余岁，髭须皆不白，众以为润泽者，仆仔细视之，非是染者。渠云：自然如此。继过豫章，其子作酒官，托邱辛叔献询叩，渠云：大人平生，只服一井金丹。方知此方之妙。”

关于本书的“周公百岁酒”，据清代梁章钜《归田琐记》云：“塞上周翁治药酒，服四十余年，寿过百岁，其家三代人皆服此酒，寿命皆达七十余岁，故名周公百岁酒。”

关于本书中的“仙酒方”：“世传前监察御史，兼两京留守窦文炳患手足拘挛、半身不遂，延访医至奉化县，县尉李能传此方，依合浸酒一斗，饮及二升，能运手足，三升能伸腰背，至四升，脱如释负。”

关于“史国公药酒”：“至元十七年（至元为元世祖忽必烈的

年号，公元1280年），奉仙驿偶值异人授以此方，因浸酒六升，初患手足拘挛，起伏不便，服酒三升，手能栉洗，三升半，屈伸渐有力，五升后，言语清爽，步履轻便，百病通畅，宿疾脱落矣。”

关于本书中的“长生延寿丹”：“梧州医道白照伟先生，从三十五岁始至九十六岁，六十年间，（用此丹）灸此以未间歇，享年九十六岁。”关于本书中的“神仙不老丸”：“余幼年劳瘁，衰惫不堪，年方三十而白发生，三十五而白须生……至四十九则不胜衰矣……忽遇金华山张先生……慨然传一方，余拜而受之，敬合服，逾百日觉前时之白黄者，皆返黑矣，见者莫不以为异。”

关于本书中的“菟丝子丸”：“李侍郎服之，年七十六如四五十岁人，朝中最强健。屡见服菟丝子人得力，始知药有功也……但菟丝子久服，令人思欲事（男女性事），妇忌戒慎。”关于本书中之“老龙丸”：“成都府崔磨云：褚氏无子，得此药修合未服，夫主有老奴七十以上，腰脚疼痛，曲背而行。褚氏以此药服之，其老奴语褚氏曰：‘自服此药，深有灵验，诸疾悉痊，房事如少壮之人。’于是与褚氏通（发生两性关系），因后有孕。一日，褚氏服药，其家母视之，切究其由，得其实，因打死此老奴，并折其腿，骨髓皆满，皆此药之效也。该因经进，多施其效，故是名曰苍龙丸。”

本书中类似验例，还有许多，限于篇幅，不再赘述。但从以上验例中可以看出，古人并不随意服用这些方剂，而是屡经他人或自己亲身试尝有效后才服用的，而且这些处方大多来之不易。

本书原有方剂（包括粥方）1019首，此次再版又增加157方，主要是治疗老年常见病诸如高血压、低血压、肺心病、心律不齐、心动过速、心动过缓、震颤麻痹、糖尿病、阳痿、眼底出血、耳鸣耳聋、带状疱疹、皮肤瘙痒、便秘、疝气等病的方剂。绝大多数注明了疗效。现有方剂为1176首。对以上方剂，如能针对个人体质，辨证使用，不但能增强体质，而且能治好多种疾病。为了使读者查找方便，本书中将同名方剂进行编号加以区别，书末还增加了“三十种常见老年病处方索引”。

应当强调的是，本书中部分方剂应用了一些有毒药物，如内服的马钱子、川乌、草乌、硫黄、硇砂、朱砂，及外用的红砒、雄黄、轻粉等药，这些方剂必须在医师指导下才能使用；另外，还有一些石类药品如云母、钟乳、白石英、紫石英、赤石脂、阳起石等，也不能长期服用。

鉴于编者水平有限，文中如有错误和不当之处，诚请读者批评指正。

孙溥泉

2014 年 3 月 13 日于北京

/再版说明

人在青年时期，精力比较充沛，体力也比较旺盛，往往容易过度自信，忽视了对身体的保养，埋下了高血压、冠心病、脑血管病以及癌症等疾病的隐患，造成青年夭折和中年早死。有人统计过，近20年来上海地区高校死亡人员中，59岁以下的占到一半以上。许多调查资料还表明，脑出血的高发年龄在50~60岁之间，而不是在60岁以后。急性心肌梗死就更是如此，据统计，在北京市的急性心肌梗死患者中，约2/3患者的发病年龄低于65岁，1/3在50~60岁之间，1/5低于50岁，最低患病年龄不到40岁。近年来隐性冠心病的发病率呈上升趋势，而隐性冠心病又是造成猝死的最常见原因。目前，美国有400万~500万隐性冠心病患者；有学者调查挪威2014名40~50岁办公室工作人员，发现隐性冠心病患者为4%；我国某地在3474名中年人中查出冠心病患者233例，患病率达6.17%，其中平日无症状者占79.4%。根据世界卫生组织急性心肌梗死协会1971年的登记研究，在包括大约300万总人口的16个中心里，对10121例急性心肌梗死患者进行了严格登记和一年的追访观察，登记最低年龄是20岁，最高年龄是64岁。至于恶性肿瘤，更不是突然发生于老年人的疾病，因为，从一个肿瘤细胞发展成为临床可见的肿瘤，有时需要几年到几十年的时间。因此，中老年时期查出的恶性肿瘤很可能萌发于青少年时期。综上所述，真正关心自己健康的人，应当从青年时期做起，那就比从中年、老年做起更好，这样做，费时费力少，而收效却大得多。

当今社会，随着死亡率和出生率的逐步下降，老年人比例越来越高。今天，世界各地60岁以上（含60岁）的老人有5.4亿，到2020年，将超过10亿。老年人增多，老年病患者也随之增多。今天，非洲、亚洲和拉丁美洲患阿尔茨海默病的老人大约有2200万人，到2025年可能会超过8000万人。

人类都希望健康长寿，以便晚年时还能发挥余热，用自己一生积累起来的知识和经验为社会的发展做些贡献，因此，迫切需要以研究保健和长寿为内容的书籍。

《中国历代长寿方精选》一书自1987年首次出版后，至今已过去10年。该书出版后，受到广大读者的欢迎，重印2次，共印制25927册，很快销售一空。本书出版后，收到不少读者来信，认为书中收录方剂太少，特别是一些卧床的患者，他们急需一些治疗老年常见病的方剂；还有读者来信，要求增加气功、导引、按摩以及道德修养方面的长寿经验方法。这次增订尽量满足了读者的要求，不但将方剂由307个增加到1019个，而且还介绍了一些历代用来治疗老年常见病如肩关节周围炎、骨质增生、颈椎综合征、肺气肿、冠心病、脑血管病、白内障、前列腺肥大、更年期综合征、阿尔茨海默病、恶性肿瘤、半身不遂等的验方，介绍了历代气功、导引、按摩方面的经验，并根据世界卫生组织把道德修养纳入健康范畴的要求，增加了道德修养长寿方（如“人有百病”“医有百药”），这是最新的健康概念。

最后，应当强调的是，应用本书各方剂时，希望读者能依据自己的体质、病情，在医生指导之下，按照辨证论治原则酌情选用，切不可“见彼得力，我便服之”。据清代梁晋竹《秋雨庵随笔》记载：“诸城刘文正相国食量倍常，蓄一青花巨盎，大容数升，每晨以半盎白米饭，半盎肉脍，搅匀食之，然后入朝办事，过午而退。同时，尹望山相公，但食莲米一小碗，入朝亦过午而退，然两人同享盛名，并臻耆寿。比如宋代张仆射齐贤，每食啖肥猪肉数斤，夹胡饼黑神丸五至七两，而同时晏元献清瘦如削，只折半叶饼以箸卷之，捻其头一茎而食，后并享遐龄。”可见，体质不同，饭量不同，服药量也不同，不能强求一致。但只要根据不同体质、不同病情，做到辨证论治、酌情用药，都可达到健康长寿的目的。

鉴于我们的水平有限，书中出现缺点错误在所难免，欢迎各位读者提出宝贵意见，以便进一步修订提高。

孙溥泉

1997 年 5 月于陕西中医学院

/自序

在古人的长寿经验中，按照体质、季节的特点来服用长寿药物及方剂，是一个重要方面。活到101岁高龄的唐代医学家孙思邈就主张："五十以上，四时勿缺补药，如此乃可延年，得养生之术尔。"四川南充县文峰乡100岁高龄的党蒋氏，60岁时曾患大病，后服用老中医传授给她的秘方——甜杏仁、芡实粉蒸鲫鱼，且坚持每年吃二三十次，身体一直很好，现在白发转青，还能做轻活。四川平昌县元山乡平岗村106岁高龄的袁开兴，长年以采药谋生，经常用沙参、山药当饭吃，他认为："人说吃了灵芝可长生，我说沙参、山药胜灵芝。"四川阆中县百岁中医彭玉堂，从青壮年时起，每逢节气便用八珍汤炖猪肉或鸡、鸭来调补身体，长期如此，大大提高了自身适应自然气候变化的能力。新疆维吾尔自治区共有百岁老人865人，居全国之冠。百岁老人喜欢饮奶茶，茶叶中加有肉桂、丁香、豆蔻、干姜等药物。这些资料表明，药物确能促进长寿。

孙思邈认为，服长寿药物应按照季节特点："春服小续命汤五剂，及诸补散各一剂；夏太热，则服肾沥汤三剂；秋服黄芪等丸一二剂；冬服药酒二三剂，立春日则止。此法终身常尔，则百病不生矣。"另外，尚需根据体质状况，"夫欲服食，当寻性理所宜，审冷暖之适，不可见彼得力，我便服之"。此外，他还强调服药应坚持不断，同时亦应注意节制房事。

为了满足中老年人长寿的需要，我们从历代医籍及目前临床中应用的老年人保健中成药中精选了长寿方剂307个，按照方剂的服用方法分为内服与外用方剂；内服方又按药性分为补阳、补阴、阴阳双补三类；阴阳双补又分补阳为主、补阴为主、平补阴阳三类；并将其他活血、通窍、祛风方单列，供大家选用。对于方剂中的某些不常见（或异名）药物以及某些重要药物的成分、动物实验药理报道，均在按语中加以说明。对于方剂中的某些古代疑难字词，均在括弧中加以注释。文末附有阴虚、阳虚及阴阳两虚辨证简表、药用衡量折算表、度量衡对照表、古代量具简介，供大家使用方剂时查对。

对于方剂中一些与制药无关的迷信内容，我们在编写过程中已经删除，但与阐述药效有关的某些佛、道术语，因恐删除后会影响对方剂的理解，故予以保留。

本书所精选的这些长寿方剂，大多数是古人的经验，凡有关临床疗效的记载，均予以保留，以供读者使用时参考。

另外，读者在临床应用中，若发现本书方剂有哪些疗效或副作用，在使用中有什么经验与体会，盼能及时来信告知，以便再版时修正补充。

限于我们的水平，缺点错误在所难免，欢迎读者批评指正。

孙溥泉

1986 年 6 月于陕西中医学院

/目录

第一篇　内服方

2 中国历代长寿方精选

4 中国历代长寿方精选

6 中国历代长寿方精选

10 中国历代长寿方精选

第二篇 外用方

第三篇　益寿粥方

第四篇　气功、导引、按摩与道德修养长寿方

第一篇

内服方

第一章 补阳方

老龙丸 又名苍龙丸（《普济方》）

此方成都府崔磨云："褚氏无子，得此药修合未服，夫主有老奴七十以上，腰脚疼痛，曲背而行。褚氏以此药服之，其老奴语褚氏曰：自服此药，深有灵验，诸疾悉痊，房事如少壮之人。于是与褚氏通，因后有孕。一日褚氏服药，其家母视之，切究其由，得其实，因打死此老奴，并折其腿，骨髓皆满，皆此药之效也。该因经进，多施其效，故是名曰苍龙丸。"

母丁香 紫霄花 肉苁蓉酒浸 菟丝子酒浸 蛇床子 巴戟 仙灵脾 白茯苓去皮 远志去心 八角茴香以上各60克 灯草6克 荜澄茄 胡桃肉 车前子 萆薢 马兰花酒浸 牡蛎火烧，炒六次 韭子种 木通酒浸，以上各30克 干漆炒，去烟，90克 山茱萸 破故纸酒浸 全蝎 桑螵蛸酒浸 龙骨以上各45克 熟地黄150克 当归15克 沉香15克 木香15克 大蜘蛛七个

上为细末，炼蜜为丸，如桐子大，每服三十丸，空心温酒送下。七日见效。无妇人者勿服。此药转起阳事，如喜解者，饮凉水三口。年高气衰虚耗，风湿脚疼痛疾，并宜补之，此药最灵验。添精补肾虚，祛冷除风湿，扶经更起阳，老诚如修合，秘密慎传扬，瑕之保元气，延寿得安康。一方无桑螵蛸、当归、乳香。

按：紫霄花，即紫梢花，为淡水海绵科动物脆针海绵的干燥

群体。主产于江苏、河南等地。性味甘、温，无毒。功用：益阳涩精。治疗阳痿、遗精、白浊、带下、小便不禁及阴囊湿疹等症。含海绵硬蛋白、海绵异硬蛋白、磷酸盐、碳酸盐等。

马兰花，为鸢尾科植物马兰的花。本品生于向阳的山野，我国大部分地区均有分布。其花咸酸微苦，凉，有清热、利湿、止血、解毒、利尿作用。其子性味甘平，有避孕作用。

据化学研究，菟丝子含有维生素 A 类物质，含量为 0.0378%。大豆菟丝子含胡萝卜素、蒲公英黄质和叶黄素。用菟丝子及豆饼酿成的菟丝子酱油、浸剂、酊剂能增强离体蟾蜍心脏的收缩力，对离体子宫表现兴奋作用。

容颜不老丹方　（《普济方》）

生姜500克　枣250克　白盐60克　甘草90克　丁香　沉香各15克　茴香120克，一处捣

煎也好，点也好，修好此药胜如宝，每日早晨饮一杯，一世容颜长不老。

玉真丸　（《普济方》）

补中安神定魂，去风湿劳气，治脚、腰、膝，固元，黑髭发，悦色颜。

龙骨捣罗，水飞三遍重绢研细，去水，干，入熟绢袋盛，缝合，置5.36升米下炊一次，干，重研细　菟丝子酒浸一宿，酒煮一日，令烂，去酒，捣烂焙干，为末，各240克　鹿茸新嫩带血，去毛，酥炙，180克　韭子净拣，微炒，135克

上为末，炼白蜜和捣千下，丸如小豆大。每日温酒下七丸，日再服之。

刺五加养生素　（《老人保健中成药》）

主治体虚衰弱，全身无力，食欲不振，老年慢性气管炎，神经官能症，性机能减退，原发性高血压，以及其他慢性疾患所造成的失眠。

哈尔滨中药一厂和中药二厂、河北宽城制药厂均生产此药制剂。

按：刺五加是一种功效与人参近似的药物，含有刺五加苷A、B、C、D、E等多种有效成分，有人参样强壮作用。刺五加还能壮筋骨、扶正固本、益智安神、补肾健脾、顺气化痰。因此，刺五加制剂常作为营养补剂应用。

八物肾气丸　（《御药院方》）

主平补肾气，坚固牙齿，活血驻颜色，益寿。

熟地黄240克　山药　山茱萸各120克　交桂去皮，60克　牡丹皮　泽泻各90克　附子炮，60克　白茯苓去皮，90克

上为细末，炼蜜为丸，如梧桐子大，每服五七十丸，温酒送下，或汤亦得，空服前食，妇人淡醋汤下。

按：此方即张仲景的金匮肾气丸，又名桂附八味丸。据日本近畿大学东洋医学研究所副教授久保道德认为，此药不仅能治疗体力衰弱，还有恢复、增强机体能力的作用。也就是说此药不仅能控制老化的发展，还能恢复人体的元气。他认为服用八味丸主要的目的是医治丹田无力（小腹无力）。脐下部柔软，按压时无阻力而下陷者；及患腰疼脚凉病，特别是脚凉而脚心热、晚上睡觉时，脚尖伸到被外才好受的人，是适合服用八味丸的。另外，八味丸还可治疗白内障与老花眼。

有下列症状者均可服用此药：①小便不正常（口渴多尿、夜间多尿、尿失禁、尿涩、尿闭）；②口渴、口干；③腰痛；④手足燥热；⑤知觉麻痹、运动麻痹；⑥下肢软弱无力；⑦阳痿；⑧视力减退。

鉴于消化功能弱的人服用此药会引起食欲减退等症状，久保道德主张用酒引服。

扶老强中丸　（《百一选方》）

温五脏，健脾胃，逐宿食，除痰饮，壮气进食。

吴茱萸120克　干姜120克　大麦蘖300克　神曲600克

细末，炼蜜丸，如梧子大，每服四五十丸，不拘时米饮下。

按：此方主治消化功能低下的“寒证”，干姜配合吴萸可

"温五脏"；大麦蘖（即麦芽）和神曲都是发酵产物，含有多种助消化的酶类。适用于老人脾胃虚寒引起的诸种症状。

羊肉丸 （《太平惠民和剂局方》）

治真阳耗竭，下元伤惫，耳轮焦枯，面色黧黑，腰脚重弱，元气衰微。常服固真补气，益精驻颜。

川楝子炒　续断炒，去丝　茯苓　茴香炒　补骨脂炒　附子炮，去皮脐　胡芦巴微炒，各90克　山药炒　桃仁麸炒，去皮尖，别研　杏仁麸炒，去皮尖，另研，各90克

上为末，用精羊肉120克，酒煮烂，研极细，入面糊为丸，如梧桐子大，盐汤、温酒，空心，任下三五十丸。

服松子方 （《医方类聚》）

七月七日采松子，过时即落不可得，治服1克，日服三四次。百日身轻，绝谷服升仙，渴饮水，亦可和脂服之，若丸如梧桐子大，服二十丸。

术酒方 （《医方类聚》）

术15千克，去黑皮（《千金翼方》白术12.5千克）

上净洗捣碎，以东流水169升（《千金翼方》146升）于不津器中渍之。二十日压漉去滓，以汁于瓮中盛……五夜，其汁当变如血，旋取汁以渍曲，如家醖法造酒，酒熟，任性饮之。十日万病除，百日白发再黑，齿落更生，面有光泽，久服延年不老。忌桃李雀肉（《寿亲养老书》雀肉作蛤肉）。服此酒者，真康节所谓"频频到口微成醉，拍拍满怀都是春"也。

又方：术53.6升，水淘，刷去黑皮，曝干，粗捣，以水107升，煮令极软，稍稍益水。少取汁看候黄色，乃压漉取汁，可及70升　糯米107升，炊熟　细曲5千克，捣碎　以术汁都拌和入瓮，密封。三七日开，日饮三杯，久服延年不老。忌桃李雀肉。

苍术丸[1] （《经验良方》）

主乌髭鬓，驻颜，壮筋骨，明耳目，除风气，润肌肤。久服令人轻健。

以苍术不拘多少，用米泔水浸二三日，逐日换水，候满日取出，刮去黑皮，切作片子，曝干，用慢火炒令黄色。细捣末，每500克末，用蒸过茯苓250克，炼蜜丸，如梧桐子大。每日空心或临卧，温熟水下十五丸。别用白术180克，甘草末30克，拌和匀；作汤点之，下术丸妙。忌桃李雀蛤及三白。

按：三白即葱白、薤韭及蒜。

研究表明，每百克苍术中含胡萝卜素7.47毫克。苍术中含维生素A类物质，含量为1.0025%。用苍术浸膏试验于家兔及蟾蜍，发现：①有抑制血糖作用，其抑制作用以注射后3小时为最甚；②小剂量能使血压轻微升高，大剂量则下降；③有轻微利尿作用；④对蟾蜍心脏搏动有减低作用，对心律有转慢作用；⑤能使蟾蜍血管轻微扩张；⑥对于家兔十二指肠之收缩有减弱作用。临床应用中发现，苍术对原发性丹毒、夜盲症、泻痢病、外科结核病，都有很好的疗效。

苍术丸[2]　（《瑞竹堂经验方》）

主治腰腿疼痛。明目，暖水脏，并小肠疝气，大有补益。

苍术500克，用泔水浸去皮，切作片，用生葱白500克，切碎，加盐60克，同炒苍术黄色为度，拣去葱不用　川椒微炒　白茯苓去皮　小茴香各120克，微炒

上细末，酒糊丸，如梧桐子大。每服五七十丸，空心温酒送下。

菟丝子圆　（《太平惠民和剂局方》）

治肾气虚损、五劳七伤、少腹拘急、四肢酸痛、面色黧黑、唇口干燥、目暗耳鸣、心忪气短、夜梦惊恐、精神困倦、喜怒无常、悲忧不乐、饮食无味、举动乏力、心腹胀满、脚膝痿缓、小便滑数、房室不举、股内湿痒、水道涩痛、小便出血、时有余沥，并宜服之。久服填骨髓，续绝伤，补五脏，去万病，明视听，益颜色，轻身延年，聪耳明目。又方用龙齿1克，远志去苗心，15克，黑豆煮，不用石龙芮、泽泻、肉苁蓉。

菟丝子净洗，酒浸　泽泻　鹿茸去毛酥炙　石龙芮去土　肉桂去粗皮　附子炮，去皮，各30克　石斛去根　熟干地黄　白茯苓去皮　牛膝酒浸一宿，焙干　续断　山茱萸　肉苁蓉酒浸，切、焙　防风去苗　杜仲去粗皮，炒　补骨脂去毛，酒炒　荜澄茄　沉香　巴戟去心　茴香炒，各1克　五味子　桑螵蛸酒浸，炒　芎䓖　覆盆子去枝、叶、萼各15克

上为细末，以酒煮面糊为圆，如梧桐子大，每服二十圆。温酒或盐汤下，空心服。如脚膝无力，木瓜汤下，晚食前再服。

十全大补丸　（《太平惠民和剂局方》）

培补气血，主治气血两虚、久病虚弱、面色萎黄、精神倦怠、腰膝无力、虚劳喘嗽等症。

党参　黄芪　肉桂　熟地黄　白术　当归　白芍　川芎　茯苓　甘草各30克

粉碎混合后制丸，每丸重9克，每服一丸，日服两次，温开水送下。

按：除丸剂外，浙江绍兴中药厂生产有十全大补酒，浙江湖州制药厂生产有十全大补膏，其药物组成与丸剂相同。

菖蒲丸　（《普济方》）

治脏腑衰惫，面色萎黄，牙齿疏落，眼目昏暗及腰脚酸痛、四肢困乏，口苦舌干。久服延年益寿，补益精气，和荣卫。

九节菖蒲叶细切剑脊者，八月取，连根阴干，不退根，以米泔浸硬，竹刀刮去黑皮，约500克　淘洗黑豆10.7升，分一半铺甑中，候过熟去豆，取菖蒲，即将一半豆铺覆，炊之，良久，将釜水仍酒甑中，候过熟去豆，取菖蒲薄切，焙干，捣罗为末

浸炊饼和丸，如梧桐子大，每服三十丸，空心，温酒盐汤下，或稍加丸数亦可。

按：《中药大辞典》中与今市售之“九节菖蒲”，多为毛茛科植物阿尔泰银莲花的根茎。但历代本草书籍中之九节菖蒲，均指天南星科植物石菖蒲的根茎，所谓“九节”，系描述根茎之环节紧密，即“一寸九节”者良。

石菖蒲根茎与叶中均含挥发油，其主要成分是细辛醚，其次为石竹烯、葎草烯、石菖醚及氨基酸、有机酸和糖类。药理试验表明，此药有镇静作用，内服能促进消化液的分泌及制止胃肠异常发酵，并有弛缓肠管平滑肌痉挛的作用。本药挥发油对小白鼠有较强的降温作用。另外，本品对某些真菌在试管内有抑制作用，本品煎剂在体外的筛选试验中，初步证明能杀死腹水癌细胞。

华佗菖蒲膏神方 （《华佗神医秘传》）

本品主治癥癖、咳逆、上气、痔瘘等病最良，久服能延年益寿，耳目聪明，智慧日增。并令人肤体充肥，光泽腴润，发白更黑，身轻目敏，行走如风，增骨髓，益精气。服一剂，寿百岁。制法：于二月八日采取肥实白色节间可容指之菖蒲，阴干去毛距，择吉日捣筛，以 30 克为剂。以药四份，蜜一份半，酥和如稠糜柔弱，令极匀，内瓷器中蜜封口，埋谷聚中一百日。服此药，宜先服泻剂，或吐剂，候吐痢讫，取王相日平旦，空腹服 30 克，含而咽之，有力能渐消，加至 60 克。服药至辰巳间，药消讫，可食粳米乳糜，更不得食他物。若渴，可饮热汤少许。日一服，一生忌羊肉、熟葵。

菖蒲酒方 （《医方类聚》）

主大风十二痹，通血脉，调营卫，治骨立萎黄，医所不治者，服一剂。服经百日，颜色丰足，气力倍常，耳目聪明，行及奔马，发白更黑，齿落更生，昼夜有光，延年益寿。

菖蒲削治薄切，曝干，10.7 升，以生绢袋盛之 上以好酒 107 升，入不津瓮中，安药囊在酒中，泥密封之。百日发视之，如绿叶色，复炊 10.7 升，秫米内酒中，复封四十日，便漉去滓，温饮一盏，日三。其药滓曝干，捣细罗为散，酒调 3 克，服之尤妙。

《寿亲养老书》菖蒲 1.5 千克薄切，日中晒令极干，以绢囊盛之，玄水 107 升，清者（玄水者，酒也），悬此菖蒲密封闭一百日，出视之，如绿菜色，以 10.7 升熟黍米内中，封十四日间出，饮酒，则三十六种风，有不治者悉效。

又方：菖蒲捣绞取汁，53.5 升　糯米 53.5 升，炊熟　细曲 2.5 千克，捣碎　相拌令匀，入瓮密盖三七日即开，每温饮一中盏，日三。(《寿亲养老书》同)。

又方：菖蒲 10.7 升，细锉，蒸熟　生术 32 升，去皮，细锉　上二味，都入绢袋盛。用清酒 53.5 升入不津瓮中盛，密封，春冬二七日，秋夏一七日，取开，每温饮一盏，日三，令人不老强健，面色光泽，神效。

王乔轻身方　(《千金翼方》)

温肾健脾。

茯苓　桂心各 500 克

上二味，捣筛炼蜜和酒服如鸡子黄许大。一日三丸。旦服。

按：茯苓菌核含茯苓聚糖、茯苓酸、蛋白质、脂肪、甾醇、卵磷脂、葡萄糖、腺嘌呤、蛋白酶等，对离体家兔肠管有松弛作用，对大鼠幽门结扎所形成的溃疡有预防效果，能降低胃酸与血糖。

三仙丸[1]　又名“长寿丸”(《杨氏家藏方》)

有诗曰：一乌二术三茴香，久服令人寿命长，善治耳聋并眼暗，理脾健胃及膀胱，顺气搜风轻腰膝，驻颜活血鬓难苍，空心温酒盐汤下，谁知凡世有仙方。

川乌 30 克，去皮、尖，锉如骰子大，用盐 15 克，炒黄去盐　茴香 90 克，炒香　苍术 60 克，米泔浸一宿，用竹刀刮去黑皮，切，用葱皮一握，炒黄，去葱

上各为细末，酒和为丸，如梧桐子大。每服五十丸，空心食前盐汤下，一日进二服，忌猪羊血，有人年八十，须发皆黑。云：自三十以前日进此药一服，自不变白。

附子天门冬散　(《圣济总录》)

益气补不足，却老延年。

附子炮，去皮、脐，60 克　石菖蒲　木香　桂去粗皮　天门冬去心　干姜炮，各 30 克

上为散，每服3克，温酒空心服。

不老丹　（《名医验方类编》）

补脾肾，去白发。

苍术米泔浸软片，2千克，分别酒、醋各浸500克，盐、椒各炒500克　赤何首乌1千克，以黑豆、红枣蒸烂晒干　地骨皮500克

各取末，以桑椹汁和成剂，铺盆内，日晒夜露，待干，以石臼捣末，炼蜜为丸，梧子大。每空心酒服一百丸。

按：何首乌根和根茎含蒽醌类，主要为大黄酚和大黄素，其次为大黄酸、痕量的大黄素甲醚和大黄酚蒽酮等，此外，含淀粉、粗脂肪及卵磷脂等。动物实验证明何首乌有降血脂作用。给动物服用何首乌煎剂后，血糖上升达最高，然后逐渐降低，6小时后可比正常低0.03%。何首乌对离体蛙心有兴奋作用，特别对疲劳的心脏，强心作用更显著。何首乌对人型结核菌、福氏痢疾杆菌在试管内有抑制作用。何首乌中提取的大黄酚，能促进肠管的运动。

楮实丸[1]　（《太平圣惠方》）

能补益元脏，疗一切气疾，暖脾肾。久服令人身轻，悦颜色，壮筋骨。

楮实微炒，500毫升　鹿茸涂酥，炙，去毛　附子炮裂，去皮、脐　牛膝去苗，酒浸，切、焙　巴戟天去心　石斛去根，各120克　干姜炮　桂去粗皮，各60克

上为细末，煮枣肉，和杵一千下，丸如梧桐子大，每服三十丸，温酒或盐汤下。一方用麋角，无鹿茸。炼蜜为丸。忌豆豉汁、生葱。

按：楮实为桑科植物构树的果实，性味甘寒。果实含皂苷(0.51%)、维生素B及油脂。种子含油31.7%，油中含非皂化物2.67%、饱和脂肪酸9.0%、油酸15%，亚油酸76%。本品有滋肾、清肝、明目作用，常用来治疗虚劳、目昏、目翳、水气浮肿。

思仙续断圆 （《太平惠民和剂局方》）

治脾肾风虚，毒气流注，腰膝酸疼，艰于步履，小便遗沥，大便后重，补五脏内伤，调中益精凉血，坚强筋骨，益智轻身耐老。

木瓜去瓤，90克　续断　萆薢各180克　牛膝洗，去芦，酒浸一宿，焙　薏苡仁炒，各120克　川乌炮，去皮、脐　防风去芦叉　杜仲去皮　姜炒丝断，各60克

上为末，酒糊圆，每服三五十丸，空心前食，温酒盐汤任下。

按：木瓜含皂苷、苹果酸、酒石酸、柠檬酸、维生素C、黄酮类、鞣质。续断含有维生素E，对维生素E缺乏症有效。动物实验发现，每百只小白鼠因续断的保护而避免睾丸病变44只。杜仲树皮含杜仲胶、糖苷、生物碱、果胶脂肪、树脂、有机酸、酮糖、维生素C、醛糖等。动物实验发现，树皮的提取物及煎剂对动物有持久的降压作用；杜仲的各种制剂对麻醉犬均有利尿作用；杜仲大剂量对小鼠有抑制中枢神经系统的作用。曾有人报道，杜仲煎剂在试管中对结核杆菌有一定的抑制作用，其醇浸剂似能减少大鼠肠道中胆甾醇的吸收。牛膝动物实验证明其有短暂降压作用、止痛作用及轻度利尿作用，能使离体动物子宫收缩。

草还丹[1] （《普济方》）

上明眼目，中暖水脏，下补丹田，疏风顺气，乌髭发。凡病愈后，机体不得复元者服之，虽瘦弱人，亦得气血调顺，身体肥健，不可以药性微少而忽之。俗谚云："见方不重药，只取其效也。"予得此方于东平闫侯之家人，常以此药活人多矣。

川椒净，120克　苍术泔水浸3日　小茴香炒，盐各90克　白茯苓60克　川乌炮，30克　甘草60克

上为细末，加附子30克尤佳，却不用川乌，面糊为丸，如梧桐子大，每服五七十丸，空心酒或盐汤下。

茴香丸　(《普济方》)

补气血，治腰疼，久服明目，有效验。

苍术水浸三日，去皮，锉焙　杜仲制　破故纸　川椒各60克　茴香33克　厚朴30克

上六件修治外，以青盐1克入在瓶内，约量入水，文武火煮，水尽为度，焙干为末，酒糊丸，空心酒下五十丸。

金锁丹[1]　(《瑞竹堂经验方》)

服此药延年益寿，添精和血，驻颜身轻，壮筋骨，养神气，效不可尽述。

远志去心，焙　蛇床子酒浸，微炒　鹿茸炒黄，各45克　晚蚕蛾6克　紫梢花　续断各3克　海马锉，炒黄色，2对　黑牵牛取头末，6克　穿山甲炙黄，5片　木香　麝香　乳香各7.5克　川茴香9克

上为细末，酒糊为丸，如梧桐子大，每服五十丸，空心温酒送下，七日便可见效。

神仙服仙茅法　(《医方类聚》)

仙茅味辛温有毒，主心腹冷气，不能食，腰脚冷气，挛痹不能行，丈夫虚弱，老人身弱无子。益阳道，久服通神强记，助筋骨，益肌肤，长精神，明目。

仙茅5千克，锉如豆大，以水浸，去赤汁，换数次水，水清，即晒干

上捣末过罗，炼蜜和丸，如梧桐子大。每日空腹，以温酒下十五丸，日晚再服。如本性热人，饮下亦得。如能每日别取其末，煎之为汤，下丸极妙。如服后觉热气上冲，头痛，以沙糖为浆饮之即定，兼浓煮甘草豆汤一盏，服之亦效。又取0.3克乌麻仁，炒熟为末，兼沙糖和之为丸服，即得力迟当不发呆，服后十数日觉能食，兼气下，即效也。所服不限多少，唯多为妙。若患冷气人，不用水浸除毒汁，便切，捣，依前和合，忌牛乳。其所忌牛乳者，只是减其药力，亦无妨损。若煎汤，取散9克，水500毫升，煎至400毫升，空腹顿服之，大佳。

按：仙茅适用于阳弱精寒、禀赋素怯者，阴虚火旺者忌

服用。

混元丹 （《集成方》）

主治五脏劳损，补后天精血亏损。

紫河车一具，用少妇首生男孩脐带全者，水洗净，入麝香3克在内，以线缝固，慢火熬成膏，30克　沉香别研，30克　朱砂30克　人参60克　肉苁蓉酒浸，60克　乳香别研，60克　安息香酒煮去沙，60克　白茯苓60克

上七味为细末，入河车膏内，和匀，丸如梧子大，每服五十丸，空心温酒下。

按：此方中朱砂与麝香不可久服，可减去。

交泰丸[1] （《卫生家宝方》）

宁心养气，定魄安魂，疗诸虚不足，生元真气，补精枯髓竭，去夜梦鬼邪。治男子下元虚，救妇人血海冷，正丹田，百病不侵，四时安泰，久服明目，夜视如昼。

石菖蒲去须切，无灰，好酒浸，冬三宿，夏二宿，500克　乳香另研，30克　远志酒浸去心，浸作如上法，250克

上为细末，用浸药酒煮糊为丸，如桐子大，每日空心温酒下三五十丸。

胡桃丸 （《御药院方》）

主益精补髓，强筋骨，延年益寿，悦心明目，滋润肌肤。治年高人脏腑不燥结，久服百病皆除。

破故纸　杜仲　萆薢　胡桃仁各120克

上将三味，捣，罗为细末，次入胡桃膏子拌匀，再捣千余下，丸如梧桐子大，每服三五十丸，空心温酒盐汤下。一方有柴胡，无杜仲。忌羊血。

补骨脂煎 （《普济方》）

治因感卑湿致疾，久之阳气衰绝，乳石补益药不效，服之收功，常服可延年益气，悦心明目，补益筋骨。

萆薢500克，用新米泔水洗净，焙干，入新瓦罐内，以酒5.35千克浸用，油单纸密封放日中晒十七日，焙干为末　补骨脂炒，120克　狗脊去毛，醋炙

巴戟天去心　牛膝去苗，酒浸，切焙　怀香子以盐60克同炒，各60克

上以蜜、胡桃仁相和，熬如稀饧，后入补骨脂末和丸，如桐子大，每日空心以温酒下三十丸。一方炼蜜和匀如饴，盛瓦器中，旦日以温酒化下一丸，热水亦可，久服延年益气。忌芸苔，羊血。

按：怀香子即茴香。

金锁丹[2]　（《普济方》）

凡人中年之后，急务建助秘真之术，以延残年则不衰矣。若每日服，至耄无痿之理，其效不可具陈。

桑螵蛸微炙黄色　晚蚕是雄者微炒　紫霄花　蛇床子微炒　远志去心　鹿茸酥炙黄　川茴香炒，以上各15克　穿山甲五片，炙焦　海马二对，炙黄　续断9克　茴香7.5克　麝香4.5克　南乳香7.5克，研　黑丑30克，微炒取头末，9克　石燕子一对，炭火烧赤，醋淬七次，研

上件十五味，捣罗为细末，用酒煮滚水和丸，如桐子大。每服五十丸，温酒下，空心及晚食前各一服，其功不可言也，如不及作丸，只作散服尤妙。

按：石燕子为古生代腕足类石燕子科动物中华弓石燕及近缘动物的化石，性味咸凉。其成分主要为碳酸钙，尚含少量磷酸及二氧化硅。海马为海龙科动物克氏海马、刺海马、大海马、斑海马或日本海马除去内脏的全体。据报道，克氏海马的乙醇提取物，可延长正常雌小鼠的动情期，并使子宫及卵巢重量增加。海马提取液有雄性激素样作用，其效力较蛇床子、淫羊藿弱，但比蛤蚧强。桑螵蛸为螳螂科昆虫大刀螂、小刀螂、薄翅螳螂、巨斧螳螂或华北刀螂的卵鞘，含蛋白及脂肪等。

骨补丸　（《普济方》）

治下元伤惫，驻颜悦色。

黄狗脊骨一条，两头去两节，截为五段，取硇砂30克细研，以浆水1升调搅令消化，作水，下脊骨，在汁中浸三宿后用炭火炙干，以汁刷之，汁尽为度　肉苁蓉酒浸，切焙　桂去粗皮　附子炮裂，去皮、脐　干姜炮，各30克　蛇床

子炒　牛膝酒浸，焙干，各15克　鹿茸一只，酥炙　阳起石火煅，研为粉　五味子　胡椒各15克

上捣罗十味为末，和前狗脊骨末，用枣肉150克、酥30克，相和搅，捣一二千杵，软硬得所，丸如小豆大，曝干，每日盐汤下十丸，服一月其精温暖，两月精结实，三月精秘不泄，益颜色，壮筋力，百病不生。

驻精丸　（《卫生家宝方》）

镇心安魂，涩肠胃，益气力，止泄泻及夜梦邪交，小便白浊。常服养神益力，轻身耐老除百病。

白龙骨　石莲肉捶碎和壳用，各等分

上焙为末，酒糊为丸如桐子大，每服三十丸，米饮温酒盐汤任下，空心日、午、晚服。

四制苍术丸　（《德生堂》）

所治证与前草还丹同。又能乌髭发。

苍术500克，分四处，一份酒浸，一份童子小便浸，一份泔水浸，一份盐水浸，春五、夏三、秋五、冬七日　川椒去目，炒　小茴香　破骨纸酒浸，炒　川楝肉炒　何首乌　白茯苓各120克

上为末，酒糊为丸，如梧桐子大，每服五六十丸。空心酒或盐汤下。

枸杞还童丸　（《德生堂》）

治肝肾俱冷、眼目昏花、饮食少进，此药制炼，实取日精月华之气于苍术之中，有通仙之妙，可以益气延年，宜服之。

茅山苍术480克，酒浸120克，米泔浸120克，盐水浸120克，醋浸　各浸己日，将苍术和合作一处，自初伏一日为始，早晨朝东晒，日午朝南晒，至晚西晒，夜则露天明放，至伏尽日收起不晒，如遇天阴下雨收藏至晴明日再晒。西枸杞子500克晒干，另研细用。

上为末和匀，酒糊如桐子大，乘空心枣盐汤或酒下五七十丸，或米饮汤下。古杭陈鉴，以此常服，年近九十，亲笔传神不减少年，余人服之，咸有神效。

按：枸杞子含胡萝卜素、硫胺素、核黄素、烟酸、抗坏血酸、β－谷甾醇、亚油酸等。据动物实验，枸杞具有抗脂肪肝的作用，并能促进肝细胞新生。枸杞的水提取物静脉注射，可引起兔血压降低、呼吸兴奋。

人参汤 （《千金翼方》）

主养神，补益，长肌肉，能食，安利五脏，通血脉调气方。

人参 干姜 黄芪 芍药 细辛 甘草炙，各37克

上六味，㕮咀，以水2.4升煮取1.1升。一服180毫升。

按：人参能改善神经活动过程的灵活性，能加强大脑皮层的兴奋过程及抑制过程，能增强机体对各种有害刺激的防御能力。狗在大量失血或窒息而处于垂危状态时，立即注入人参制剂，可使降至很低水平的血压稳固回升，延长存活时间。人参无性激素样作用，却能兴奋垂体分泌促性腺激素，加速大鼠的性成熟过程。小剂量人参可使血压轻度上升，大剂量则使血压下降。人参中的蛋白质合成促进因子能提高机体的免疫能力，有防治肿瘤的辅助效果。

补虚劳方 （《千金翼方》）

羊肝肚肾心肺一具，以热汤洗肚，余细切之 胡椒30克 荜茇30克 豉心250克 葱白两握，去心，切 犁牛酥30克

上六味合和。以水3.6升缓火煎取1.2升，去滓。和羊肚等并汁皆内羊肚中。以绳系紧肚口。更作一绢袋稍小于羊肚。盛肚煮之。若熟乘热出，以刀子并绢袋刺作孔，沥取汁。空肚顿服令尽，可任意分作食之。若无羊五脏，羊骨亦可用之。其方如下：羊骨两具碎之，上以水60升，微火煎取18升，依食法任性作羹粥面食。

鹿角丸[1] （《太平圣惠方》）

补下元，治积冷气，令人强壮。益颜色。

鹿角屑185克，酥拌，炒微黄 硫黄74克，细研，水飞过 腽肭脐74克，酒刷，炙微黄 木香111克 补骨脂111克，微炒 苁蓉111克，酒浸一

宿，刮去皮，炙干

上为细末，入硫黄同研令匀。以无灰酒6升于银锅内，先入药末一半。煎令调，和上件药末捣二三百杵，丸如桐子大。每日空心以温酒汤下。

按：腽肭脐，即海狗肾。为海狗科动物海狗或海豹科动物海豹的雄性外生殖器。无灰酒即优质黄酒。

长生丹 （《十便良方》）

秘精壮阳。有人服之寿至百岁，传者亲见之。

大附子15克以上，尊坐不伤风者，取120克东流水浸，早晚换之，冬三，春秋五，夏三日，去皮尖，铜刀切，用纸裹童男怀中暖干，亦用日晒干　清水半夏30克，亦浸同前法，日足捣碎，日干之。

上二味，石臼中捣为末，用生面60克、生姜自然汁和得丸如芡实大，阴干，日日转动，日晚空心茶酒任下，三丸至九丸。此药神效。服者自知。

鹿角 （《本草纲目》）

七月采角，以鹿年久者，更好。蜜炙研末酒服，轻身强骨，补阳道绝伤、骨齿劳极、面肿垢黑、脊背不能久立、血气衰惫、发落齿枯，甚则喜唾。用鹿角74克，牛膝酒浸，焙，45克，为末，炼蜜丸梧子大。每服五十丸，空心盐汤下。

鹿角屑370克　生附子111克，去皮、脐，为末　每服6克，空心温酒下。令人少睡，益气力，通神明。

青盐丸 （《危氏方》）

补虚，益肾气，明目，治腰疼及治精滑涎多，四肢疲乏。

黑牵牛炒，别研，头末，74克　苍术切，炒黄色　杜仲炒，断丝　川乌炮，去皮、脐　川楝子去核　山药去皮　红椒皮炒　青盐别入　陈皮去白　茴香炒　附子炮，去皮、脐　破故纸炒

上等分为末，入青盐同浸酒煮糊丸。如桐子大，每服三十丸，空心盐服下。

玉霜丸　（《太平惠民和剂局方》）

治男子元阳虚损、五脏气衰、夜梦遗泄、小便白浊、脐下冷痛、阳事不兴、久无子息、渐至羸弱、变成肾劳、目昏耳鸣、腰膝酸痛、夜多盗汗。并皆服之，自然精元秘固，内施不泄，留浊去清，精神安健。如妇人宫脏冷，月水不匀，赤白带漏，久无子息，面生鼾黯，发退不生，肌肉干黄，容无光泽，并宜服之。

大川乌用蚌粉250克同炒后，去蚌粉不用　川楝子麸炒，各250克　破故纸炒　巴戟去心，各120克　茴香焙，180克

上为末，酒和为丸，如桐子大，每服三五十丸。用酒或盐汤空心食前服下（一名张走马玉霜丸）。

硫黄丸　（《太平圣惠方》）

治补虚损、益精髓、悦颜色，久服轻身倍力，耐寒暑，壮筋骨，暖下元。

硫黄酒煮黑色，细研，130克　雄雀儿取肉，研，50只　硇砂细研，60克　阿魏面裹，煨，面热为度，111克　桂心74克　菟丝子酒浸，焙干，为末，74克　晚蚕砂醋浸，焙干，148克　远志去心，111克

上为末，入研药令匀，炼蜜和捣三百杵，丸如桐子大，每日空心以盐汤或温酒下二十丸，不问老少，并宜服之。

按：硇砂为卤化物矿类物硇砂的晶体，主要含氯化铵，有消肿软坚、破瘀散结的作用。性味咸、苦、辛、温，有毒，体虚无实邪积聚者及孕妇忌服。

鹿角霜丸　（《王氏博济方》）

补暖元脏，驻颜。

鹿角一付，水浸七日，刮去粗皮，镑为屑，盛在银瓶内，以牛乳浸一日，如乳耗更添，直候不耗于鹿角屑上。乳深6厘米，用油单数重密封瓶口，另用大麦10.7升安在锅内，约厚9厘米上，安瓶。更用大麦周围填实，露瓶口，不住火蒸一伏时，如锅内水耗即旋添熟汤，须频取角屑，看烂如面相似，即住。先取出，用细筛子漉出乳，焙干。

每料用干角屑296克　附子炮裂，去皮、脐　山萸各111克

上为末，以枣肉和丸如桐子大，每服空心温盐酒下十五丸至二十丸，一方蜜丸。

万年延寿丹　（《普济方》）

川乌37克　苍术竹刀刮去皮用，74克　好花椒炒出汗，74克　小茴香微炒，74克　白茯苓74克，南木香37克

上为细末，酒糊为丸，如梧桐子大，每服八十丸，温酒盐汤下，空心服，以干物压之。

远志丸　（《普济方》）

明目益精，长志倍力，久服长生耐老。

远志　茯苓　细辛　菟丝子　木兰　续断　人参　菖蒲　龙骨　当归　川芎　茯神各1.5克

上为细末，蜜丸如梧桐子大，每服七丸至十丸，日二夜一，满三年益智。

按：木兰为木兰科植物辛夷的树皮，味苦寒。

神功七保丹　（《御药院方》）

补益真元，固精实髓，通畅百脉，泽颜色，久服延年益寿，强力壮神。

腽肭脐　黑附子炮　鹿茸去毛，酥炙，各111克　钟乳粉　龙骨各111克　沉香37克　麝香18克　阳起石火烧通赤，研，74克

上八味同碾为末，再入麝香研匀，酒煮糊为丸桐子大，每服五十丸，空心温酒下。

按：钟乳石为碳酸盐类矿物钟乳石的矿石，主要成分为碳酸钙，此外尚含少量镁。

仙茅丸[1]　（《普济方》）

治风顺气，调利三焦，明耳目，益真元，壮筋骨，驻颜色。

仙茅切片，刮去皮，米泔浸，曝干　羌活去芦头　白术　狗脊去毛　白茯苓去皮，各37克　姜黄　菖蒲　白牵牛各55克　威灵仙去土，74克　何首乌去黑皮　苍术浸，切、焙　防风各37克

上并生用，细捣为末，以生白蜜和为剂，再入臼杵一二千下，丸如梧桐子大，每服十五丸至二十丸，冷水下，不嚼。妇人月事不通，红花酒下，半月见效。

补真丸[1] （《普济方》）

补元气，壮筋骨，明目驻颜。

怀香子炒，37克 附子炮裂，去皮、脐 巴戟天去心，各18克 陈皮汤浸去白，焙，37克 青橘皮 补骨脂 青盐研，各370克 牛膝去苗，酒浸一宿，切，焙干 蜀椒去目，闭口者炒出汗，取红，各37克

上为细末，用羊肾一对，去筋膜，细切，于砂盆内研令极细，入酒300克煮成糊，和丸如梧桐子大，每服三十丸，空心温酒或盐汤下。

怀香子丸 （《普济方》）

补虚损，除风冷，壮筋骨，明耳目。

怀香74克 炒川楝子74克 陈皮去白瓤，74克 川乌头炮裂，去皮、脐，74克 萆薢74克 地龙去土，微炒，74克 旋覆花 蜀椒去目，合口者炒出汗，各74克

上为末，炼蜜和丸，如桐子大，每服二十丸，空心临卧酒下。

四柱散 （《普济方》）

治丈夫元脏虚空，真阳耗败，两耳常鸣，脐腹冷疼，头旋目晕，四肢怠倦，小便滑数，泄泻不止，凡脏气虚弱者，悉宜服之。

白茯苓去皮 附子炮，去皮、脐 木香不见火，各37克 人参37克

上为细末，每服11克，水一盅半，姜5片，入盐少许，煎至七分，食前温服。滑泻不止，加肉豆蔻、诃子煎，名六柱散。一方用枣2枚，葱白6厘米，同煎服。又一方用白术，无茯苓。

一法又治伤寒阴证，身冷脉急，手足厥逆或吐或利，自汗不止，或小便失禁。不拘时并服，得身热脉出为度。一方或用赤石脂。

苍术丸[3] （《普济本事方》）

能治男子妇人一切虚冷之疾。活血驻颜，减小便，除盗汗，治妇人久不生产，以带疾而非时有遗沥，并皆治之。

苍术切、焙　川楝子　茴香　吴茱萸汤浸洗，去子、闭目者　破故纸　胡芦巴各37克，并炒　川姜　川乌　草乌各18克，并炮　山药37克

上各炮制如法，同为细末，醋糊为丸，如梧桐子大，每服十五丸，空心，温酒盐汤任下。妇人艾醋汤下，日二服。丈夫四十岁以上者，可常服。耳目永不昏聋，髭发不白。

损益草散 （《千金翼方》）

常服之佳。主男子妇人老少虚损，及风寒毒冷、下痢癖饮、咳嗽消谷，助老人胃气，可以延年，又主霍乱。酒服1克，即愈。又主众病休息下痢，垂命欲死，服之便瘥。治人最为神验方。

人参　附子炮，去皮，各1克　干姜　桂心各1.5克，防风15克，牡蛎熬　黄芩　细辛各1克　桔梗　椒去目，闭口者，汗　茯苓　秦艽　白术各30克

上十三味，各捣筛为散，更称如分。乃合之治千杵。旦以温酒服1克，老人频服三剂。兼主虚劳。

按：附子煎剂对离体心脏具有明显的强心作用，熟附片作用较强，煎者愈久强心愈显著，毒性愈低。该煎剂还能引起麻醉犬或猫的血压迅速下降，有消炎作用，并对垂体－肾上腺皮质系统具有兴奋作用。附子有中枢神经兴奋作用，还具有防腐、抗真菌作用。

附子具有毒性，不同地区附子毒性测定可相差8倍之多，附子对于疲劳、出血、饥饿的动物毒性可减弱，交感神经系统机能亢进者易中毒。附子中毒时，普鲁卡因有解毒作用。此外，甘草、生姜、远志、黄芪、黑豆、牛乳等亦可解毒。

沉香既济丸　（《德生堂》）

滋补下元，调顺诸气，能令阳事壮健，饮食加进，其功效异乎诸药。其方于华哥丞相家人所传，用之无不见效。

枳壳去瓤，酒浸，麸炒　川楝子干用，青盐炒　巴戟去心，酒浸　韭子酒浸，炒焦，各111克　八角茴香就于青盐少许炒小茴香　白茯苓各111克　木香37克　沉香37克　麝香7克　青盐37克　白马茎一条，微炒晒干切作片，另研为末。如无马茎，用黄狗茎十三个，切、焙干，若有狐茎，只用九个切焙干另研末

上为细末，却将别药末和匀，酒和为丸，如梧桐子大，每服五六十丸，早晨空心好酒下，干物压之，大有神效。服药后忌食生葱、萝卜、豆粉、猪血，恐泄其真气也。

玉霜圆　（《太平惠民和剂局方》）

治真气虚惫，下焦伤竭，脐腹弦急，腰脚软痛，精神困倦，面色枯槁；或亡血盗汗，遗沥失精，大便自利，小便滑数，肌肉消瘦，阳事不举。久服续骨联筋，秘精坚髓，延年保命，却老还童，安魂定魄，换肌秘气，轻身壮阳，益寿住世。

天雄370克，长大者，以酒浸七日，挖一地坑，以半称炭火烧坑通赤，速去炭火令净。以醋1.14升泼于地坑内候干，乘热便投天雄在内，以盆合土拥之，经宿取出，去皮、脐　磁石醋淬七次，更多为妙　朱砂飞研　泽泻洗，酒浸一宿，炙　牛膝去苗，酒浸焙干　石斛去根，炙　苁蓉去皮，酒浸一宿，炙干　巴戟穿心者，各74克　茴香炒　肉桂去粗皮，各37克　家韭子微妙　菟丝子酒浸一伏时，蒸过日干，杵罗为末，去轻浮者，各185克　牡蛎火煅，捣为粉　紫梢花如无，以木贼代之，各111克　鹿茸用麻茸连顶骨者，先燎去毛令净，约9厘米长截断，酒浸一伏时，慢火炙令脆，18克　白龙骨500克，黏舌者，细研如粉，以水飞过度，日中晒干，用黑豆6.6升，蒸一伏时，以夹绢袋盛之，日晒干

上十六味，捣罗为细末，炼酒蜜各半和圆，如梧桐子大。每服三十圆。空心晚食前温酒下。常服补真气，壮阳道。

腽肭脐丸[1]　（《太平圣惠方》）

能补益丹田，固济水脏，安神益智，明目驻颜，壮腰膝，充

肌肤，补虚冷，安脏腑。

腽肭脐37克，酒刷，微炙黄　荜澄茄37克　附子37克，炮裂，去皮、脐　泽泻1克　川芎1克　石龙芮1克　肉豆蔻1克，去壳　牛膝37克，去苗　蛇床子1克　薯蓣37克　覆盆子37克　巴戟1克　槟榔37克　桂心37克　木香37克　麝香37克，细研　白术1克　远志1克，去心　石斛37克，去根，锉　补骨脂37克，微炒　山茱萸1克，肉苁蓉37克，酒浸一宿，刮去粗皮，炙干　母丁香1克

上为末，入麝香研令匀，炼蜜和捣三五百杵，丸如梧桐子大，每日空心，以温酒下三十丸，渐加至四十丸。

按：石龙芮为毛茛科植物石龙芮的全草，苦、辛、寒，有毒。治痈疖肿毒等。

薯蓣即山药。

右归丸　（《景岳全书》）

补肾散寒，理脾和胃。主治先天不足、命门火衰，脾肾虚寒、劳伤过度、腰酸腹痛、不思饮食。

熟地黄240克　川附子60克　肉桂60克　山药120克　鹿角胶120克　枸杞子120克　当归90克　山茱萸酒蒸，90克　杜仲炒，120克　菟丝子盐水炒，120克　粉碎混合后炼蜜制丸，每丸重9克，每服一丸，日服二次。淡盐水送下。

周白水侯散　（《千金翼方》）

主心虚劳损，令人身轻目明，服之八十日，百骨间寒热除。百日外无所苦，气力日益。老人宜常服之大验方。

远志1.5克，去心　白术2.5克　桂心37克　人参1克　干姜97克　续断1.5克　杜仲1.5克，炙　椒18克，汗　天雄1克，炮　茯苓37克　蛇床子1克　附子1克，炮，去皮　防风1.5克　干地黄1.5克　石斛1克　肉苁蓉1克　瓜蒌根1克　牡蛎1克，熬　石韦1克，去毛　钟乳37克，炼　赤石脂37克　桔梗37克　细辛37克　牛膝1克

上二十四味，捣筛为散，酒服0.6克。服后饮酒……日二。不知更增2克。三十日身轻目明。

鹿茸丸[1]　（《普济方》）

补暖下元，强筋骨，益精髓，壮腰膝，祛风利气，美颜色。

鹿茸37克，去毛，酥炙微黄　苁蓉37克，酒浸一宿，去粗皮，炙干　菟丝子37克，酒浸三宿，晒干，别捣为末　巴戟37克　桂心　人参去芦　白茯神　五味子　萆薢锉　黄芪锉　续断　远志　木香　薯蓣　泽泻　熟地黄　石斛去根，锉　覆盆子　蛇床子各37克　天雄　白茯苓　附子炮裂，去皮、脐　柏子仁　牡丹　防风去芦，各18克

上为末，炼蜜和捣三五百杵。丸如桐子大，每日空心温酒并盐汤下三十丸，加至五十丸。

按：鹿茸为鹿科动物梅花鹿或马鹿的尚未骨化的幼角。动物实验表明，大剂量鹿茸使血压降低、心脏振幅变小，心率减慢，并使外周血管扩张；中等剂量引起离体心脏活动增强，心收缩幅度变大，并使心率加快，输出量增加。鹿茸对衰弱的心脏有显著的强心作用，对节律不齐的心脏可促使其恢复节律，同时使心脏收缩加强。鹿茸精为良好的全身强壮剂，它能提高机体的工作能力，改善睡眠和食欲，并能降低肌肉的疲劳，用较大剂量能促进血细胞特别是红细胞的再生。鹿茸对长期不易愈合及一时新生不良的溃疡和创口能增强其再生过程，并能促进骨折的愈合。另外，鹿茸能兴奋离体肠管及子宫，增强肾脏的利尿机能。鹿茸并无性激素样作用。

牛膝苁蓉丸　（《普济方》）

治本脏虚冷，暖壮筋骨，祛风明目。

牛膝切，酒浸，焙　苁蓉酒浸3日，焙干用　补骨脂炒　胡芦巴　怀香子炮　枸杞子　楝实　巴戟天去心　白附子炮　附子炮裂，去皮、脐　青盐　羌活去芦头　蜀椒去目并合口者，炒出汗　独活去芦头　白蒺藜炒　黄芪锉，炒，各37克

上为细末，分三处，将二处药用前浸牛膝、苁蓉酒煮，面糊为丸，如桐子大。每服空心温酒下二三十丸，服一月面上红、脐下暖、进饮食、减昏困为验。余药为散子，如伤冷腹痛，用羊肾

或羊肉上掺药2克，青盐1克，炙得香熟吃，以温酒下；如患小肠气及小便赤涩，每服2克，入怀香子、青盐少许，水一盏。煎至八分，空心食前服。

椒红丸[1] （《普济方》）

治本脏虚损，补暖逐风冷，聪明耳目。

蜀椒去子并合口者，296克，以火烧一坑子，泼酒在上，次倾椒在上，急用一新瓦盆紧合定四缝，以新土密封一伏时，取出，拣取红不用白　附子炮裂，去皮、脐，74克　木香　肉豆蔻去壳，各148克　陈橘皮汤浸，去白，焙，74克　生姜148克，切作片，炙黄　巴戟天去心　苁蓉酒浸，切、焙　牛膝酒浸，切、焙　五味子炒　桂心去粗皮　补骨脂微炒黄　怀香子微炒　蒺藜子炒去角，各37克　槟榔锉，18克

上为末，用羊肾四对，去筋膜细锉，入青盐74克，于沙盆内同研，和前药为丸如桐子大，若调时，更入少面糊和丸。每日温酒下三十丸，盐汤下亦得。空心食前服。

草灵丹[1] （《德生堂》）

壮元阳，补真气，和胃，明眼目。

川乌18克　甘草111克　人参　白豆蔻各37克　苍术74克　白术37克　破故纸37克　茴香111克，盐炒　柏子仁37克，另研　茯苓37克　熟地黄37克　沉香18克　川椒148克，净　枸杞111克

上为细末，酒和丸，如桐子大，每服五十丸，空心温酒或盐汤送下一丸。人觉虚弱，阳事不举，面色不明，小便频数，饮食不思，宜用好鹿茸18克，多用37克，去皮切作片，再以干山药37克，为末，生薄绢裹鹿茸，用好宫酒一瓶，浸七日后开瓶，饮酒三盏为妙，酒尽再将酒一瓶浸，吃了却将鹿茸焙干，留为再浸。

腽肭脐丸[2] （《太平惠民和剂局方》）

主补虚壮气，暖肾祛邪，益精髓，调脾胃，进饮食，悦颜色。治五劳七伤，真气虚惫，脐腹冷痛，肢体酸疼，腰背拘急，脚膝缓弱，面色黧黑，肌肉消瘦，目暗耳鸣，口苦舌干，腹中虚鸣，肋下刺痛，饮食无味，心常惨戚，夜多异梦，昼少精神，小

便滑数，时有余沥，房室不举；或夜梦鬼交，及一切风虚痼冷，并宜服之。

腽肭脐一对，慢火酒炙，别为末，硇砂水煎至燥，研，18克 精羊肉600克，煮熟，切，焙为末 沉香末148克 羊髓1千克，去筋膜，研 面曲炒末，148克，附子250克，去皮、脐，入青盐250克 浆水6.6升，煮水尽，切、焙 酒一斗，同前六味于银石器内慢火熬成膏，泥瓦合成 槟榔锉，92克 苁蓉酒浸去皮，切、焙，148克 巴戟天去心 荜澄茄 白豆蔻去皮 补骨脂炒 怀香子炒 木香 丁香 肉蔻去皮 桂去皮 大腹皮锉 蒺藜子炒 苏子 胡芦巴 芎䓖 青皮浸去白，焙 人参 阳起石浆水煮一日，细研 钟乳粉 天麻 山芋 枳壳去瓤，麸炒，各74克

上除膏外，共捣罗为末，入前膏内，于臼内捣千余杵，为丸如桐子大。每服三十丸，空心温酒或盐汤下。一方无硇砂。

固脬丸[1] （《卫生家藏方》）

治元脏气虚弱，荣卫不调，肢体倦怠。常服接真气，益元阳，润肌肤，健筋骨固脬寒，明目，养心肾。

鹿茸92克，去毛，酥炙 当归洗、焙 牛膝焙 补骨脂炒，各55克 附子炮，去皮、脐 巴戟去心 远志去心 白茯苓焙 柏子仁研 鹿角胶麸炒，各37克 桑螵蛸37克，一份酒蒸，一份宿焙 肉苁蓉洗、焙 菟丝子酒浸一宿，焙，各148克 泽泻18克，炒

上为细末，炼蜜为丸，如桐子大，每服五十丸，用温酒盐汤下，空心。如要秘精，加龙骨、石莲肉、鸡头肉各37克，取金樱子汁熬膏，同蜜为丸。如梦寐遗精泄气、精寒滑下、虚损气厥、晕闷，小便频数，加白茯苓神37克，醋煮韭子37克，炒，用钟乳粉25克，阳起石煅，18克，好桑薜茄74克。

按：桑薜茄指什么药，尚未查到，存疑。鸡头肉为芡实的别名。

肉苁蓉丸[1] （《太平圣惠方》）

暖水脏，壮筋骨，益精气，利腰脚，明耳目，强志倍力，悦泽颜色，充益肌肤。

肉苁蓉71克，酒浸一宿，刮去皮，炙干，令干末，附子37克，炮裂，去皮、脐　巴戟天37克　怀香子37克　石斛37克，去根，锉　补骨脂37克　川椒0.3克，去目及闭口者，微炒出汗用佳　桂心37克　鹿茸37克，去毛，酥炙黄　木香1克　牛膝去苗，37克　丁香1克　五味子37克　泽泻　槟榔各37克　黄芪1克，锉　白术1克　熟干地黄37克　人参1克，去芦　诃黎勒皮1克　山茱萸1克　干姜1克，炮制，锉　朱砂37克，细研，水飞过　麝香18克，细研

上为末，研令匀，炼蜜和捣一千杵，丸如桐子大，每日空心以温酒下三十丸。

按：肉苁蓉为列当科植物肉苁蓉的肉质茎。肉苁蓉稀酒精浸出物加入饮用水中饲养幼大鼠，其体重增长较对照组快。将肉苁蓉水浸剂、乙醇浸出液试验于麻醉动物，有降压作用。另外，肉苁蓉有促进小鼠唾液分泌及麻痹呼吸的作用。

五味子为木兰科植物五味子的果实。五味子对健康人的中枢神经系统各部位所进行的反射性反应均有兴奋作用，能改善人的智力活动，提高工作效率。五味子有强心作用，对不正常的血压有调整作用，对循环衰竭者，升高血压作用颇为显著。另外，本品对呼吸有兴奋作用，可提高正常人和眼病患者的视力以及扩大视野，对听力也有良好影响，还可提高皮肤感受器的辨别力。五味子对胃液分泌有调节作用，同时有促进胆汁分泌作用。

补益紫金丸　（《圣济总录》）

饮食无味，形气衰惫，积气上攻，心膈不利，身体羸瘦。

青蒿　柴胡去苗，各74克　芍药　五加皮　续断　石斛去根　黄芪　羌活去芦，各37克

以上八味锉，以无灰酒、童便各1.3升，浸至日中，曝三日，逐转动日足。漉出干，焙干，捣罗为末，其浸药之酒，存熬后药。

当归切、焙　牛膝酒浸，切、焙，各37克　桃仁去皮、尖，麸炒　肉苁蓉酒浸，切、焙，各55克　地黄汁1.9升

以上五味，除地黄汁外，捣罗为末，同地黄汁并入前浸药内，慢火熬，时时搅转，令膏凝即住火。

芎䓖　人参　白茯苓去黑　桂去粗皮　蛇床子炒　附子炮，去皮、脐　卷柏去根，土炒　蜀椒去目并闭口，炒出汗　木香　厚朴去皮　姜汁浸炙　荜澄茄各34克

上除十二味外，将十一味捣罗为末，并入药膏，同前八味拌和令匀，干不可丸，即添炼蜜为丸，如桐子大。每服三十丸，空心日午温酒服一月，除百病，肌肤充实，颜色红润，进饮食，壮筋骨，暖血海，黑髭发。妇人屡经产育，血海冷惫，腰腹气痛，并能治之。

青娥丸[1]　（《三因极一病证方论》）

魏将使方序云："予年过八十出宦南海，忽忽不乐，况粤俗卑湿，寒燥不常，痛伤内外，阴道痿绝，钟乳、硫黄一二十方皆不效。有舟人李摩诃来，授予此方服之，七日强气壮，阳道微动，半月以来意充力足，目明心悦，神效不可具述，故录以传。唐代元和十三年（公元818年）二月十日，岑南节度使郑仙诗云：'晚年持节向番禺，人事兼加并劣疏，取得风光归掌内，青娥不哭白髭须。'"

主治肝肾虚、腰腿重痛。据冉雪峰的经验，尚有改善人体代谢功能、延长人体老化进程的作用，为抗衰老药物的君药。

杜仲500克　生姜300克　破故纸500克

共为细末，用胡桃肉120个，汤浸去皮研成膏，微熟成丸，如梧子大，每服五十丸，盐酒盐汤空心下，一日两次。

鹿茸角既济丸　（《普济方》）

治水火不济，精神恍惚，梦寐纷纭，阳道不兴，耳内虚鸣，小便白浊、遗沥失精。常服能使火不上炎而神自清，水不下渗而精自固，壮阳固气，益血驻颜，功效特异。

鹿角一具，净水浸三日，刮去粗皮，镑为屑，盛在瓶内，银瓶更佳，以牛乳浸一日，乳耗更添，只候不耗于角上削乳深于二指，乃用大麦，只看瓶器大小临时安顿

甑内约厚二寸，上置瓶，更用添用大麦周回填实惟露瓶口，不住火熬一伏时，如锅内若水耗时，可旋添，直候角屑蒸得细腻如面相似，即去火取出细研，别用下药　龙骨　山药　人参去芦头　远志去心　山茱萸　石菖蒲　朱砂另研　五味子　全蝎　艾叶炒去毒，各等分　赤石脂　巴戟去心　附子炮，去皮、脐　补骨脂炮　菟丝子酒浸一宿，焙　天雄炮，去皮、脐，各111克　柏子仁另研　干熟地黄洗、焙　肉苁蓉酒浸，焙，各148克

上件为细末，以鹿角膏子和匀，捣千下，丸桐子大，每服一百丸，空心温酒下。

石刻安肾丸　（《危氏方》）

能治真气虚惫，脚膝缓弱，目暗耳鸣，举动倦乏，夜梦遗精，小便频数．一切虚损。久服壮元阳，益肾气，健筋骨，生血驻颜，扶老益寿。

苍术148克，37克用茴香37克炒，37克用青盐37克炒，37克用茱萸37克炒，37克用猪苓37克炒，各炒令黄色，取末用　川乌炮，去皮、脐　附子炮，去皮、脐　川楝子酒浸，去核　巴戟　白术炒　陈皮炒，各37克　肉苁蓉酒浸，炙　破骨纸炒，各74克　茯苓37克，炒　木香不见火　肉豆蔻面裹煨　当归焙干，各37克　杜仲炒去丝，74克，熟地黄酒浸，蒸10次，焙　菟丝子酒浸，炒　茴香　黑牵牛半生半炒　山药炒，各37克　肉桂不见火　晚蚕蛾去头、足、翅，炒　胡芦巴酒浸，炒　石斛炒　川牛膝酒浸，炒，各37克

上为末，酒煮，面糊丸如桐子大，每服四十丸，空心盐汤下。

还童丹　一名保灵丹，一名延寿丹，一名阴阳丹（《德生堂》）

大能壮气血筋力，助脾胃，进饮食，益颜色，添精髓，固元阳。

沉香　白茯苓　木通　熟地黄　晚蚕蛾　桑螵蛸　巴戟酒浸，去心　安息香研　益智仁　牛膝酒浸　胡芦巴酒浸，各37克　木香55克　红花　没药研　莲蕊　莲肉净　细墨烧烟　五色龙骨煅　朱砂各

18克 菟丝子酒浸，26克 苁蓉37克，酒浸 破故纸26克，酒浸 青盐11克 麝香3克 海马一对，微酥炙炒 母丁香26克

上为细末，酒糊为丸，每服三十丸，加至五十丸，空心酒下，此药不湿不燥，老少可服。大通气，驻颜生精，服之六七日见效，夏用茶清下妙，干物压之。

苁蓉木煎丸 （《太平圣惠方》）

治肝肾虚气，耳目不聪明，及一切冷气、腹肋疼痛。久服延年轻身，爽神益气，补壮筋骨。

苁蓉600克，以酒浸净，刮去皮及沙，另细细切，焙干，捣罗为末，称 牛膝296克，去苗，酒浸，锉，焙干，捣罗为细末，称 菟丝子尝甜骨者，以水淘去浮者，166克，酒浸三五日，入盆内研如泥 法酒15升，匀调同煎

四味入银器内，重汤慢慢火熬成膏，不住手搅勿令焦，仍相度后药末多少或硬，更入炼蜜些须，不可过软，听贵滋润易为丸也。

木瓜尝甜者，以淘去者，166克，酒浸三五日，以面爁为末，沙盆内研如泥 附子六枚，炮裂去皮脐，锉，以青盐末111克拌和匀，炒黄色同用 鹿茸去毛酥炙，37克 红椒166克 鹿角镑末，185克，用酥拌和炒黄色 肉豆蔻74克 补骨脂净，111克，焙炒香 木香74克 楮实红熟者用，129克，淘去浮者，焙称 巴戟74克，去心炒黄 桂去皮，111克 槟榔74克，锉 干姜111克，炮裂 蛇床子拣净，74克

上捣罗十三味为细末，将前和成剂，再入臼内捣二三千下，入真酥少许，丸如桐子大，每服三十丸，空心温酒盐汤任下亦得，加至五十丸，晚食前再服。

神仙服术法 （《医方类聚》）

术1.8千克 石菖蒲1.8千克

上件药，捣细罗为散，每日空心以酒调下9克，日晚再服，治万病，久服令人长寿。忌桃李雀肉。

春回胶囊 （《中国医学论坛报》）

延缓衰老，对老年人脏器功能衰退、内分泌和免疫功能低下

等有一定恢复作用。

人参　鹿茸　蚕蛾　补骨脂　仙灵脾　蛇床子　玉竹　山楂

按：春回胶囊为中国中医科学院已故名中医冉雪峰的家传秘方，由中国药材公司冉小峰献方。经广安门医院的研究及临床实践表明，具有延缓衰老的作用。通过6个月的近期观察及5年的远期观察，从基础与临床多项指标的分析上，证明此药确有协调生理效应、稳定机体内外环境适应能力的作用。对老年人脏器功能衰退、内分泌和免疫功能低下等有一定恢复作用，于1985年11月在北京通过鉴定。

仙茅酒　（《万病回春》）

壮阳补肾，散寒除痹。

仙茅150克，用米泔水浸去赤，水尽，日晒　淫羊藿洗净，150克　南五加皮150克，酒洗净

上锉剂，用黄绢袋盛，悬入无灰酒一中坛内，三七日后取。早晚饮一二杯，殊效。

太极丸[1]　（《惠直堂经验方》）

种子、黑须，驻衰颜，延年益寿。男服。

茯苓150克，乳浸，日晒夜露至重300克止　赤石脂74克　川椒末150克，和炒去椒　胎发一握，先将发溶化入血竭11克搅匀　朱砂11克，用黑牛胆汁煮，焙干　肉苁蓉　破故纸炒　巴戟　龙骨煅，水飞，各11克　鹿角霜150克

上共为末，鹿角胶150克为丸，梧子大，酒下九丸，渐加至十五丸。欲种子，车前37克煎汤饮之。

衍庆丸　（《惠直堂经验方》）

补肾益精，健身益寿。男服。

当归酒洗　肉苁蓉酒洗　山药乳拌蒸　枸杞酒蒸，各150克　鱼胶700克，麸炒　核桃肉370克，去皮捣烂　补骨脂700克，米泔水加盐，浸，春二、夏一、冬五　菟丝子300克，酒浸一宿，煮吐丝　熟地150克，酒洗　吴茱萸110克，酒蒸炒　杜仲74克，酒姜盐炒　覆盆子150克，酒浸　人参18

克，黄芪煎汤浸透，晒干

上药择天月德日合炼蜜为丸，空心淡盐汤送下，初服 4 克，次服 6 克，三服 8 克，四服 10 克，五服 12 克。初服禁房事，三七日便觉药力有效。三月后，当佳期连晚，用酒送下 12 克，即可得孕。久服身体康健，饮食加进，兼治偏坠疝气等症。

按：鱼胶即鱼鳔。

瘫症方　（《经验奇方》）

补肾祛风治瘫症（手腕弯，十指屈，身体瘦不起床，名曰瘫症）。

当归 74 克　川芎 30 克　枸杞子　菟丝子各 18 克　川杜仲　巴戟天各 11 克　鹿茸 7 克　川牛膝 4 克　威灵仙 2 克

上药提出鹿茸，研极细末，放有盖茶碗内，或放参罐内更好，余药水煎汁冲入，重汤炖化，取起热服。每日服二帖，大约须服三五百帖，方能全愈复元，切勿间断，是为至要。

建宁县（今福建省）黄震旺君，于而立之年，曾患此症，医药无效，后遇良医，开服前方，共服六百多帖，病体复元。从此学医济世，近年逾古稀，康健无比，足征医术救人之报，面传此方，以广传布。

振阳汤　（《医方简义》）

治阳痿症。

鹿角霜 7 克　淡苁蓉 11 克　怀牛膝 11 克　枸杞子 11 克　远志肉 2 克　菟丝子 11 克　茯神 7 克　破故纸炒，11 克　杜仲炒，11 克　稀莶草 7 克

加大枣 5 枚；如禀赋不足者，加人参 7 克；如色伤肾阳、相火不足，加肉桂 2 克，川柏、知母各 2 克；如高年阳衰者，加黄芪 11 克，木香 2 克。本方加海狗肾一具，煅燥，共为末，炼蜜为丸，如弹子大，每服 1 丸，淡盐汤送下可也，名振阳丹。

九仙丸　（《惠直堂经验方》）

补肾壮阳，种子延年。

黑驴肾并肾子、腰子，全切片，以伏龙肝为末铺锅底，将前物铺上，再用伏龙肝末盖之，慢火焙干，去伏龙肝　枸杞子74克　巴戟去心　核桃肉去皮，各150克　莲心　白芍酒洗　当归酒炒　芡实　肉苁蓉酒洗　牡蛎煅　牛膝酒蒸　龙骨煅，童便淬　杜仲盐水炒　沙苑蒺藜各74克，炒　大茴37克

上为末，酒糊为丸，每清晨开水下4克。如欲种子，可日三服，先忌房事三七日效。此药须长服为妙。

按：伏龙肝为久经柴草熏烧的灶底中心的土块。在拆修柴火灶时，将烧结的土块取下，用刀削去焦黑部分及杂质即得。性味辛、温，具有温中燥湿、止呕止血之功用。主要由氧化铝、硅酸、氧化铁组成，尚含少量氧化镁、氧化钾、氧化钙、氧化钠等。据《本草纲目》记载："治心痛狂癫。妊娠护胎、诸疮。"

万应神曲糕　（《验方新编》）

此曲能搜风解表，开胸快膈，调胃健脾，消积进食，解酒，止泻，利水，并治四时不正之气，感冒发热，头眩咳嗽，及伤食腹痛，痞满气痛，呕吐，泄泻，痢疾，饮食不进，不服水土等症。大人每服11克，小儿3.7克，多则5克，水煎服。外感发热、咳嗽、疟疾、呕吐，俱加生姜同煎；泄泻加真乌梅同煎。痢疾大人用15～18克，小儿用7～11克，加陈茶叶同煎。效验非常，屡试不爽。此福建泉州秘方也。

前胡　大黄　良姜　苍术　莪术　防风　姜黄　山查　柴胡　厚朴　紫苏　豆蔻　葛根　槟榔　苡米　黄芩　荆芥　麻黄　青皮　使君子　甘草　黄柏　百合　栀子　薄荷　羌活　陈皮　蒲黄　扁豆　杏仁　车前　砂仁　泽兰　独活　木香　益母草　麦芽　乌药　桔梗　诃子　腹皮　猪苓　茯苓　三棱　芡实　草果　半夏　淮药　木通　枳实　藿香　泽泻　香薷　菖蒲　黄连　木瓜　香附　枳壳　小豆　花椒以上各150克，共为细末　鲜青蒿2.4千克　凤尾草1.2千克　苍耳草1.8千克　大蓼草1.2千克　小蓼草1.8千克，以上五味同煎浓汁　小麦9千克，洗净略蒸晒干　酒曲222克

五月五日，或六月六日，或七夕、重阳，或天德、月德、黄道吉日，均可制配。临时，先将药与曲粉同拌匀，入草药水拌揉成块子，外用荷叶包好，以苧麻扎紧，上笼蒸一个时辰，取出摊凉3~4时，以冷为度，装入桶内，一层稻禾草，一层神曲，盖密。须十二天取回晒过，月余极干，然后刷去荷叶，再露七夜，晒七日，干透收藏所用。每月亦须晒数次，以免霉坏。

延寿丹[1]　（《验方新编》）

此方久服添精补髓，健脾养胃，乌须延寿，体健身轻，返老还童，中阳复兴，少阳复起，痔瘘疮毒服之即愈。能调妇人经水，暖下安胎，专治赤白带下，妙不可言。此方内可加熟地、枣皮、当归更妙。

白术土炒　青皮　生地　厚朴姜汁炒　杜仲姜汁炒　故纸微炒　广皮去净白　川椒　青盐　黑豆2071毫升　巴戟肉去心　白茯苓　小茴香　肉苁蓉竹刀刮净鳞，黄酒洗、晒干，以上各37克

制好入铜锅或砂锅亦可，用水二十小碗，桑柴，文武火煎至十碗，将水盛出，复煎药渣，用水十小碗煎至五小碗，去渣不用，惟用2次药水十五碗，将黑豆放锅内，用火缓缓煎至水干盛起，候冷入瓷罐装贮。每早空心服11克，开水送下，不可间断。妇人受胎之后不可再服，恐受双胎。

斑龙散　（《验方新编》）

治精血耗涸，耳聋口渴，腰痛白浊，上热下寒，不受峻补者。

鹿茸37克，酒泡透，酥炙研末　真乌梅肉煮成膏

和捣为丸如梧子大。每服五十丸，米汤调下。

草灵丹[2]　（《验方新编》）

此药益寿延年，添精补髓，乌须发，固齿牙，强筋骨，壮气血，服之一月乃见其效。老人服至十日便不夜起。服药者不可因此多行房事，反致耗精损神。忌食黑羊肉、鹑、鸽、桃、李。

真川椒去子，炒出汗　茅山苍术酒浸焙干，各150克　茴香盐水炒

白茯苓去皮炒，各75克　川乌去皮、脐　炙甘草各37克　熟地酒浸　真山药各110克

共为细末，炼蜜为丸如梧桐子大。每服三五十丸，空心温酒送下，服后以干食物压之。

固本遐令酒　（《万病回春》）

和气血，养脏腑，调脾胃，解宿酲，强精神，悦颜色，助劳倦，补诸虚。虚人无热者宜此。

当归酒洗　巴戟酒浸　肉苁蓉酒洗　杜仲酒炒　人参去芦　沉香　小茴酒炒　破故纸酒炒　石菖蒲去毛　青盐　木通　山茱萸酒蒸去核　石斛　天门冬去心　熟地黄　陈皮　狗脊　菟丝子酒浸蒸　牛膝去芦　酸枣仁炒　覆盆子炒，各37克　枸杞子75克　川椒去子，25克　神曲炒，75克　白豆蔻　木香各11克　砂仁　大茴　益智去壳　乳香各18克　虎胫骨酥炙，75克　淫羊藿150克　糯米1073毫升　大枣1073毫升　生姜捣汁，75克　远志甘草水泡，去心，37克　新山药捣汁，150克　小黄米明流烧酒42千克

上各依制为末，糯米、枣肉、黏饭同姜汁、山药汁、炼蜜150克和成块，分为四块，四绢袋盛之，入酒坛内浸二十一日取出热服。早晚各饮一二盏，数日见效。

补益提宫汤　（《千家妙方》）

补中益气、健脾化湿，治重度子宫脱垂。

黄芪15克　党参15克　生甘草6克　苍白术各9克　粉萆薢9克　椿树皮9克　陈皮9克　全当归12克　升麻15克　柴胡9克　红枣5枚　水煎服，每日一剂。

外用药粉：鸡内金4.5克　赤石脂9克　五倍子6克　冰片0.6克　共研极细粉，置瓶中密封，备用。用时取药粉适量，外敷宫体，后将宫体纳入阴道。

此方来自浙江董智良的经验方。

补骨脂煎丸　（《普济方》）

补虚益血气。

补骨脂微炒，另捣，75克　附子炮裂，去皮、脐　胡芦巴微炒　巴戟天去心　槟榔炮制，各37克　沉香18克　桃仁37克，去皮、尖、双仁，以酒1073毫升另研如酪，于银石器内熬五七沸次，入蜜110克，又煎五七沸，入安息香18克，以酒半盏研细滤入煎，内次入补骨脂末，熬成膏

上药罗匀研，煎膏为丸桐子大，每服三十丸，生姜汤或盐汤下。

大养脾丸　（《普济方》）

补气血虚。

缩砂仁18克　麦芽　人参各18克　神曲　木香　沉香各11克　肉豆蔻枣肉包煨，11克　扁豆　青皮各7克　白豆蔻仁　石莲肉　陈皮　红豆　草果子　丁香　厚朴制，各7克

上为末，炼蜜为丸，粟米汤嚼下，空心。一日三服。

升朝汤　（《普济方》）

治脉涩精血少，神气昏倦，臂膊疼痛。

鹿茸110克　当归110克　川乌37克　白姜37克　肉桂37克　甘草18克

上药罗匀，每服18克。姜枣同煎，空心服。

茸附煎丸　（《普济方》）

生精补血，益诸虚百损。

鹿茸火燎去毛，酒浸三宿，蒸熟、焙干　苁蓉　牛膝洗　熟地黄　当归洗　巴戟去心　川续断各150克

以上七味拌匀，酒浸二宿，晒干一处拌。

菟丝子300克，洗去沙，酒浸五日，焙干　大附子炮　破故纸炒　茯神去木　茴香炒，各150克　川楝子去核，150克　五味子　沉香　官桂去皮，各75克　台椒红炒　木香各37克　杜仲去皮，细锉，生姜汁拌，干炒　苍术300克，米泔浸一宿，洗去沙土，锉片，用葱白300克切片，浸五宿，晒干，炒黄色

上为细末，酒和为丸如桐子大，每服五六十丸，盐汤酒吞下。日二三服，常服甚妙。

安肾丸 （《医方集成》）

治肾经久积阴冷，膀胱虚寒，下元虚惫，耳重唇焦，腰重痛，脐腹撮痛，两胁刺痛，小腹坠痛，下部湿痒，夜梦遗精，恍惚多惊，皮肤干燥，面无光泽，口淡无味，不思饮食，大便涩泄，小便滑数，精神不爽，事多健忘。常服补元阳，益肾气。

肉桂去皮不见火　川乌炮，去皮、脐，各600克　桃仁麸炒　白蒺藜炒，去刺　巴戟去心　山药　茯苓去皮　苁蓉酒浸，炙　石斛去根，炙　萆薢　白术　破故纸各1776克

上药为末，炼蜜丸，如桐子大，每服三十丸，温酒或盐汤下，空心食前。小肠气，炒茴香盐酒下。

十补丸[1] （《瑞竹堂经验方》）

治阴损久虚下冷，夜频起，暖丹田。

苁蓉酒浸　菟丝子酒浸　牛膝酒浸　干山药　熟地黄　乌头炮　泽泻　人参　当归　官桂不见火

上药各等分为细末，酒糊为丸，桐子大。每服五十丸，空心温酒下。

苁蓉补虚益阳方 （一名益阳丹） （《普济方》）

治阳气不足，阴囊湿痒，尿有余沥，漏泄，虚损云为不起。

苁蓉　续断各3克　蛇床子3克　五味子　薯蓣各2.5克　远志2克　干地黄　巴戟天各1.8克　天雄2.5克

上药治下筛，酒服1克，日三服。凡病皆由醉饱后，或疲极之余而合阴阳，致成此证也。

补养丸 （《瑞竹堂经验方》）

补元气，滋气血，暖水脏，益下元。

菟丝子洗净，捣为末150克　破故纸炒香　益智仁各37克　山药37克，锉碎，炒黄色　杜仲37克，去皮，用生姜自然汁拌匀，炒断丝　茴香55克，炒香　苍术75克，米泔浸一宿，切片麸炒

上药为末，酒和为丸，如桐子大，每服五十丸，空心温酒或盐汤下。

木香丸[1] （《圣济总录》）

补壮元阳。

木香18克 附子炮裂，去皮、脐 巴戟天去心 茴香子慢火炒过 莲实用麸炒香，研，各37克，蛇床子炒黄，0.37克

上药为细末。糯米粥丸，如桐子大，每服空心盐汤食前下十丸。

麋角丸[1] （《太平圣惠方》）

补下元。治积冷气，令人强壮、益颜色。

麋角屑180克，酥拌，炒微黄 硫黄75克，细研，水飞过 腽肭脐75克，酒刷，炙微黄 木香110克 补骨脂110克，微炒 苁蓉110克，酒浸一宿，刮去皮，炙干

上药为细末，入硫黄同研令匀，以无灰酒6.6升于银锅内。先入药末一半已来，煎令调。和上件药末捣二三百杵，丸如桐子大，每日空心以温酒下三十丸。

按：硫黄，性味酸热有毒，入肾、脾经，具有壮阳、杀虫之功用。纯品主要含硫，并含碲与硒。据《本草纲目》记载："主虚寒久痢滑泄、霍乱，补命门不足、阳气暴绝、阴毒伤寒、小儿慢惊。"

硫黄为矿物药，又称"火中精"，一般内服应慎重，用量应小。通常应用于一般补肾壮阳药不见效的虚寒证患者，确能提高疗效。但临床应用时，必须辨证清楚，忌用于阴虚阳亢患者。且应注意剂量不宜过大，时间也不要过长。

法制煨肾丸 （《圣济总录》）

治阳衰下脏虚弱。

巴戟天米泔浸，去心 荜澄茄 茴香子炒 附子浆水煮二三十沸，控干，制，去皮、脐

上药各等分为末。每服用羊肾一对，各批（劈、削）开去白，入药末3.7克匀掺，入葱丝少许，用湿纸裹，慢火中煨熟食之。

虾米散 （《普济方》）

起阳补肾。

虾米600克，去皮壳，用青盐、酒炒干，香熟为度　真蛤蚧青盐、酒炙脆为度，一对　茴香青盐、酒炒，150克　净川椒150克，同上制不可过

上药须用浑浊煮酒1328毫升，带浮蛆酽酒最佳，搅入青盐制。用先制蛤蚧、椒皮、茴香、干却制虾米，以酒浸为度。候已熟，取前三味同和匀，用南木香粗末75克同和，乘热收入瓷器内，四围封固，候冷取用。每一勺，空心盐酒细嚼下。

麋角霜丸 （《王氏博济方》）

补暖元脏，驻颜。

麋角一副，水浸七日，刮去粗皮，镑为屑，盛在银瓶内，以牛乳浸一日，如乳耗更添，直候不耗，于麋角屑上乳深2寸，用油单数重密封瓶口，别用大麦10升安在锅内约厚10厘米，上安瓶，更用大麦周围填实露瓶口，不住火，蒸一伏时，如锅内水耗，即旋添熟汤，须频取角屑，看烂如面相似即住，先取出用细筛子漉出乳焙干，每料用干角屑300克　附子炮裂，去皮、脐　山芋各110克

上药为末。以枣肉和丸桐子大。每服空心，温盐酒下十五丸至二十丸。一方蜜丸。

菟丝子丸[1] （《圣济总录》）

补虚益气壮元。

菟丝子淘去浮者，以酒浸七日，烂研焙干，1.1千克　茴香子微炒，300克　青盐110克

上药为末，用浸药酒煮糊为丸，如桐子大，每服空心温酒下二三十丸。

鹿茸酒 （《普济方》）

治虚弱阳事不举，面色不明，小便频数，饮食不思。

好鹿茸18克，多用37克，去皮切片　干山药37克，为末

上药以生薄绢裹，用好酒一瓶，浸七日后，开瓶饮酒，日三盏为度。酒尽再将酒一瓶浸，吃了却将鹿茸焙干，留为补药用之。又妙。

补肾壮阳丸　（《名老中医效验秘方精选》）

主治肾阳虚、精气不足之阳痿。

熟地50克　肉桂　附子　茯苓　泽泻　丹皮　仙灵脾　仙茅　枸杞　巴戟　肉苁蓉　知母　盐柏各20克　鹿鞭　红参　山萸肉　山药　菟丝子各25克　狗肾1具。

上药共研末，炼蜜为丸，每丸重15克，每服1丸，日服2次。本方系张琪处方。

二仙兴阳汤　（《名老中医效验秘方精选》）

壮阳、补肾填精，治阳痿。

肉桂　阳起石　急性子　仙灵脾　仙茅　巴戟　何首乌　山萸肉　枸杞子　云苓　熟地　丹皮各10克　蜈蚣一条，水煎服

246例中治愈120例，显效80例，好转34例；无效12例，总有效率95%。本方是石廷广的处方。

固脬丸[2]　（《不知医必要》）

治小便不禁，遗尿不觉。

菟丝饼75克　桑螵蛸炙，18克　戎盐3.7克　茴香37克　制附子18克，研末，酒和为丸，每服三四十粒，米饮下。

按：戎盐为卤化物矿物石盐的结晶。

加味青娥丸　（《普济方》）

杜仲110克，炒去丝，蜜汁制37克　破故纸盐炒，150克　胡芦巴150克　小茴香150克，盐炒　莲花心18克　穿山甲22克，酥炙　胡桃30个，去皮　青盐少许

上药为末，煮和为丸，如桐子大。每服三十丸，空心温酒吞下，干物压之。

仙茅丸[2]　（《十便良方》）

大补益，壮元阳，久服延年益寿。

仙茅是山背有山人识之　茯苓　山药　菖蒲九节者，各37克　仙茅一件，不犯铁器，并锉，以法酒浸

拌匀，于饭上蒸，以饭熟为度，晒干为末。以枣肉和丸如桐

子大，每服五十丸，汤酒任下，空心食前。

二味香茸丸 （《十便良方》）

补虚益阳。

鹿茸370克　麝香37克

先将鹿茸研为细末，后入麝香同拌匀，以山药75克，酒煮为糊丸如桐子大，每服三十丸，空心米饮下。

沉香鹿茸丸[1] （《十便良方》）

常服补暖下元，助益真气。

麝香37克　附子　沉香　茴香　巴戟　牛膝　当归　苁蓉　山茱萸　茯苓　龙骨各37克

上件为末，以酒煮山药糊为丸，如桐子大，每服四十丸，空心食前温酒或盐汤送下。

沉香羊肉丹 （《东垣秘藏方》）

升降阴阳，调理三焦，通经络，生气血，壮元阳，补脏腑。常服百邪不侵，至老清健。

羊肉600克，去筋膜　葱白一握　陈皮37克　青盐18克　破故纸炒　远志　生地黄　花椒18克，去目、合口者，以上用好酒煮糊，入葱白等再，煮羊肉　牛膝　干地黄　木香　韭子　菖蒲　沉香　覆盆子　木瓜　北五味子各37克　麝香3.7克　胡桃肉75克　鹿茸酥炙，150克　苁蓉37克　枸杞子　山药各37克　茴香37克

上药为细末，炼蜜为丸，每服三十丸，空心盐汤下。

延生护宝丹 （《御药院方》）

补元气，壮筋骨，固精健阳，通和血脉，润肌泽肤，久服益寿延年。

菟丝子水淘净，酒浸软，取末，110克　苁蓉酒浸，切焙，75克，二味浸药酒各多者，要熬膏子　家韭子110克，水淘净，用枣75克同煮，枣熟去枣，水淘净，控干，再用酒浸一宿，慢火炒软，称75克　蛇床子75克，水淘净，用枣110克同前煮，令枣熟，去枣焙干，75克　晚蚕蛾全者75克，用酥少许，慢火微炒　白龙骨37克，用茅香37克同煮一日，去香，用帛裹数重悬在井中，一宿取出

桑螵蛸锉，炒香　莲实去皮炒热　木香　丁香　胡芦巴微炒，各37克　南乳香另研，18克　鹿茸37克　麝香另研，7.5克　干莲花叶各18克

上药十五味，除乳香、麝香、菟丝子末外，十二味同为细末。将前菟丝子末110克，用浸药酒2014毫升，用文武火熬至一半。入荞麦面两匙重37克，用酒调匀，下膏子内搅匀。次下乳香、麝香，不住手搅。经沸熬如稠糊，放冷，此膏子都要用尽，恐硬入酒少许，与前药末和成剂，杵捣千余下，丸如桐子大，每服三十丸。绝早日未出时，温酒入炒盐少许送下，静坐少时，想药至丹田。以意斟量渐加丸数。如阳道衰精滑者，空心临卧各进一服。

养真丸[1]　(《御药院方》)

治阴衰精少，痿弱不举。

补骨脂炒　益智仁　晚蚕蛾微炒　穿山甲炙　青盐研　丁香各18克　茴香　乳香研　南木香　白术各11克　沉香锉　姜黄　薯蓣　香附子炒　木香　甘草炙，各37克　巴戟去心，37克　川楝子去皮及干面，炒黄色，3.7克　牛膝酒浸，63克　苁蓉酒浸一宿　檀香各25克　苍术110克　酒蛤蚧一对，浸2宿　缩砂仁18克

上药二十五味，捣罗为末，酒浸，面糊为丸如桐子大。每服四十丸，空心及食前温酒送下，日二服。

腽肭脐丸[3]　(《朱氏集验方》)

补真助阳，益壮根本。

腽肭脐一对，酒煮应用　大附子炮，去皮、脐　五味子　川乌炮　菟丝子酒浸焙干，各75克　鹿茸蜜炙　麋茸　鹿角胶各56克　沉香　青盐别研　阳起石煅　胡芦巴炒　钟乳粉各37克　麝香37克

上药为末，用腽肭脐杵烂和药，将所煮肭脐酒煮山药末糊为丸，如桐子大，每服七十丸，空心酒服。

腽肭脐丸[4]　(《朱氏集验方》)

补真助阳，益壮根本。

腽肭脐　鹿角胶　鹿角霜　麋茸各75克　乳香　胡芦巴　菟

丝子　巴戟去心　钟乳粉　熟地黄　当归　牛膝　苁蓉　茴香　天雄　附子各37克　沉香　朱砂7.5克　麝香3.7克

先将腽肭脐酒浸一宿，煮烂杵成膏。将浸药酒化麋鹿胶同为膏子。次下乳香、麝香、没药、朱砂、乳粉，研为末。将余药修事了，研为细末，再于干钵内同研千百下，别用羊白腰子3对，羊白脊髓5条，酒煮熟烂，研为膏。用腽肭脐、麋鹿角胶，搅拌药末成剂得所。若稍干，打酒糊些少，同搅成剂，入臼杵三五千杵，丸如桐子大，窨一宿，慢火上炒干。用无油罐子盛，纸密封上，每服三五十丸，空心温酒送下。

腽肭脐丸[5]　(《朱氏集验方》)

补真助阳，益壮根本。

腽肭脐一对　麋茸去毛，酒浸一宿，炙　鹿茸去毛，酒浸一宿，炙　苁蓉酒浸一宿，各180克　当归　茯神去心皮　朱砂蜜炙　牛膝酒浸一宿　五味子　巴戟天去心，各110克　青盐炒，37克　阳起石酒煮一日　沉香　附子110克，炮，去皮脐　菟丝子净，180克，酒浸一宿

上药为细末，用腽肭脐并鹿角胶为膏子，丸如桐子大，每服七十丸至一百丸，盐酒汤下。食前。

双桂草　(《河北中医》)

治疗低血压85例，均取得显著疗效。

甘草15克　桂枝　肉桂各30克　开水冲泡代茶饮。为宋孟斋处方。

附桂骨宁片　(《中成药》)

治疗骨质增生362例，显效161例，有效167例，无效17例。

制附子　制川乌　淫羊藿　党参　白芍　肉桂　制乳香等

制成片剂，每次2小片，日服3次。为刘汝炎处方。

乌头煎丸[1]　(《普济方》)

补壮筋骨。

乌头300克，不去皮、尖，水浸三二宿　天麻37克　牛膝去苗，酒浸一

宿，18克，切、焙　巴戟天去心，18克　海桐皮　补骨脂炒，18克　肉豆蔻去壳，18克　茴香子炒，37克　萆薢　木香37克　石斛去苗，18克　沉香锉，37克　大枣15枚，烂煮，去皮、核，入膏中

上药用黑豆537毫升煮乌头，以豆熟为度，取出切作片子，焙干，用青盐75克炒令黄色，去盐捣为细末。以醇酒2146毫升，先暖酒令滚沸，次下乌头熬成膏，然后以诸药焙干，捣罗为末，并枣膏入膏内和纳得所。丸桐子大，每服三十丸，空心盐汤下。

萆薢煎丸　（《普济方》）

补益丹田，壮筋骨。

萆薢600克，用新米泔水洗净、焙干，入新瓦罐子内，以酒5365毫升浸用，抽单纸密封口放日中晒一日至七日，焙干为末　补骨脂炒，150克　狗脊去毛醋炙　巴戟天去心　牛膝去苗，酒浸，切焙　茴香子以盐75克同炒，各75克

上药以蜜、胡桃仁相和，熬如稀饧，后入补骨脂末和丸，如桐子大。每日空心以温酒下三十丸。一方炼蜜和匀如饴，盛瓦器中，旦日以温酒化下一丸，熟水亦可。久服延年益气。忌芸苔、羊血。

沉香丸[1]　（《普济方》）

调顺脾胃，补益真气，进饮食，壮筋骨，治虚乏，轻腰膝。

沉香　丁香肥者　南木香　舶上茴香炒香　补骨脂炒　南番胡芦巴炒　石斛去根　川芎　巴戟去心　牛膝　青橘皮去瓤，以上各37克　附子18克，炮

上药为末，炼蜜丸如桐子大，每服三十丸，空心温酒下，饭饮亦得，久服尤妙。

肉苁蓉煎丸　（《普济方》）

治上热下冷，元脏风虚，膀胱气攻，四肢腰脚无力疼痛，头目昏眩，腹胁妨闷，大虚。补益。

肉苁蓉好肉者，酒浸，薄切，焙干，称600克　巴戟天去心　附子炮裂，去皮、脐　茴香子微炒，各150克　牛膝去苗，用300克酒浸一宿，炒干，与苁蓉三味捣罗为末，用无灰酒2346毫升入银石瓦器中重汤煎成膏　胡芦巴　桂去皮

木香　青橘皮　肉豆蔻去壳　白附子炮　山芋　干蝎用黄色头尾全者，微炒，各75克

上药除膏外，细捣罗为末，候膏成稀稠得所，便入诸药末一处。和丸如桐子大，空心温酒或盐汤下二十丸。恐药软，但于盘内摊，可丸即丸。入新瓷器中盛。服药一月见效，百日后诸病俱退。

牛膝附子煎丸　（《王氏博济方》）

治男子下元虚冷伤惫，筋骨衰弱，遍身隐疹，及风气上攻下注，疼痛不可忍者。

牛膝去苗细切180克，酒浸三日取出，研如面糊，用酒于银铜瓷器内慢火熬成膏　虎骨（用代用品）酥炙黄色　附子炮裂，去皮、脐，各110克　补骨脂炒　胡芦巴　肉苁蓉酒浸3日，细切、焙，各150克　巴戟天去心生用　仙灵脾去茎生用，37克　芎䓖37克

上药捣罗八味为细末，用牛膝膏和，入臼杵令软得所，丸小弹大，若难丸，更入炼蜜少许同丸，早晨夜卧温酒化下一丸，服一月永无风气等疾。

曲囊丸　（《千金方》）

治风冷，补虚弱，亦主百病方。

干地黄　薯蓣　牡蛎　天雄　蛇床子　远志　杜仲　鹿茸　桂心　五味子　鹿药草　石斛　车前子　菟丝子　苁蓉　雄鸡肝　蚕蛾各等分

上药十七味，欲和任意捣末，蜜丸如小豆大，酒服三丸，加至七丸。日三丸夜一丸，禁如常法，须常有药气，大益人。服药十日以后，少少得强。

按：鹿药草为百合科植物，甘苦温，无毒。补气益肾、祛风降温，活血调经，治痨伤、阳痿、月经不调。

天麻煎丸　（《圣济总录》）

治肝肾久积风冷，痰滞气上攻，眼目肿涩疼，肌肉瞤动，心神倦，痰去涎少，壮筋骨，补元气，益心利肺。

天麻600克，净洗，焙干，捣末　牛膝酒浸，切焙，一斤，捣为末　杏仁

汤浸，去皮、尖，双仁，细研，150 克　生地黄 3 千克好者，净洗，于臼内杵取汁 1992 毫升

上药同于银器内，以新水 1.9 升，煎至 464 毫升，以布绞取汁，却将滓于木臼内捣令极细，后以水 1992～3320 毫升浸取汁，同于银器内熬。更用无灰酒 3320 毫升，安息香 110 克，慢火煎成膏。后入。

胡芦巴 75 克　天雄炮裂，去皮、脐　石斛去根　沉香锉　桂去皮　巴戟天去心　碡瑁醋炙为末　槟榔　白花蛇酒浸炙，去皮、骨，各 37 克　当归切、焙，37 克　酸枣仁炒，37 克　芎䓖 37 克　远志去心，1 克　大腹皮锉，37 克　独活去芦头，1 克　干姜炮制，37 克　益智去皮，1 克　木香 37 克

上药除前四味外，捣罗为末，入前膏内和为丸，于木臼内杵一二千下，丸如桐子大，每服以酒下二十五丸，加至三十丸。若常服空心一服，有疾早晚一服。

按：碡瑁，即玳瑁，为海龟科动物玳瑁的甲片。性味甘、咸、寒，入心、肝经。具有清热、解毒、镇惊之功用。据《日华子本草》记载："破癥结、消痈毒、止惊痫。"

理中汤　(《圣济总录》)

补虚治痰。

木香 37 克　干姜 37 克，炮　白附子 37 克，炮　附子二枚，炮裂，去皮、脐　茴香子 37 克，微炒　天南星 37 克，切生姜 10 片，同水煮过　半夏 37 克，切生姜 10 片，同水煮过，焙干

上药为末。用羯羊肾一对，和前药一处，入臼内杵二千下，丸如桐子大，每服十丸，炒盐汤下。早晚二服。

补骨脂丸[1]　(《太平圣惠方》)

补暖脾肾虚冷气，壮腰脚、益颜色。

补骨脂　附子　巴戟　桂心　木香各 18 克　苁蓉　菟丝子　枳壳　石斛　荜澄茄　干姜　牛膝　槟榔　肉豆蔻　蛇床子　茴香子　荜茇各 37 克

上药等分为末，炼蜜丸，和捣三五百杵，丸如桐子大，每服空心以温酒下三十丸，盐汤下亦得。

苁蓉丸[1] （《圣济总录》）

治下元久冷，水脏伤惫，风虚劳损，不思饮食。久服驻颜益髭发，补神益气。

苁蓉110克，酒浸一宿，去皮炙干　熟地黄37克　钟乳粉37克　天雄37克炮裂，去皮、脐　天门冬55克，去心　五味子37克　桂心37克　人参37克，去芦　干姜37克，炮、锉　白术37克　远志37克　杜仲37克，去皮，炙微黄　巴戟37克　牛膝37克，去苗　山茱萸37克　覆盆子37克　甘草18克，炙微赤，锉　川椒37克，去目、合口者，微炒去汗　菟丝子75克，酒浸三日，晒干，捣为末

上药为末，炼蜜和捣三五百杵，丸如桐子大，每日空心温酒下三十丸。

息风汤 （《山东中医杂志》）

平肝息风、活络定痉、治帕金森综合征。

天麻　钩藤各12克　全蝎5克　蜈蚣2条　洋金花0.6克　水煎服。此方刊《山东中医杂志》1989年3期。

按：洋金花为茄科植物白曼陀罗或毛曼陀罗的干燥花。辛、温、有毒。《中药大辞典》："定喘祛风、麻醉止痛。治哮喘、惊痫、风湿痹痛、脚气、疮疡疼痛，可作为外科手术麻醉剂。"此方必须在医师指导下才能服用。

巴戟丸[1] （《太平圣惠方》）

治下元虚冷，颜色萎黄，肌肤羸弱，腰无力。

巴戟　鹿茸去毛酥炙微黄　蛇床子　远志　薯蓣　熟地黄　山茱萸　附子炮，去皮、脐　补骨脂　菟丝子粉　苁蓉酒浸一宿，去皮、尖，令干　白茯苓　桂心　硫黄研，水飞，各37克

上药为末，入硫黄内研令匀，炼蜜和捣二三百杵，丸如桐子大，每服空心以温酒下三十丸，渐加至四十丸。

菟丝子丸[2] （《普济方》）

健脾补肾。

菟丝子75克，酒浸三日，晒干，别研末 枳壳18克，麸炒，微炒去瓤 石斛37克，去根，锉 荜澄茄 干姜37克，炮制，锉 牛膝37克，去苗 木香18克 肉豆蔻 槟榔1克 蛇床子37克 茴香子37克 荜茇1克

上药为末，炼蜜丸。和捣二三百杵，丸如桐子大，每服空心盐酒下三十丸。汤亦可。

赞化血余丹 （《古方汇精》）

此药大补气血，乌须发，壮形体，有培元赞化之功。

血余炙 熟地蒸捣，各296克 枸杞 当归 鹿角胶炒成珠 菟丝子制 杜仲盐水炒 小茴香略炒 巴戟肉酒浸制，炒干 白茯苓乳拌蒸 肉苁蓉酒洗，去鳞甲 胡桃仁各150克 党参220克 何首乌150克，小黑豆汁拌蒸7次，如无黑豆或人乳，牛乳亦可

上药炼蜜为丸，每服7克，开水送下。精滑加白术、山药各110克，便溏去苁蓉加补骨脂酒炒，150克，阳虚痿弱加制附子18克，肉桂37克。

鹿茸丸[2] （《普济方》）

治小肠虚冷，小便数多。

鹿茸37克，去毛，酥炙微黄 白龙骨37克，烧过 桑螵蛸1克，微炒 附子56克，炮，去皮、脐 椒红37克，炒 山茱萸18克

上药为末，炼蜜捣一二百杵，丸如桐子大，每服空心，盐汤下二十丸。

仙茅丸[3] （《御药院方》）

治男子真气不足，常服强筋骨，益精神，明目黑髭发。

仙茅1.2千克，糯米泔浸五日，去赤水，用铜刀去皮，同刀锉取600克，夏日只浸三日，阴干不见日 舶上茴香18克 苍术1.2千克，米泔浸五日或三日，去皮焙干，取600克 马蔺花 柏子仁各18克 椒红1.2千克，炒取红600克 熟地黄600克，焙干300克

上药为细末，醋煮糊为丸，如桐子大，酒亦得。每服三四十

丸，或五十丸，食前温酒下，日二服，渐加至七八十丸。

石斛丸[1] （《太平圣惠方》）

治肝肾久虚，腰膝不利，肌肤羸弱憔悴，渐成劳疾。服此强筋骨，悦颜色，耐寒暑倍力，补精益髓。

石斛去根 牛膝酒浸，切、焙 山茱萸 续断 沉香锉 苁蓉酒浸一宿，切、焙 钟乳粉研 熟地黄焙 桂去皮 茯苓去皮 泽泻 黄芪锉 菟丝子酒浸三日，另捣曝干 蛇床子 山芋 附子炮制，去皮、脐 鹿茸去皮酥炙 巴戟去心 杜仲去皮 补骨脂炒，各37克

上药用为细末，炼蜜和丸，如桐子大，每服二三十丸，空心温酒盐汤下。

木瓜煎丸 （《普济方》）

治肾肝虚损、腰膝无力疼痛，及妇人虚冷、赤白带下，壮筋骨。

木瓜宣州者3枚，开顶去瓤，作瓮，入硇砂末，用新罐子盛蒸烂研 菊花蒸 地骨皮 骨碎补 牛膝酒浸，切焙 吴茱萸汤浸，焙炒，各110克 胡椒 荜澄茄各37克

上药为细末，炼蜜和丸，如梧桐子大，每日空心服11克，以温酒下。

倍力丸 （《太平圣惠方》）

治元气虚损，腰膝筋骨疼痛。

补骨脂75克，炒 桂心75克 缩砂37克，去皮 附子75克，炮裂，去皮、脐 木香75克 安息香75克，以酒熬成膏 鹿角胶75克，捣碎，炒令黄燥

上药为末，炼蜜并安息香膏相和，捣三二百杵，丸如桐子大，每日空心，以温酒下三十丸。

萆薢丸[1] （《普济方》）

治元脏虚损、下注腰脚，行步艰难，胫膝少力。

萆薢220克 杜仲去皮，炙，9.2克 牛膝酒浸三日，切、焙 续断 木瓜焙，110克 桂去皮，18克

上药为细末，炼蜜丸如小弹大，研丹砂为衣，每服一丸，食前温酒嚼下，木瓜汤亦得。

巴戟丸[2]　（《普济方》）

补虚冷，壮腰脚，明耳目，暖下元。

巴戟去心　羌活去芦　独活去芦　茴香子炒　人参　茯苓去皮　枳壳去白，麸炒　木香　桂去皮　槟榔生锉　牛膝去苗，酒浸、焙　当归切、焙　半夏汤泡七次，焙　厚朴去皮，姜汁涂炙　草豆蔻去皮　附子炮，去皮脐　沉香锉　白附子炮　天麻　苁蓉酒浸二宿，焙　荜茇　蜀椒去目、合口者，炒出汗　白豆蔻去皮　炙甘草　陈皮去白　京三棱炮锉，各37克

上药为末，炼蜜丸如桐子大，每日空心，温酒及盐汤下三十丸。

鹿茸丸[3]　（《普济方》）

治肾脏虚损，脚腰无力，腰背拘急，口苦舌干，补益。

鹿茸去皮酥炙　泽泻　石斛去根，锉，各37克　附子炮，去皮、脐　熟地黄焙，各75克　牡丹皮　山芋　桂去皮　杜仲去皮，炙　萆薢锉　山茱萸　白茯苓去皮　五味子各37克　远志去心　防风去叉　黄芪锉，各37克　苁蓉酒浸一宿，切焙　补骨脂炒，各75克

上药为细末，炼蜜和丸，捣三五百杵，丸如桐子大。每服三十丸，空心晚食前。

安息香丸[1]　（《太平圣惠方》）

安息香180克，黄明者细锉入蜜，370克，煎成膏　牛膝去苗，110克　鹿茸37克，去毛，涂酥炙黄　桂心75克　附子75克，去皮、脐，炮裂　补骨脂75克，炒

上药为末，以安息香和丸，如桐子大，每服空心，温酒下三十丸。

菟丝子丸[3]　（《十便良方》）

菟丝子75克　牛膝寸截者，37克

上药于银石器内，好酒浸之，令酒过药3毫米。经五日，控

干焙燥，捣罗为末。将原浸酒煮糊为丸，如桐子大，每服三十丸，空心食前酒下。

四倍丸 （《普济方》）

补益，壮腰脚。

蜀椒去目、合口者，炒出汗，37克　菟丝子酒浸三日，别捣，75克　萆薢酒浸三日，另捣，150克　牛膝洗焙，300克

上药同为末，炼蜜和丸，捣五百杵，丸如桐子大，每服三五十丸，早晚盐汤或酒任下，服之一年，行如奔马。

香茸丸[1] （《普济方》）

治精耗血少，阳气衰，调荣，和腰脚。

鹿茸　麝香　沉香　山茱萸

上药等分为末，入麝香研匀，炼蜜和丸，如桐子大。每服空心，温酒、盐汤任下三十丸。

鹿角丸[2] （《王氏博济方》）

治风冷补暖，壮腰膝，明耳目，驻颜容不老。

用煮成角600克，或麋角或鹿角，须是杀者，不用自死者，角每对须要重6.6千克以上者，去脑角寸寸截，每3千克以东流水浸四十九日或三十七日，刷去水积，令净，入大锅内，研大丹大5365毫升，取汁，黄蜡300克，青盐150克并碎锉，以甜水满锅匀沸煮两伏时，如汤耗，续添温汤，不得入冷水，却须常另煎一锅汤，添至候角软如薯蓣，取出却刷洗令净，却著绢袋子盛，扭干，杵为末，取煮角汁漉去滓，慢火熬成膏，充和药末　附子75克炮，去皮、脐　川巴戟37克，去心，用糯米炒　牛膝75克酒浸切焙　海桐皮75克，炒　破故纸37克，净淘去浮者，炒　白僵蚕37克，炒　官桂37克，去皮　天麻37克

上药八味，同为末，入600克角霜同拌，更入青盐75克，研令匀，用白蜜900克，角膏600克，同烂匀，令蜜熟和为丸，再入臼杵二千下。仍以18克真酥涂，杵臼候熟，众手丸如桐子大，每日空心，温酒下五十丸，日午再服。

按：黄蜡即蜜蜡，为蜜蜂分泌的蜡质，性味甘淡平，功用可解肌、生肌、定痛。

乌头煎丸[2]　（《王氏博济方》）

补元脏虚冷，腰膝无力，行步难，吃食少，筋骨拘急疼痛，驻颜益气。

川乌头600克，以大豆煮二伏时，以竹刀切作片子，焙干，去大豆不用，杵为末，青盐150克化用成水，相和淋成片，熬成膏，次入下项药　沉香55克　破故纸37克　虎骨（用代用品）37克，醋炙　天麻37克　牛膝37克，炙　海桐皮37克　肉豆蔻四枚，去壳　木香18克　羌活　巴戟75克，炒令黄

上药十味，杵罗为末，入膏搜和丸，如桐子大。每日空心温酒下二十丸。炒。

又一方不用木香、羌活，却入舶上茴香、炒槟榔各37克，甘草18克，仍更加桐皮、牛膝各添37克，天麻加18克，全即煎法。尤更佳也。

木瓜丸　（《普济方》）

治疗膝无力，四肢倦困，腹肋冷疼，壮筋力，和气血，补暖。

木瓜宣州者，二枚，去瓤剜作顶子　硇砂18克，绢袋贮在木瓜内　羊肾一对，研，以上用好酒4292毫升，银器内浸，候硇砂尽，去袋子，熬成膏　雄雀一对，去毛嘴爪肠肚骨，研　苁蓉酒浸一宿，切焙，75克　附子　沉香锉　木香　茴香子炒　楝实锉，炒　椒红　青皮去白，焙　巴戟天　胡芦巴　槟榔锉　桂去皮，各37克

上药捣罗十二味为末。以前四味膏和丸。如桐子大，每服三十丸，空心盐酒下。

乌头煎丸[3]　（《普济方》）

治下元风冷，流注腰膝，行步不能。状似软风，补益阳气。

乌头180克，水洗令透软，去皮、脐，细切，用好酒1219毫升熬烂，更细研成膏　木瓜三枚，下面剜去瓤核，将艾捣末入在瓜内填实，熬令熟烂，研　牛膝去苗，浸切、焙干　海桐皮锉　羌活　巴戟去心　苁蓉浸酒，切、焙，各55克　青盐研　青皮去白，焙　茴香子炒　狗脊去毛　萆薢各75克

上药捣罗十味为末，入前二味膏中和匀。丸如桐子大，每服

三十丸。空心，温酒盐汤任下。

巴戟丸[3]　（《普济方》）

治骨髓虚惫，腰膝无力。

巴戟去心，1克　黄芪锉，37克　远志去心　牛膝去根，酒浸，焙　干地黄焙　山芋各1克　桂心去皮　五味子　附子炮，去皮、脐，各18克　猪肾一对，去脂膜，破开入椒49粒、盐花少许，拌匀湿纸裹，煨去核，细切入糊和诸药

上捣罗九味为末，以猪肾和丸，如桐子大，每服二三十丸，温酒下。

麋角丸[2]　（《普济方》）

补暖下元，壮腰膝，治虚冷气。

麋角屑600克，入乳拌匀，用银石器内盛封，以大麦6.4升，盖，各蒸一伏时　肉苁蓉75克，酒浸一宿，去皮炙干　茴香子75克　桂心75克　荜茇75克　木香75克　附子75克，炮，去皮、脐　柏子仁75克　肉豆蔻75克，去壳　槟榔110克

上药为末，炼蜜为丸，如桐子大，每服空心，以温酒下三十丸。

羊肾煎丸　（《普济方》）

治下注伤惫，腰膝无力，四肢无力，筋骨疼痛，行步艰难。

羊脊骨一条，去截　附子炮，去皮、脐　槟榔锉　黄芪　枳壳去白，炒，各37克　沉香锉　蜀椒去目、合口者，炒去汗　桂去粗皮　木香各18克

上药捣罗为末，用硇砂75克飞过，法酒、米醋各1073毫升，同羊脊骨入银器内，文武火熬，令酒醋焙燥，杵罗为末。别用酒作面糊，同前八味药末和捣，丸如桐子大，每服二三十丸，空心夜卧，温酒或盐汤下。

八神散　（《普济方》）

治四肢沉重，脚膝无力，骨髓冷疼，壮筋骨，明耳目。

附子去皮、脐，37克　乌头去皮、脐　草乌各110克，并每个锉作三段，同盐75克慢火煮一日，焙干用　防风300克

以上四味并锉令块子相似，蛇床子、莨菪子、马蔺子、吴茱萸各30克，上药同用慢火，炒令烟出，急倾在净地上。拣取附子、防风、乌头等四味，杵罗为末散，以磁盒盛，每服3.7克，空心，取井华水面东调下，日后渐加至11克。

按：井华水为将旦时汲的井水，《罗氏会约医镜》："井华水，补阴虚，且清头目。"

补真丹　（《御药院方》）

能接真养气，健脾益胃，升降阴阳，调顺三焦。常服宽利胸膈，消进饮食，性平不燥。

沉香　丁香　檀香　白豆蔻仁　肉豆蔻各37克　肉苁蓉18克，酒浸一宿，焙干　牛膝18克，酒浸一宿，焙干　巴戟天去心，250克　白术18克　木香　香附子　青皮去白，各75克　姜黄　没药另研　缩砂仁　补骨脂炒，各37克　附子250克，炮裂，去皮、脐　穿山甲18克，炙黄　桂去粗皮，3.7克　干山药250克　茴香18克，微炒　甘草75克，炙黄　乳香18克，另研　苍术110克，酒浸三日取出焙末干，用青盐37克炒黄，去盐不用

上药为细末。每服3.7克，日服2次。

补真丸[2]　（《永类钤方》）

不进饮食，以脾胃之药治之。多不效者，亦有故也。人之有生，不善摄养，房劳过度，真阳衰虚、坎水不温，不能上蒸，脾土冲和失布，中州不运，是致饮食不进。胸膈痞塞，或不食而胀满，或已食而不消，大腑溏泄，此皆真火衰虚，不能蒸蕴脾土而然。古人云：补肾不如补脾，然补脾不如补肾。肾气若壮，丹田之火，上蒸脾土，中焦自治，膈能开食矣。

胡芦巴炒　附子炮制，去皮、脐　阳起石煅　川乌炮，去皮　菟丝子淘净，酒蒸　沉香不见火，另研　肉豆蔻面裹，煨　肉苁蓉酒浸，焙　五味子各18克　鹿茸去毛酒蒸，焙　川巴戟去心　钟乳粉各37克

上药为细末，用羊腰子两对，治如食法，葱椒酒煮烂，入少酒糊，杵和为丸，如梧桐子大，每服七十丸，空心食前，用米饮

盐汤任下。

沉香煮散 （《圣济总录》）

专治脾元不和，中焦痞闷，气滞噎塞，不进饮食，补虚。

沉香锉　木香　青橘皮汤浸去白，焙　陈橘皮汤浸去白，焙　人参　郁李仁汤浸去白，焙　甘草炙，各37克　槟榔锉　草豆蔻去皮　桂去粗皮　干姜炮，各18克

上药为散，每次用11克，水一盏，煎至1克，去滓，温服，不拘时候。

芜荑丸 （《圣济总录》）

专治脾肾虚冷，不思饮食。

芜荑炒，222克　乌梅肉炒，75克　黄连去须，18克　厚朴去粗皮，姜汁炙，180克　补骨脂炒　肉苁蓉酒浸，切、焙　巴戟天去心　附子炮裂，去皮、脐　鹿茸去毛酥炙　陈橘皮去白，切、焙，各150克

上药为末，粟米粥丸，如梧桐子大，每服三十丸，空心日午温米饮下。

茸附丸 （《朱氏集验方》）

专治下元，补伤惫，驻颜悦色，壮筋力，去百病。

黄狗脊一条，去两头，截作五七段，带些肉用　硇砂5克，研，以浆水2146毫升调匀，方下脊骨，在汁中浸三日，炭火炙干，以汁尽令黄色，捣细后入诸药　肉桂去皮　附子炮　菟丝子酒浸二日，蒸，焙干　杜仲姜制　干姜炮　鹿角胶炒　肉苁蓉酒浸，焙，各37克　蛇床子炒　胡芦巴炒　阳起石酒煮一日，各18克　鹿茸蜜炙，55克　黄狗内外肾一付，酒煮焙干

上药研细末，用枣肉18克，酥37克，相和，杵千余下，丸如绿豆大，日干，每日盐汤下二十丸。

壮阳起痿汤 （《洛阳市中医资料选编》）

治阳痿22例，均治愈。

淫羊藿　阳起石　山萸肉各15克　仙茅　锁阳　覆盆子　韭子　菟丝子各10克　巴戟天　补骨脂各12克　肉桂6克　土狗肾半截，每半截带一个睾丸

为张润轩处方。

附子苁蓉丸 （《圣济总录》）

附子炮制，去皮、脐，一枚 肉苁蓉酒浸一宿，焙 楮实酒浸一宿，蒸熟 补骨脂炒 茴香子炒 菟丝子酒浸一宿，蒸熟，研、焙 牛膝酒浸，切、焙 杏仁去皮尖、两仁，炒 白茯苓去黑皮 当归切、焙 荜茇炒 桃仁去皮、尖、双仁，炒，各18克 远志去心 山茱萸打破，炒 柴胡去芦头 黄芪锉细 巴戟天去心，各1克 芜荑炮 山芋各37克 大蒜煨，6颗 蜀椒去目及闭口，炒出汗 黄蜡各75克

上药除苁蓉、桃杏仁、楮实、蒜、蜡外，并捣罗为末。先取精羊肉去皮骨0.9千克，细切，用水煮熟；次入好酒1892毫升，熬烂；次入黄蜡候熔，都取出细研，入楮实、桃杏仁、苁蓉、蒜，一处研烂如膏。入前药末，和丸如梧桐子大，每服十五丸至二十丸，空心盐汤酒下。

石斛丸[2] （《圣济总录》）

主平补诸虚不足。

石斛去根 远志去心 槟榔煨，锉 牛膝酒浸一宿，焙 桑螵蛸炙焦，研，再炒 桂去粗皮 干姜炮，各18克，五味子炒 覆盆子微炒 巴戟天去心，微炒 肉苁蓉酒浸去皴皮，焙 枳壳去瓤，麸炒 柏子仁研，各75克 泽泻0.7克 陈皮去白，75克 鹿茸一对，去毛酥炙 蒺藜炒，各1克 天雄炮，去皮、脐 菟丝子酒浸捣烂，焙三日，各75克

上药为细末，和匀，炼蜜为丸，如梧桐子大。每服三十丸，空心盐汤下。

归茸丸 （《普济方》）

当归酒洗 鹿茸酒浸，炙 北黄芪盐水炙 沉香 灵砂110克研 北五味子炒 远志肉 酸枣仁 吴茱萸 茴香炒 破故纸炒 牡蛎煅 熟地黄蒸 人参 龙骨煅 附子炮 巴戟各37克

上煅制如法，酒糊丸，如梧桐子大，每服七十丸，空心温酒下。

经验补益方 （《普济方》）

补益壮阳。

石菖蒲　川当归　白蒺藜　菟丝子　木香各1克　丁香酒浸　破故纸炒　没药各1.2克　八角茴香1.68克，盐炒熟为度　木通2.6克，去皮，炙　川楝子2.6克，麸炒　马蔺花2.7克，醋浸炒　桂花　龙骨　胡芦巴炒　吴茱萸汤浸洗七次，各1.8克　仙灵脾3克，醋炙　蛇床子1.8克　地肤子1.6克

上药为细末，用羊羔儿精肉600克，以刀刮去筋膜，无灰酒熬成膏子，为糊丸，如梧桐子大。每服五十丸，空心酒下，干物压之。

坎离丸[1] （《普济方》）

治心脾肾三经不足。

苍术300克，锉如豆大，泔浸二日，或焙或晒干，分作四处，一份用真乌头37克去皮脐切作片子，又用川楝子净肉37克同苍术一处炒焦黄色为度；一份用川椒去目37克又陈皮37克、破故纸37克，酒浸一宿炒令干，次下苍术、川椒一处炒黄色；一份用茴香净37克，青盐55克，食盐炒半夏37克，先下苍术炒熟，次下茴香等一处炒黄色；一份用醇酿酒醋各一碗煮苍术令白，干燥入后药　麦门冬去心，11克，焙干　天门冬去心，11克，焙　茯神去粗皮、木，1克，炒　远志去心，1克，焙　沉香37克，焙　鹿茸燎去毛，酥炙　胡芦巴酒浸，焙　川巴戟去心，酒浸，炒，各1.8克　当归酒浸，净焙　人参去芦　枸杞子　雀脑　川芎　陈皮去瓤，各18克

上药为细末，好酒煮神曲末75克，打糊为丸，丸梧桐子大，每服四丸，空心服，如补心枣汤下，补肾温酒、盐汤送下。

三至丸 （《永类钤方》）

主补虚损，生精血，去风湿，壮筋骨，明目聪耳，强健腰脚，和悦阴阳，既济水火，久服百病不生。

鹿角镑细，以真酥37克、无灰酒1073毫升煮于慢火炒干　苍耳酒浸一宿，焙干　麋角镑细，以真酥75克、米醋1073毫升煮于慢火，炒干，三味各300克　当归180克，酒浸一宿，焙干　山药　白茯苓去皮　黄芪蜜炙，各150克

人参去芦　沉香　远志去心　沙苑蒺藜去土，洗炒　附子炮，去皮、脐，各37克　肉苁蓉酒浸一宿，焙干，75克

上药为细末，用酒3219毫升，糯米321毫升，煮烂和杵，丸如梧桐子大。每服五十丸至一百丸，温酒盐汤空心任下。

壮气丸　（《百一选方》）

补阳壮气。

茴香炒　巴戟　破故纸　胡芦巴　元胡　仙茅　附子炮　金铃子　桂以上各110克　木香55克

上药为细末，酒糊为丸，每服五十丸，温酒下，盐汤下亦得。

十精丸[1]　（《经验良方》）

主升降阴阳，既济水火，平补心肾，及治下虚上盛。

破故纸炒　远志去心　白茯苓　益智仁炒　青盐炒，别研，各37克　菟丝子酒浸　牛膝　川当归酒浸一宿，各75克　石菖蒲九节者　山茱萸各18克

上药为细末，用豮猪腰子一只，去膜，和酒研细，煮面作糊，丸如梧桐子大，每服四五十丸。食前盐汤或温酒下。如小便赤而少，煎车前子汤下。如心虚精神不安，煎麦门冬汤下。日二服。一方去菖蒲，加熟干地黄75克，用羊腰子丸。

九子丸　（《圣济总录》）

能补阴血，补阳气，壮精神，倍气力，强阳补肾，益精气，壮筋骨。

鹿茸37克，刮去毛，酥涂炙令黄色，其味甘酸，其性温热，每主男子腰肾虚冷、膝脚少力、夜多异梦，精道自出助阴气　肉苁蓉150克，酒浸三宿，切、焙干，其味甘酸咸，其性温，治男子绝阳不兴、女子绝阴不产，润五脏、长肌肉、暖腰膝、益精，令人有子　仙茅37克，以糯米泔浸三宿，用竹刀刮去皮，于槐木砧子上切，阴干，其味辛其性温，主丈夫虚损、老人失溺、妇人失血无子，久服通神强记、壮筋骨、益肌肤、长精神、明目　远志37克，去心，其味苦，其性温，主伤中补不足，除邪气，利九窍，益意志，聪耳目，强志不忘，久服轻身不老、好颜色、益精

续断37克，捶碎，去筋丝，醇酒浸一宿，其味苦、辛，其性温，主气、润血脉、补不足　蛇床子37克，微炒，其味苦、辛、甘，其性平，主男子阴痿湿痒，久服轻身、好颜色、强力，令人有子　巴戟37克，去心，其味甘，其性温，主阴痿，强筋骨，安五脏，补中益气　茴香子37克，舶上者，微炒，其味辛，其性平，主膀胱肾间冷气，国人重之，云有助阳道之功　车前子37克，其味甘，其性平，微寒，主男子伤中，强阴益精，令人明目利水道

上药为细末，用鹿角脊髓5条，去血脉筋膜，以无灰酒1073毫升，煮熬成膏，更研烂，同炼蜜少许，和丸如梧桐子大，每服五十丸，温酒下，空心服。不足者能补，痿者能健，滑者能涩，弱者能强，久服延年不老，令人多子。

八仙丸　（《杨氏家藏方》）

疗元脏气虚，头昏面肿，目暗耳鸣，四肢疲倦，步履艰难，肢节麻木，肌体羸，肩拘急，两胁胀满，水谷不消，吃食无味，恍惚多忘，精神不清，并宜服之。

肉苁蓉　牛膝　天麻去苗　木瓜去子，各15克，并用酒浸三日，焙干　当归洗、焙，75克　附子37克，炮，去皮、脐　鹿茸37克，火燎去毛，酥炙　麝香0.37克，别研

上药为末，炼蜜和丸，如梧桐子大，每服五十丸，空心温酒下。

麝香鹿茸丸　（《百一选方》）

能治诸虚不足。

当归酒浸一宿　鹿茸去皮，酥炙　鹿角霜各110克　麝香11克，细研　肉苁蓉酒浸一宿　附子炮裂，去皮、脐，各75克

上药为细末，用鹿角胶150克，熔作汁，和丸如梧桐子大，每服五十丸，空心酒盐汤下，日一服。鹿角胶同用，难和药，可入汤214毫升同煮。如缺以阿胶代之。

六益丸　（《朱氏集验方》）

专补脾肾，乃刘通真家秘方。

丁香　木香　肉豆蔻面煨　白附子炮　附子炮，37克者尤妙

血茸

上药各37克，为末，酒和为丸，如梧桐子大，每服三五十丸，温酒下。

按：血茸为鹿茸之一种。每架鹿茸切片时，分为蜡片、血片、风片、骨片。血茸为次层，白中兼黄，纯系血液贯注其中，故名曰血片，又称血茸。

椒红丸[2]　（《医学切问》）

能安五脏，壮筋骨，明目去昏，进饮食。

川椒110（75）克　巴戟去心　茴香　川楝子肉　山药各37克

上药为末，酒为丸，如梧桐子大，温酒吞下五十丸，空心下。老人加附子37克。通用炮过。

养肾丸　（《医学切问》）

性平补。

人参37克　破故纸37克

上药为末。胡桃100个，取肉为丸，每服五十丸，空心温酒送下。

延龄丹　（《御药院方》）

用治脾肾不足，真气伤惫，肢节困倦，举动乏力，怠惰嗜卧，面无润泽，不思饮食，气不宣畅，小腹胀急，脐下疼痛，及奔豚小肠气，攻充脐腹，发歇无时。常服补五脏，养真阳，和血脉，壮筋骨。

牛膝酒浸二宿　苁蓉酒浸二宿　金铃子去皮　补骨脂炒，各278克　鹿茸　益智仁　檀香　晚蚕蛾炒　穿山甲炙　没药研　丁香　青盐各18克　沉香　香附子炒　姜黄　薯蓣　木香　巴戟去心　甘草炙，各37克　川茴香炒，278克　乳香研　白术　青皮　苍术各110克

上药为细末，酒煮面糊为丸，如梧桐子大，每服四十丸，空心温酒下。

腽肭脐丸[6] （《太平圣惠方》）

能补益丹田、固济水脏、安神益智、明目驻颜、壮腰膝、充肌肤、补虚冷、安脏腑。

腽肭脐37克，酒刷炙微黄 荜澄茄37克 附子37克，炮制，去皮脐 泽泻 芎穷各1克 沉香37克 石龙芮 肉豆蔻去壳，各1克 牛膝37克，去苗 蛇床子1克 薯蓣37克 覆盆子37克 巴戟1克 槟榔 桂心 木香 麝香细研，各37克 白术1克 远志1克，去心 石斛37克，去根剉 补骨脂37克，微炒 山茱萸1克 肉苁蓉37克，酒浸一宿，刮去粗皮炙干 母丁香1克

上药为末，入麝香研令匀，炼蜜和捣三五百杵，丸如梧桐子大，每日空心，以温酒下三十丸，渐加至四十丸。

鹿角丸[3] （《千金方》）

主补诸虚，益精血，壮阳充肌。

鹿角镑 石斛去根 山芋 人参 防风 白马茎阴干 熟干地黄焙 蛇床子炒，各55克 杜仲去粗皮，炙 泽泻 山茱萸 赤石脂 干姜炮，各37克 牛膝酒浸，切、焙 五味子 巴戟天去心，各55克 远志去心 石龙芮各1克 肉苁蓉酒浸，切、焙，各37克 菟丝子酒浸一宿，别捣，55克 天雄炮裂，去皮、脐，18克

上药为细末，炼蜜为丸，如梧桐子大，每服三十丸，温酒空心服之。一方无干姜、五味子。忌米醋。

腽肭脐丸[7] （《太平圣惠方》）

能治脏腑虚弱，肌体羸瘦，下元冷惫，腰膝疼痹，心腹胀满，脾气乏弱，不思饮食，面无颜色，虚损不足。

腽肭脐37克，酒刷，炙微黄 附子1克，炮裂，去皮、脐 石斛1克，去根，锉 鹿茸37克，去毛，涂酥，炙微黄 牛膝1克，去苗 肉豆蔻1克，去壳 山茱萸1克 桂心18克 人参18克，去芦头 白茯苓18克 沉香1克 蛇床子18克 覆盆子1克 黄芪18克，锉 熟干地黄37克 槟榔1克 木香1克 巴戟1克 泽泻18克 补骨脂1克，微炒 吴茱萸18克，酒浸七次，焙干，微炒 肉苁蓉37克，酒浸一宿，刮去粗皮，炙干

菟丝子37克，酒浸3日，晒干，别捣为末

上药为末，炼蜜和捣三五百杵，丸如梧桐子大，每服空心，晚食前再服。

卷柏丸　（《太平圣惠方》）

主补益、填不足，温中下气，安五脏，利腰脚，除膀胱宿水，散小腹胀满，养肾补血，祛风利气。

卷柏　龙骨　人参去芦头，楝　石斛去根，锉　续断　桂心研　狗脊　鹿茸去毛，涂酥，炙令微黄　泽泻　附子炮裂，去皮脐　当归锉，微炒　牡丹　牛膝去苗　防风去芦头　木香　独活　熟干地黄　槟榔　蒺藜子微炒去刺，以上各37克

上药为末，炼蜜和捣五七百杵，丸如梧桐子大，每日空心，温酒下三十丸，晚食前再服。

橘皮煎丸　（《普济方》）

理脾肾久虚积冷，面色萎黄，呕吐痰水，饮食减少，心腹疼痛，胁肋胀满，绕脐弦急，大肠虚滑，小便频数，肌肤瘦瘁，腰膝缓弱，肢体怠惰，及上气咳嗽，痃癖积聚，久疟久痢，肠风痔瘘，并妇人血海虚冷，赤白带下，久无子息，皆治之。

陈皮去白，取555克净末，熬膏子　金钗石斛　穿心巴戟去心　杜仲炒断丝　茄子　鹿茸火燎去毛，劈开，酒浸，炙　肉苁蓉酒浸，炙　阳起石酒浸，焙干，研如粉　厚朴去皮，姜汁浸，炙　肉桂去皮　附子煨裂，去皮、脐　吴茱萸水淘去浮者，焙干　干姜炮裂　当归去芦　菟丝子酒浸，焙燥，捣　川牛膝酒浸　京三棱煨热，切片　萆薢各110克　甘草炙37克

上药为末，一处合和搅停，更入臼内捣五百杵，丸如梧桐子大，每服五十丸至七十丸，空心温酒下，盐汤亦可。一方无萆薢。

正气补虚汤　（《普济方》）

治忧恚思虑，喜怒不常，失饥劳力，或饮食不调，肌肉减耗，荣卫虚弱，外邪所袭，入于经络，头痛昏闷，拘挛，憎寒壮热，身疼腰倦，脚弱转筋，自汗手足发冷，四体麻痹，五脏诸虚

百病，并皆治之。

人参　藿香叶　厚朴去粗皮，姜汁制　黄芪各75克　交趾桂37克　川白芷18克　大当归去尾，75克　五味子　白术各37克　半夏　川附子炮，各37克　熟地黄洗，酒浸　川芎　白茯苓各75克　丁香　南木香　干姜　甘草各37克

上药锉散，每服11克，水一盏半，生姜3片，枣子2枚煎，空心温服。

橘皮丸　（《御药院方》）

能治久虚积冷，心腹疼痛，呕吐痰水，饮食减少，胁肋胀满，脐腹弦急，大肠虚滑，小便利数，肌肤瘦瘁，面色萎黄，肢体怠惰，腰膝缓弱，及治痃癖积聚，上气咳嗽，久疟久痢，肠风痔瘘，妇人血海虚冷，赤白带下，久无子息，并皆治之。

陈橘皮去瓤，550克　甘草37克　石斛　巴戟去心　阳起石　牛膝　肉苁蓉　菟丝子　鹿茸　杜仲　肉桂去皮　厚朴　干姜炮制　京三棱　萆薢各110克

上药为末，熬膏，用酒5365毫升于银器内，将橘皮末于酒内煎如饧，倾在诸药末内，一处搅和拌匀，更入臼内捣五百杵，丸如梧桐子大，每服二三十丸，空心温酒下，盐汤亦得。

沉麝鹿茸丸　（《御药院方》）

补益脾肾，强壮筋骨，辟除一切恶气。令人内实五脏，外充肌肤，补益阳气，和畅荣卫。

沉香　鹿茸　麝香另研，各37克

上药同研匀，水煮面糊为丸，如梧桐子大，每服三十丸，或五十丸。空心温酒下。

天雄丸　（《圣济总录》）

能治虚损诸病，大补益元气。

天雄炮裂，去皮、脐　菖蒲去须，锉、炒　沉香锉　槟榔锉　干姜炮　草豆蔻去皮，炒　桃仁去皮、尖、双仁，炒　厚朴去皮，生姜汁炙　阿魏研破，用醋面和饼，炙令黄，各75克

上药为末，醋煮面糊为丸，如梧桐子大，每服二三十丸，温酒或盐汤下。空心临卧服。

内固丹　（《宣明论方》）

能治诸虚，补养肾气，调和脾脏。寿高者常服，筋骨劲健，浑如壮士。

肉苁蓉酒浸　茴香炒，37克　胡芦巴炒　巴戟去心　黑附子炮　川楝子　胡桃仁各150克，面炒

上药为末，研胡桃仁为膏，余药末研和匀，酒面糊为丸，如梧桐子大，每服十丸至三十丸，空心温酒盐汤下。食前服。虚者加至五七十丸。此药明耳目，补下元，乌髭发，美饮食。

安息香丸[2]　（《太平圣惠方》）

治肾脏虚冷，脐腹多痛，腰脚沉重，肌体羸瘦，颜色萎黄，食少无力。

安息香110克，细锉，以无灰酒一升浸一宿，以瓷碗中盛重汤，煮成膏　肉苁蓉37克，酒浸一宿，刮去粗皮，炙干　胡桃肉110克，细研入安息香膏内　鹿茸37克，去毛涂酥，炙微黄　补骨脂75克，微炒　沉香　巴戟　丁香　鸡舌香　附子炮裂，去皮、脐　桂心　牛膝去苗，各37克

上药为末，以安息香膏，更入少许炼好蜜同和，捣三五百杵，丸如梧桐子大。每日空心，以温酒下三十丸。

按：安息香为植物安息香树的干燥树脂，为球形大小不等颗粒结成的团块，产自印尼、越南。我国广西、广东、云南的粉背安息香树，亦能生产安息香。性味辛苦、温，入心、肝、脾经，具有开窍、辟秽、行气血之功用。据《本草述》记载："治中风、风痹、风痫、鹤膝风、腰痛、耳聋。"

鸡舌香，据明代刘文泰《本草品汇精要》记载："鸡舌香与丁香同种花，实丛生，其中心最大者为鸡舌香。"

参附汤　（《医学切问》）

专治男子妇人诸虚百损，恍惚健忘，神昏气短，头晕目眩，咳嗽多痰，气不升降，夜多盗汗，虚劳咯血，遗精白浊，肠鸣泄

泻，并宜服之。此药补气养血，调和五脏，温暖脾元，进美饮食，久服无病不除。

川当归　川芎　北防风　北芍药　陈皮　白桂　大附子　黄芪各37克，盐水炙　人参　丁香　益智仁　白姜　缩砂　白豆蔻焙　北五味子各18克　南木香15克　沉香　甘草各11克

上药为粗末，每服15克，水一盏半，生姜3片，枣子1枚，水煎，空心服。枣子，胀气虚满者去之；胆虚不得眠，加酸枣仁；虚劳咳嗽痰多，加半夏、神曲、杏仁、北细辛、紫菀、款冬花；久嗽不愈、咯血者，煎地黄汁调钟乳粉，下黑锡丹；气壅，加紫苏叶；腹胀，加萆薢、澄茄；夜多小便，加茴香、益智，煎盐汤服；心热小便涩，加茯苓；口干，加五味子；呕者，加藿香；冷气胀痛，加茱萸、良姜。

补益丸　（《普济方》）

昔褚氏患腰脚，服之瘥，颜色如三十岁时。

苁蓉110克　桂心180克　菟丝子酒浸，110克　干漆煅，110克　蛇床子110克，并捣为末，生地黄600克，切

以上好酒10730毫升渍之，昼曝夜渍酒尽则止，曝干，捣筛以和前药，上药蜜和丸，如弹子大丸，酒饮任下。一丸嚼破，日三。常服髓满骨中，忌生葱芜荑。

石斛散　（《普济方》）

治男子阴衰，腰背痛苦寒，小便余沥，囊下湿痒虚乏。

石斛去根　巴戟天去心　菟丝子酒浸二宿，别捣，各37克　杜仲去粗皮，炙、锉　桑螵蛸炒，各55克

上药为散，每服7.5克，空心温酒下，至晚再服。

楮实丸[2]　（《太平圣惠方》）

治积冷气冲胸背，及心痛，有蛔虫，痔瘘痃癖，气块积聚，心腹胀痛，两胁气急，食不消化，急行气奔心胸，并疝气下坠，饮食不下，吐水呕逆，上气咳嗽，眼花少力，心虚健忘，冷风偏风等。坐则思睡，起即头眩，男子冷气，腰疼膝痛，冷痹风顽，

阴汗盗汗，夜多小便，泻痢，阳道衰弱，妇人月水不通，小腹冷痛，赤白带下，一切冷气，无问大小。服之能明目益力，轻身补暖。

楮实1073毫升，水淘去浮者，微炒，捣为泥　桂心150克　牛膝300克，去苗　干姜110克，炮裂，锉

上药为末，煮枣肉和丸，捣五七百杵，如梧桐子大，每日空心，以温酒下五十丸。

甘草丸　(《普济方》)

安养五脏，长肌肉，调经脉。下气，补脾胃，益精神，令人能食，强健倍力。

甘草150克，炙　人参75克　白术75克　芍药75克　黄芪75克，去心　大麦糵75克，熬令黄

上药为散，以枣膏和蜜，搅调和药令成丸。食后少时，以酒或饮任下五丸，如梧桐子大，渐加至七丸。日再，常服勿绝，尽即更合，非止一剂即停。多分两，恐难尽，又分两少，服尽更常得新药服。忌海藻、菘菜、桃李、雀肉。

茸附汤　(《危氏方》)

能治精血俱虚，荣卫耗损，潮热自汗，怔忡惊悸，肢体倦乏。但是一切虚弱之症，皆宜服之。

鹿茸去毛酒蒸，37克　附子炮，去皮、脐，37克

上药㕮咀，分作四处服，水二盏，生姜10片，煎至八分，去滓，食前温服。

集验鹿茸丸　(《仁斋直指方》)

治诸虚劳倦，补养心肾，滋养血气。

鹿茸酥炙　熟地黄　当归酒浸，焙　枸杞子　附子炮　酸枣仁慢火炒，去皮　远志姜汁腌，取肉炒　沉香　牛膝酒浸，焙　山药炮　苁蓉酒浸，焙，各37克　麝香18克

上药为末，炼蜜丸，如梧桐子大，每服五十丸，空心盐汤下。

薯蓣散 （《千金方》）

能补丈夫一切病，不能具述也。

续断一方用远志　茯苓一方用茯神　薯蓣　荆实一方用枸杞子　牛膝　菟丝子　巴戟天　杜仲各37克　苁蓉75克　五味子　山茱萸一方用防风　蛇床子1.8克

上药为捣筛，酒服1克，早晚日二夜一，惟禁醋蒜，外无忌。腹疼加远志、茯苓，便涩加柏子仁，服三两剂益肌肉。亦可为丸，每服三十丸，日二夜一，以头面身体暖为度，其药和平不热，调五脏，久服健力不可当。妇人服之，面生彩色。

鹿血丸 （《普济方》）

治诸虚百损，精血俱耗，血少不能养筋，精虚不能实骨，筋骨痿弱，面色黧黑，耳鸣气短，目视昏花，腰脊疼痛，足膝酸弱，步履艰难，小便白浊或频数。但是一切虚损之症，悉能治疗，妇人虚弱，亦宜服之。

桑上寄生75克　鹿角镑　川续断锉，酒润　鹿茸　麋茸去毛酒蒸　麋角镑　附子炮，去皮　川乌炮，去皮　钟乳粉　阳起石煅　川巴戟捶碎去心　沉香不见火　川牛膝去芦，酒浸　川萆薢各37克　五味子75克　菟丝子淘，酒蒸，擂，焙，75克　宣木瓜二枚，去皮、瓤，蒸烂　椒红去目及闭口者，微炒出汗，取红，18克

上药为细末，刺鹿血乘热搅匀，捣千百下，丸如梧桐大，每服一百丸，空心食前，用盐汤盐酒任下，妇人用淡醋汤下。

韩魏主自养丸 （《卫生家宝方》）

益真气，逐风冷，填骨髓，治肌体羸瘦，精神昏倦，减食，痞满呕吐，心腹常痛，腰重腿疼，泄泻无时。

川乌头150克，切作小块，蛤粉炒黄　红椒37克，酒泡，去目并合口者　川楝子取肉，110克　舶上茴香150克，炒　牛膝37克，去芦，酒浸　破故纸150克，酒浸，炒　巴戟55克，酒浸　胡芦巴55克，酒浸　菟丝子75克，酒浸，蒸、研、焙，入众药　附子37克，炮，去皮、脐　山药150克

上药为细末，醋糊为丸，如梧桐子大，空心，盐汤或酒下三

十丸。

磁石丸　（《朱氏集验方》）

治心肾诸虚不足。

磁石醋煅　黄芪蜜炙　覆盆子　赤茯苓去皮，各18克　干姜炮　巴戟去心　桂心　鹿茸蜜炙，各11克　苁蓉酒浸，焙干　牛膝酒浸，焙干　川椒炒，各15克　柏子仁别研　防风　地骨皮　远志去心，各5.5克　大附子一个，炮，去皮　大川乌一个，炮，去皮　紫梢花去木，各37克

上药为细末，酒煮面糊为丸，如梧桐子大，每服三十丸，汤酒任下。妇人白带下及男子泄精，加龙骨18克，海螵蛸37克，牡蛎18克。盐泥固济火煅。

巴戟丸[4]　（《朱氏集验方》）

能治诸虚不足，真阳衰惫，服之有效。

川楝子去核　胡芦巴炒　白姜炮　川椒炒　茴香　川牛膝酒浸，焙　破故纸炒　山药　木通　肉桂去皮　牡蛎煅　附子炮，去皮、脐　赤石脂

上药等分为末，酒糊为丸，如梧桐子大，每服五十丸，空心温酒盐汤任下。随症加味于后。肾厥头痛，加川芎；肺虚咳嗽，加五味子、款冬花；背劳倦加沉香；脾胃不和，加荜澄茄；虚疟寒热，加蜀添叶；心神不宁，加龙齿、酸枣仁炮，去皮壳。

附子鹿茸丸　（《十便良方》）

补诸虚不足。

鹿茸　麋茸　附子　白龙骨各37克　麝香0.37克

上药为末，以糯米糊为丸，如梧桐子大，空心晚食前，温酒下十丸至二十丸，若觉得力即止，不可多服。

重校定香茸丸　（《十便良方》）

补诸虚不足。

麝香7.5克，研　鹿茸　熟地黄　肉苁蓉　牛膝各150克　沉香75克

上捣罗为细末，拌匀，炼蜜和丸，如梧桐子大，每服三四十

丸，空心，温酒或盐汤任下。

附子黄芪汤 （《十便良方》）

治诸虚不足，及大病后气血不复、虚羸少气、腹胁疼痛、精神倦怠、饮食不进。

附子 黄芪 白术 当归 苁蓉 厚朴各37克 人参 桂心各1克 半夏 干姜各18克 甘草0.37克

上药捣筛为粗末，每服11克，以水一盏半，生姜3片，枣子1枚，同煎去滓，食前温服。

肉丹 （《十便良方》）

补益老人一切虚症，又治胃弱饮食不进。

精羊肉600克，去尽筋皮横文，块切，以好酒503毫升加水5365毫升烂煮，焙干，研为细末 鹿茸 白术 神曲各75克 附子 肉果 缩砂仁 干生姜制各37克 陈仓米300克

上药捣罗为细末，拌匀。以沸汤洗泡，蒸饼和为丸，如梧桐子大。每服五十丸，食前，温酒或米饮任下。

保真丸[1] （《卫生家宝方》）

治真气虚惫，下焦伤竭，脐腹强急，腰脚酸疼，精神困倦，面色枯槁，小肠疝气，奔豚肾余，夜梦遗精，小便滑数。常服壮阳补肾，益精髓。

肉苁蓉酒浸一宿 舶上茴香炒香 川牛膝酒浸 白蒺藜炒，捣去尖 胡芦巴炒香 补骨脂炒香 黄芪盐水浸 附子炮，去皮、脐 杜仲去粗皮，炒断丝 菟丝子酒浸二宿，蒸熟，研细 白茯苓 山茱萸 薯蓣炒 桂心去粗皮 川楝子肉 南木香湿纸裹煨，以上各37克

上药为细末，炼蜜为丸，如梧桐子大，每服五十丸，盐酒任下，食前服。

牛膝丸[1] （《保命集方》）

能治肾肝损，骨痿不能起于床，筋缓不能收持，宜益精缓中。

牛膝酒浸 萆薢 杜仲炒，去丝 苁蓉酒浸 防风 菟丝子酒浸 白蒺藜各等分 桂半之

以上药各细末，酒煮猪腰子，捣和为丸，如梧桐子大，空心酒下五七十丸。

煨肾丸　（《保命集方》）

治肾肝虚及脾损谷不化，宜益精缓中消谷。

牛膝　萆薢　杜仲　苁蓉　菟丝子　防风　白蒺藜　胡芦巴　破故纸等分　桂18克

上药和剂服。酒煮猪腰子为丸，每服五七十丸。腰痛不起者甚效。

脾肾两助酒　（《中国医药大辞典》）

添精补髓，健胃养肾，久服健体。

白术土炒，30克　青皮30克　生地30克　厚朴姜汁炒，30克　杜仲姜汁炒，30克　破故纸微炒，30克　广陈皮去净白，30克　川椒30克　青盐15克　黑豆微炒，60克　巴戟肉30克　白茯苓30克　小茴香30克　肉苁蓉30克

上药十四味，研为粗末，夏布袋盛，置净器中，用高粱酒1.5千克，封口。春夏七日、秋冬十日后开取。

牛膝术附酒　（《圣济总录》）

壮阳散寒，祛风除湿，和血脉，壮筋骨。

牛膝　白术各20克　当归20克　制附子　丹参　山萸肉　杜仲　石斛　防风各15克　细辛10克　独活15克　秦艽　肉桂　薏苡仁　川芎　茵陈各15克　五加皮20克　炮姜15克　川椒去目，炒出汗，12克

上药捣细粒，用纱布包好、扎口，置于容器内，加白酒1500克，封口，浸泡四至六日取饮。一日3次，每次10～15毫升，以不过量为度。

地仙酒　（《寿亲养老新书》）

补肾温阳，益气健脾，活经络，壮筋骨。

熟附片30克　地龙50克　肉苁蓉　牛膝各30克　木鳖子制，40克　覆盆子　白附子　菟丝子　赤小豆　天南星　防风各30克　骨

碎补35克　何首乌30克　羌活25克　萆薢25克　狗脊去毛，35克　乌药30克　人参25克　黄芪25克　制川乌10克　白术20克　茯苓15克　炙甘草10克　川椒30克

将上药共捣细末，用纱布包好、扎口，置于容器内，加入好白酒5000毫升，密闭浸泡二十五至四十日后取饮，每次5～10毫升，一日3次。

参术膏　(《景岳全书》)

治中气虚弱、诸药不应或因用药失宜，耗伤元气，虚症蜂起，但用此药补其中气，诸症自愈。

人参　白术等分　用水煎膏化服之。

一方用白术600克，人参150克，切片，以流水十五碗浸一宿，桑柴文武火煎取浓汁，再用重汤熬膏，入真白蜜收之，每以白汤点服。

参术汤　(《景岳全书》)

治气虚、颤掉、泻呕等症。

人参　白术　黄芪各7.5克　白茯苓　陈皮　炙甘草各3.7克　甚至加制附子3.7克

水二盅煎后食远服。

参苓白术散　(《太平惠民和剂局方》)

治脾胃虚弱，饮食不进，呕吐泄泻或久泻或大病后调理脾胃。

人参　山药炒　白扁豆去皮，姜汁炒　莲肉去心，各900克　白术1.2千克，米泔浸炒　桔梗炒黄色　砂仁　薏仁炒　白茯苓去皮　炙甘草各600克

上药为细末，每服7.5克，米汤调下，或加姜枣水煎服，或炼蜜丸桐子大，每服七八十丸，空心米饮白汤任下。

秘传酸枣仁汤　(《景岳全书》)

治心肾水火不交，精血虚耗，痰饮内蓄，怔忡恍惚，夜卧不安。

枣仁炒　远志　黄芪　白茯苓　莲肉去心　当归　人参　茯神各3.7克　陈皮　炙甘草各1.8克

水一盅半，加生姜3片，枣1枚，水煎，日一服，临卧一服。

远志饮子　（《景岳全书》）

治心劳虚寒、梦寐惊悸。

远志肉　茯神　人参　当归酒浸　枣仁　黄芪　肉桂各37克　炙甘草18克

上药㕮咀，每服3.7克，水一盅半，姜5片，煎服无时。

保命煨肾丸　（《景岳全书》）

治肾肝虚损，骨痿不能起床，筋弱不能收持及脾胃损谷不化，善益精、缓中消谷。

杜仲姜汤炒　牛膝　萆薢　白蒺藜　防风　菟丝子制　胡芦巴　肉苁蓉酒浸　破故纸酒炒，各等分　官桂减半

上药将猪腰子制如食法捣烂，加炼蜜和杵千余，为丸桐子大，每服五七十丸，空心用温酒送下，治腰痛不起甚效。

加味四斤丸　（《景岳全书》）

治肝肾二经气血不足，足膝酸痛，步履不遂，如受风寒湿毒以致脚气者，最宜服之。

虎胫骨37克，酥炙　乳香另研　没药另研，各18克　川乌炮，去皮，37克　肉苁蓉　牛膝各55克　天麻37克　木瓜600克，去瓤，蒸

上药各为末，先将木瓜、苁蓉捣膏加酒糊和杵丸桐子大，每服七八十丸，空心温酒或盐汤任下。

大健脾丸　（《景岳全书》）

又名百谷丸。此方健脾养胃，滋谷气除湿热，宽胸膈、去痞满，久服强中益气，百病不生。

人参　白茯苓饭上蒸　广陈皮各75克　枳实饭上蒸　青皮醋洗　半夏曲炒　山楂肉饭上蒸，各75克，白术土炒，110克　谷芽炒，59克　白豆蔻炒　广木香各18克　川黄连59克，同吴茱萸18克，浸炒赤色，去茱萸

上药为末，用长流水煮，荷叶老米粥捣丸绿豆大，每服百丸，食前白汤下。愚按此方虽佳，但脾多畏寒，若非有火，当去黄连，或仍加炮姜37～75克为妙。

启脾丸 （《景岳全书》）

治脾胃不和、气不升降，中满痞塞，心腹膨胀，肠鸣泄泻，不思饮食。

人参　白术　陈皮　青皮去瓤　神曲炒　麦芽炒　砂仁　厚朴　干姜各37克　甘草55克

炼蜜为丸弹子大，每服一丸，食前细嚼米饮下。

千金小续命汤 （《千金方》）

通治八风、五痹、痿厥等症，又于六经分别随症加减用之。

麻黄去节　人参去芦　黄芩　芍药　甘草炙　川芎　防己　杏仁去皮、尖，炒　官桂各37克　防风55克　附子炮，去皮、脐，18克

上药㕮咀，每服18克，用水一盅半加姜五片、枣一枚，煎后温服。春夏加石膏、知母、黄芩；秋冬加官桂、附子、芍药，可随症增减诸药用。

附云岐子加减法：如精神恍惚，加茯苓、远志；心烦多惊，加犀角（水牛角代）；骨节间烦疼有热者，去附子倍芍药；骨节冷痛，倍用桂枝、附子；燥闷、小便涩，去附子倍芍药，入竹沥107毫升煎；脏寒下痢，去防己、黄芩，倍附子，加白术37克；热痢减去附子；脚弱加牛膝、石斛各37克；身痛加秦艽37克；腰痛加桃仁、杜仲各18克；失音加杏仁37克；自汗去麻黄、杏仁，加白术；春加麻黄37克，夏加黄芩26克，秋加当归150克，冬加附子18克。

韭子丸 （《景岳全书》）

治虚劳、寒脱、漏精。

韭子炒　车前子　天雄制　菟丝子酒煮，另捣　龙骨各37克　鹿茸酥炙　干姜炮　桑螵蛸炒，各11克

上药为末，炼蜜丸桐子大，每服二三十丸，空心黄芪汤下。

三因家韭子丸　（《三因极一病症方论》）

治少长遗溺及男子虚弱，阳气衰败，小便白浊，夜梦遗精。此药补养元气，进美饮食。按此方当除去石斛，倍用菟丝庶乎尤效。

家韭子炒，222克　鹿茸酥炙，150克　肉苁蓉酒浸　牛膝酒浸　熟地　当归各75克　菟丝子酒煮　巴戟肉各55克　杜仲炒　石斛　桂心　干姜炮，各37克

酒糊丸桐子大，每服五七十丸，加至百余丸，食前温酒盐汤任下。

固脬丸[3]　（《景岳全书》）

治遗尿不觉，小便不禁。

菟丝子制，110克　茴香37克　桑螵蛸炙　制附子各18克　戎盐3.7克

上药为末，酒煮面糊丸桐子大，每服三十丸，空心米饮下。

桂星散　（《景岳全书》）

治风闭耳聋。

官桂　川芎　当归　石菖蒲　细辛　木通　木香　白蒺藜炒去刺　麻黄去节　甘草炙，各37克　白芷稍　天南星煨裂，各5.5克

水二盅，葱白二根，紫苏五叶，姜五片，水煎食后服。一方加全蝎去毒，7.7克。

千金细辛膏　（《景岳全书》）

治鼻塞脑冷，清涕常流。

细辛　川芎　川椒　黑附子炮，去皮、脐　干姜　吴茱萸各9克　桂心11克　皂角屑5.5克

上将诸药用米醋浸过宿，次用猪脂75克熬油入前药，煎附子色黄为度，以绵蘸药塞鼻中。

补肺丸[1] （《难治病的良方妙法》）

对肺肾气虚而易感冒者较适宜。

党参　黄芪各200克　白术150克　防风30克　蛤蚧5对

按比例共为蜜丸，每丸6克，每次服一丸，一日服2次。

脑萎缩1号方 （《天津中医》）

治脑萎缩引起的健忘、嗜睡、步态不稳、发呆甚至抽风等。

仙茅　仙灵脾　附片　寄生　狗脊　首乌　胡桃　泽泻各15克　巴戟　杜仲炭各12克　川断　桃仁　红花　羌独活各10克　蜈蚣3条　黄芪50克

每日一剂，水煎服。本方系陈慧萍经验。

脑萎缩2号方 （《浙江中医杂志》）

治脑萎缩。

党参　炙黄芪　茯苓　白术各30克　姜半夏　陈皮　枳壳　苍术　柴胡各10克　当归　丹参各15克　制南星　炙远志　石菖蒲　厚朴　橘红各5克

水煎服。本方系程运文经验。

脑萎缩3号方 （《浙江中医杂志》）

治脑萎缩。

熟附片　桂枝各20克　清半夏　白芥子　巴戟天　山萸肉　干姜　川芎　陈皮各10克　制南星　橘红　细辛各5克

每日一剂，水煎服。本方系程运文经验。

老年性痴呆1号方 （《浙江中医杂志》）

治老年性痴呆。

熟附片　巴戟天　桂枝　仙灵脾　炙黄芪　白芥子　清半夏　陈皮各10克　山药　山楂　萸肉各15克　肉桂　制南星　橘红　炙甘草各5克

水煎服，每日一剂。此方来自程运文经验。

肺脾益气汤 （《千家妙方》）

治慢性支气管炎并肺气肿。

党参15克　黄芪　当归　白芍　焦术　茯苓　制半夏　紫菀　山萸肉各9克　陈皮　远志　旋覆花包，各6克　煅牡蛎先煎，30克　麻黄2克　桂枝1.5克　防风1.5克

水煎服，每日一剂。此方来自浙江杨锡安经验。

加味理饮汤　（《千家妙方》）

治慢性支气管炎并肺气肿。

白术15克　干姜　炙甘草　橘红　厚朴　葶苈子　苏子各9克　白茯苓20克　桂枝6克

水煎服，每日一剂。此方来自河南杜廷贵的经验。

老年心律失常方　（《山东中医杂志》）

治疗老年心律失常。

党参　黄芪　桂枝　补骨脂　附子　丹参　川芎　甘草（根据病情酌情用药）

水煎服，每日一剂。本方系周次清等人的经验。治疗老年心律失常20例，总有效率90%。

真武汤方　（《黑龙江中医药》）

治疗肺心病水气凌心型，有效率86%。

茯苓9~12克　白芍9~12克　白术6~9克　生姜6~9克　炮附子6~9克

水煎服，日1剂。为黑龙江省祖国医药研究所气管炎研究组处方。

益气温阳活血方　（《山东中医药杂志》）

治疗心律不齐20例（其中早搏6例，窦性心动过缓6例，阵发性房颤8例），显效9例，有效9例，无效2例，总有效率90%。

党参　黄芪　丹参各30克　补骨脂　附子各9克　川芎12克　桂枝　甘草各6克

水煎服，日一剂。为林慧娟处方。

麻黄附子细辛甘草汤 （《上海中医药杂志》）

治疗病态窦房结综合征 5 例，愈 2 例，显著好转 1 例，有效 1 例，无效 1 例。

净麻黄3～4.5克　附子6～9克　细辛2～3克　甘草4.5～6克

日一次，水煎服。为杨柄初等人处方。

复方参附散 （《上海中医药杂志》）

治疗 12 例窦性心动过缓患者，心律加快 10 次以上者 7 例，5～10次者 4 例，不满 5 次者 1 例。

红参　干姜　淡吴萸各11%　附子32%　麦冬35%

共研细末，每次 9 克，日服三次，辅以丹参静滴。为徐玉祥等处方。

温阳解挛汤 （《黑龙江省中医药》）

治阳痿、早泄 22 例，治愈 20 例，显效 2 例。

制附片　酒白芍　炒干姜各30～60克　吴茱萸　炙甘草各15克　桂枝　细辛　小茴香　当归各10克

病轻者日一剂，水煎服；病重者日服二剂，并熏洗 2 次。为刘贵仁处方。

仙子地黄汤 （《湖南中医杂志》）

治阳痿 117 例，显效 83 例，有效 19 例，无效 15 例。

仙灵脾　仙茅　枸杞　熟地　黄芪各15克　蛇床子10克

日一剂，水煎服。为汤清明处方。

蛤蚧葱韭籽 （《医药信息报》）

治疗阳痿 22 例，服 1 剂愈者 9 例，2 剂愈者 11 例，3 剂愈者 2 例，有效率 100%，复发率 9%。

蛤蚧一对　葱籽　韭籽各60克

焙干共研细末，分成 10～12 包，提前 2 小时服 1～2 包，黄酒 70 克送下。此方为民间方，刊于该报 1988 年 12 月 1 日 3 版。

淫羊藿菟丝子散 （《云南中医杂志》）

治 50 例阳痿，愈 38 例，好转 8 例，无效 4 例，有效率 92%。

淫羊藿　菟丝子各15克

共为细末，每次5克，每日3次，黄酒送下。为殷爱华等处方。

愚聪汤　（《中医杂志》）

治老年痴呆病，有效率为91.1%。

党参　黄芪　白术　熟地黄　骨碎补　肉苁蓉　淫羊藿各20克　制附子　川芎　川牛膝　半夏各15克　天南星　石菖蒲各10克

水煎服，日一剂。为王洁华处方。

第二章 补阴方

生枸杞子酒 （《医方类聚》）

主补虚，长肌肉，益颜色，肥健能去劳热方。

生枸杞子200毫升（按明代量具折合而得），以好酒800毫升，搦勿碎，浸七日，去滓饮之。

枸杞酒[1] （《医方类聚》）

除五脏邪气，消渴风湿，下胸胁气，利大小肠，填骨髓，长肌肉，治五劳七伤，利耳目，消积瘀。伤寒、瘴气、虚劳、呼吸短气及脚气肿痹，并主之方。

米10.7升，黍糯并得 细曲600克，捣碎 生地黄1.2千克，净洗细切 枸杞根1.2千克，刮去浮皮，寸锉，以水21.4升渍3日，煮取汁10.7升 豆豉0.2升，以枸杞汤煮取汁 秋麻子仁0.3升，微炒，细研，以枸杞汤淋绞取汁

上以地黄一味，共米同蒸熟，候饭如人体温，以药汁都和一处，入瓮密盖头，经三七日即开，冬温夏冷，日可3杯。

枸杞酒[2] （《医方类聚》）

枸杞根不生冢上者，净洗，去苍皮，过锉10.7升，以水21.4升煮取10.7升，去滓，入小麦曲末600克，候曲发，即用半糯米秫，共10.7升，净淘，炊之令熟，摊冷暖得所，即下后药 桃仁0.3升，去皮、尖，炒令香，3味并捣碎 甘菊花37克 生地黄1升，切

上件药，都捣烂，入上件曲米中，搅拌令匀，入于瓮中，候发定，即泥瓮头，三七日令熟初开，先下饮之，不令至醉为妙。

枸杞酒[3] （《圣济总录》）

治精血虚损，发白，轻身。

枸杞子1.8千克 生地黄汁1.8升

上每以十月壬癸日（指每月的初九、初十、十九、二十、二

十九、三十日），面东采枸杞子，先以好酒1.2升于瓷瓶内，浸二十日了，再封入地黄汁，不犯生水者，同浸，勿搅之，却以纸三重封头，至立春前三十日开瓶，空心暖饮一杯，至立春后鬓发黑。勿食芜荑、葱。

华佗地黄酒酥神方　（《华佗神医秘传》）

本品能令人发白更黑，齿落重生，脑髓满实，延年却老，行及奔马，久服令人有子。

制用粗肥地黄1.9升，切捣取汁580毫升，麻子190毫升，捣作末，以地黄汁研取汁475毫升，乃以曲米58升浸入地黄等汁中七日。以米580毫升分作3次投下，凡阅三日一投。如酿酒法，熟后密闭三七日，其酥在酒中色黄如金，以物接取，可得17毫升，然后取酒封之。服法宜先食糟，糟尽乃服酒及酥，每服酒一杯，酥一匙，乘温服之。

胡麻　（《本草纲目》）

一名巨胜，巨胜即胡麻之角巨如方胜者，非二物也。

久服轻身不老，坚筋骨，明耳目，耐饥渴，延年。

白发返黑，乌麻九蒸九晒，研末，枣膏丸，服之。

用上党胡麻10升，淘净甑蒸，令气遍。日干，以水淘去沫再蒸，如此九度，以汤脱去皮。簸净，炒香为末，白蜜或枣膏丸弹子大，每温酒化下一丸，日三服。忌毒鱼、狗肉、生菜。服至百日，能除一切痼疾，一年身面光泽不饥，二年白发变黑，三年齿落更生，四年水火不能害，五年行及奔马，久服长生。若欲下之，饮葵菜汁。

孙真人云：用胡麻3升，去黄褐者，蒸三十遍，微炒香为末。入白蜜3升，杵三百下，丸如梧子大。每日服五十丸，人过四十以上，久服明目洞视，肠柔如筋也。

按：孙真人，即唐代医学家孙思邈。

胡麻种子含油量可达60%。胡麻油中含油酸、亚油酸、棕榈酸、花生酸甘油酯、甾醇、芝麻素、维生素E等，此外，尚含叶酸、烟酸、蔗糖、卵磷脂、戊聚糖、蛋白质、钙等。给予大鼠口服胡麻种子提取物，可降低血糖，增加肝脏及肌肉中糖原含量，但大量服用则降低糖原含量。黑脂麻油 0.2 毫升/100 克体重喂饲大鼠 10 天，可增加肾上腺中抗坏血酸及胆甾醇含量，抑制肾上腺皮质功能。黑脂麻油给正常或去势大鼠注射，有增加血球容积的倾向。另外，黑脂麻种子有致泻作用。

柏实 （《本草纲目》）

服柏实法：八月连房取实曝收。去壳研末。每服 6 克，温酒下，一日三服。渴即饮水，令人悦泽。

一方加松子仁等分，以松脂和丸。一方加菊花等分，蜜丸服。《奇效方》：用柏子仁 1.2 千克为末，酒浸为膏，枣肉 1.8 千克，白蜜、白术末、地黄末各 600 克，捣匀，丸弹子大，每嚼一丸。一日三服。百日，百病愈；久服，延年壮神。

老人虚秘，柏子仁，松子仁，大麻仁等分同研，溶蜜醋丸梧子大。食前调服二三十丸，日二服。

华佗茯苓酥神方 （《华佗神医秘传》）

本品除万病，久服能延年。

制法：取上品茯苓，连皮干蒸，取出以汤淋之，俟色白味甘为度。曝干捣筛，得 5.7 升，取陈酒 10.9 升，蜜 1.9 升，和茯苓末。入容 28.5 升之瓮中，熟搅之百遍，密封勿令泄气。冬日五十日，夏日二十一日，其酥即浮于酒上。接取酥饮之，味甘美如甘露。亦可作饼，大如掌，空屋中阴干。服一饼，能经日不饥。

山楂酒 （《常见药用食物》）

消食化积，散瘀行滞，具有降血压、降血脂的作用，并能改善血管粥样病变。

取新鲜山楂果，洗净捣碎，放入适量白糖，放入大口瓶内，加盖。时常搅拌，使之均匀，经 1～2 个月，即发酵而成山楂酒。每服一小杯。

枸杞煎[1]　（《圣济总录》）

用去万病，通神明，安五脏，延年驻颜。

枸杞汁　地黄汁各1.8升　麦门冬汁300毫升　杏仁汤浸去皮、尖、双仁，研如膏，600毫升　人参捣末　白茯苓去黑皮，捣末，各111克

上以银锅慢火先熬前四味如稀饧，入人参、茯苓末拌匀，又煎候如膏，入瓷合盛，每服半匙，酒温和服之，日二。

洞天乳酒　（《我国百岁老人长寿秘诀》）

延年益寿，对高血压、失眠、尿路结石、癌症有效。

中华猕猴桃为主要原料，用道家传统工艺酿成。所含维生素C达13%～15%，富含13种氨基酸及各种微量元素，产于四川都江堰市青城山道观。

按：洞天乳酒是中国道教发源地四川青城山的特产。它原是道家养生饮料，已有1200多年历史。唐代诗人杜甫在《谢严中丞送青城山道士乳酒一瓶》的诗中曾记述道："山瓶乳酒下青云，气味浓香常见分。鸣鞭坐马怜渔父，洗盏开尝对马军。"诗中的乳酒就是此酒。

萎蕤　（《本草纲目》）

久服去面黑䵟，颜色润泽，轻身不老。

服食法：二、九月采根，切碎，10.7升，以水21.4升煮之，从旦至夕，以手挼烂。布囊榨取汁，熬稠。其渣晒为末，同熬至可丸，丸如鸡头子大。每服一丸，白汤下，日三服。导气脉，强筋骨，治中风湿毒，去面皱颜色，久服延年。

麦门冬　（《本草纲目》）

主治：心腹结气，伤中伤饱，骨络脉绝，羸瘦短气。久服轻身不老不饥……令人肥健，美颜色。久服轻身明目，和车前、地黄丸服，去温瘴，变白，夜视有光。

麦门冬煎：补中益心，悦颜色。安神益气，令人肥健。其力甚快。取新麦门冬根去心，捣熟绞汁，和白蜜，银器中重汤煮，搅不停手，候如饴乃成，温酒日日化服之。

天门冬煎 （《医方类聚》）

治大风有验，久服延年不老方。

天门冬10升，去心，内瓷器中，密盖口，以蜡封其上，埋燥室中，经一年开看，赤如糖色，捣罗为末，入蜜和调如饴，每服一大匙，日三服，忌鲤鱼。

按：据报道，天门冬有抗肿瘤作用。

天门冬 （《本草纲目》）

主治诸暴风湿偏痹，强骨髓，杀三虫，去伏尸。久服轻身益气延年，不饥。去热中风，治湿疥，宜久服。煮食之，令人肌体滑泽白净，除身上一切恶气不洁之疾。

酿酒服，去癥瘕积聚、风痰癫狂、三虫伏尸，除湿痹，轻身益气，令人不饥，延年耐老。酿酒初服微酸，久停则香美，诸酒不及也。忌鲤鱼。

辟谷不饥。天门冬1.2千克，熟地黄600克，为末，炼蜜丸弹子大。每温酒三丸，日三服。居山远行、辟谷良。服至十日，身轻目明；二十日，百病愈，颜色如花；三十日，发白更黑，齿落更生；五十日，行及奔马；百日延年。

又法：天门冬捣汁，微火煎取5升，入白蜜1升，胡麻炒末200毫升，合煎至可丸。即止火。下大豆黄末。和作饼。径3寸，厚半寸。一日一饼，一日三服，百日以上有益。

柏汤方 （《医方类聚》）

《癯仙活人心》，神隐柏味苦微温。主吐血、衄血、痢血、崩血，久服轻身益气，耐寒暑，去湿生肌。

采嫩叶，线系垂挂一大瓮中，纸糊其口，经月取，如未甚干，更闭之重干，取为末，如嫩草色。不用瓮，只密室中亦可，但不及瓮中者青翠，若见风则黄矣。此汤可以代茶，夜话饮之尤醒睡，饮茶多则伤人气，耗精害脾。柏汤甚有益，如太苦则少加山芋尤佳。《外台秘要》有代茶新饮，然作药味，不若柏汤。

按：服食柏叶能延年之说，本草记载不下百方。

据现代科学研究，柏叶含有丰富的胡萝卜素及维生素 B_1、B_2、C、E、K 等。另外还含有侧柏酮、木槲皮苷及多种黄酮类化合物。这些成分的浸出液具有抗菌、抗病毒、止血、镇咳、祛痰作用。

千金天门冬酒　（《外台秘要》）

疗五脏六腑大风，洞泄虚弱，五劳七伤，癥结滞气，冷热诸风痫恶疾，耳聋头风，四肢拘挛猥退，历节风。万病皆主之。久服延年轻身，齿落更生发。

天门冬

上一味，捣取汁5.9升。渍曲594毫升，以糯米1.18升，候曲发准，家酝法酿之。春夏极冷下饭，秋冬稍温如人肌下饭。酒熟取清饮一盏。常令酒气相接，勿令醉吐。慎生冷醋滑鸡猪鱼蒜，特忌鲤鱼，亦忌油腻。此是5.9升法，余59升等亦准此以为。大率服药酒十日，觉身体隐疹大痒，二十日更大痒，三十日乃渐止，此是风气出去故也；四十日即觉身心朗然大快，似有所得，五十日更觉大快；当风坐卧，觉风不著人，身中诸风悉尽。用米法：先净淘暴炕令干，临欲用时，更别取天门冬汁渍米，干酒炊。余汁拌饭，甚宜密封。取天门冬汁法：净洗心皮水寸切。祷押各三四遍，令滓干如草乃止。此酒初熟味酸，仍作臭泔腥气。但依式服之，久停则香美。余酒皆不及也。封四七日佳。凡八九月即少少合，至十月多合。拟到来年五月三十日以来相续服之。春三月亦得合。入四月不得合。

服酒若得散服，得力倍速。散方如下：

天门冬去心及皮，曝干捣筛。以上件酒服1克，日三，加至3克。久服长生。凡酒亦得服。

松子圆　（《千金翼方》）

松子味甘酸，益精补脑，久服延年不老。百岁以上，颜色更少。令人身轻悦怿方。

松子　菊花等分

以松脂若蜜丸。服如梧子十丸，日三，可至二十丸。亦可散服2克，日三。功能与前同。

乌麻方 (《千金翼方》)

纯黑乌麻及旃檀色者，任多少与水拌令润，勿使太湿。蒸分气遍即下，曝干再蒸，往返九蒸九曝干。捣去皮作末。空肚水若酒服2克，日二服，渐渐不饥绝谷。久服百病不生，常服延年不老，耐寒暑。

按：旃檀，即檀香。《纲目·檀香》云："释氏呼为旃檀，以为汤沐，犹言离垢也，番人讹为真檀。"

黄精 (《本草纲目》)

甘，平。补中益气，除风湿，安五脏。久服轻身延年不饥。

服食法：用黄精根茎不限多少，细锉阴干为末。每日水调末服。任多少。一年内变老为少。

补肝明目：黄精1.2千克　蔓荆子600克，淘，九蒸九晒，为末

每日空心米饮6克，日二服，延年益寿。

黄精丸 (《圣济总录》)

延年补益，疗万病。

黄精6千克，洗蒸令烂熟　白蜜1.8千克　天门冬1.8千克，去心，蒸令烂熟

上三味，拌和令匀，置于石臼内，捣一万杵。再分为四剂，每日一剂，再捣一万杵，过烂取出。丸如梧桐子大。每服三十丸。温酒下。日三不拘时。

服枸杞根方 (《医方类聚》)

主养性延龄。

枸杞根10.7升，水12.8升，煮取6.4升，澄清，煎取320毫升。以小麦1.07升，干净，择内汁中，渍一宿，曝二，往返令汁尽，曝干捣末，酒服2.74毫升，日二。一年之中，以二月、八月各合一剂，终身不老。

按：枸杞根即地骨皮，性味甘寒，有清热、凉血作用。主

治：虚劳，潮热，盗汗，肺热咳喘，吐血，衄血，血淋，消渴，痈疽，恶疮等症。动物实验有明显的降压、降血糖、解热作用。适用于血热之证。脾胃虚寒者忌服。

天门冬酒　（《医方类聚》）

醇酒10.7升　细曲末600克　糯米10.7升，淘净　天门冬煎5.3升，取天门冬去心皮，捣绞取汁，缓火煎如稀饧

上先以酒浸曲，候曲发热，炊米为饭，适寒温，将天门冬煎，都拌和令匀，入不津器中密封，秋夏一至七日，数看勿令过热，春冬三七日。候熟取酒，每服一杯，日再服之。

黄精酒[1]　（《圣济总录》）

黄精去皮，3千克　天门冬去心，1.8千克　松叶　枸杞根各3千克

上四味，捣为粗末，以水310升，入前药在内，煮取204升。用糯米107升，细曲5千克，蒸米同曲，入在前药水中。封闭二七日熟，任性饮之。延年益寿，返老还童，除万病。

神仙服黄精方　（《医方类聚》）

黄精汁32升　地黄汁32升　天门冬汁32升

上件药相和，以慢火煎之减半，入白蜜3千克，白茯苓末1.2千克相和，更煎可丸即止。丸如弹子大，每服一丸，以温酒化破服之，日三服。百日内令人颜如桃花，二百日内老者貌如十五六时，更不老矣。

黄精膏方　（《医方类聚》）

黄精107升，去须毛，洗令净洁，打碎，蒸令好熟，压得汁，复煎去上游水，得10.7升　干姜末111克　桂心末37克

微火煎，看色郁郁然微黄，便去火待冷，盛容器中。酒500毫升和服一杯，常未食前，日二服。旧皮脱，颜色变光，花色有异，鬓发更现。欲长服者，不须和酒。

按：据现代科学研究，黄精的主要成分是黏液质、淀粉和糖分等。经药理实验证明，黄精还有降压、抑制肾上腺素引起的血糖升高等作用。并对防止动脉粥样硬化及肝脏脂肪浸润也有一定

的疗效。

菊花酒[1] （《医方类聚》）

壮筋骨，补髓，延年益寿耐老方。

菊花3千克，生地黄5.3升，枸杞根3千克

上三味，炊糯米53升，细曲碎，同拌令匀，入瓮密封，候熟澄清，每温饮一盏，日服三次。

按：菊花含有菊苷、氨基酸、黄酮类及微量维生素、腺嘌呤、胆碱等成分。药理研究证实，有抗病原体及增加毛细血管抵抗力、扩张冠状动脉及增加血流量的作用。

地黄酒[1] （《医方类聚》）

大补益，令人不衰，发不白方。

生地黄10.7升，细切　糯米10.7升，净淘

上相和炊熟，摊令绝冷，更和曲末2.1升同入于74升酒中，搅令相得，入于瓮中，热即歇头，冷即盖瓮，瓮有汗即拭之，候熟压漉，冬温夏冷，日饮三杯。

按：生地为玄参科植物地黄的根茎。动物实验证明，地黄浸膏静脉注射于家兔和狗，可使血压上升，并有利尿、强心作用。但用怀庆地黄之醇提取液，给麻醉犬及兔静脉注射，则可使血压下降，对离体蛙心则表现为抑制作用。另外，地黄煎剂对小鼠实验性四氯化碳中毒性肝炎有保护肝脏、防止肝糖原减少的作用。酒精提取物所得无色针状结晶对家兔有促进血液凝固的作用。另外，地黄在试管内对某些真菌有一定抑制作用。

早年曾报道地黄煎剂、浸剂或醇浸膏给家兔灌胃或注射，有降低血糖作用，但以后又被否定。

地黄酒[2] （《医方类聚》）

治虚羸，益气力，轻身明目，令人能食，久服去万病，妇人服之更佳。

生地黄肥粗者，切，160升，于净木臼中捣，以生布绞取汁53升　大麻子10.7升，微炒烂捣　糯米□（□，指原方缺字）硕，拣择　细曲6千克，细捣，

杏仁10.7升，去皮、尖、双仁，炒黄，捣为膏。

上先以地黄汁5.3升入瓮浸曲，候发，炊米21升作饭，冷暖如人体，取杏仁、麻子末各1.2升合，拌和酸曲汁中，待饭销，又炊米10.7升，以杏仁、麻子各1.2升合拌，依前法，酸之，如此凡人酸讫，待酒沸足，封泥，二七日即熟，取清，温服一盏，日再服。

三灵丸 （《圣济总录》）

主延年驻颜。

松脂炼成者，别研　甘菊花去茎叶　白茯苓去黑皮，各1.2千克

上除松脂外，捣罗为细末，松脂炼蜜和捣千余杵，丸如弹子大，每服一丸，温酒空心嚼下。

按：松脂为松科植物马尾松或其同属植物树种取得的油树脂，又名松香。内服必须炼制。《纲目》云："强筋骨、利耳目、治崩带。"有报道，与等量甘草粉混合成散剂，治慢性气管炎256例，有效率81.2%。

神仙服饵何首乌丸 （《修真秘诀》）

何首乌600克，米泔浸一宿　牛膝300克

上放木甑中，以黑豆5升铺底，入前二物蒸豆熟为度，日曝或焙干末之；丸梧桐子丸，温酒下三五十丸，日二次服。永无风疾、气疾，齿坚髭黑，皮肤细滑，行及奔马。

龙齿镇心丹 （《普济方》）

治肾气不足，惊悸，健忘，梦寐，遗精，白浊，面色少光，四肢怠惰，足胫酸疼。常服益精髓，养血气，明视听，悦色驻其颜色。

龙齿水飞，一作龙骨　远志去心，炒　天门冬去心　熟地黄酒浸，蒸、焙　山药炒，各222克　茯神去木白者　麦门冬　车前子　白茯苓　桂心　地骨皮　五味子各185克

上为末，蜜丸，如梧桐大，每服三十丸，空心温酒米饮下之。一方用朱砂为衣。

蜜饵主补虚羸瘦之气力方 （《千金翼方》）

白蜜2.1升　腊月猪肪脂1.07升　胡麻油500毫升　干地黄末1.07升

上四味合和，以铜器重釜煎，令可丸任下之。服如梧桐子三丸。日三，稍加，以知为度。久食服益寿。

神仙乌麻酒 （《医方类聚》）

治虚劳，补五脏，久服延年不老方。

乌麻子5.3升，微炒，捣碎，以酒20.1升浸经宿，随性饮之，尽即旋造。

按：乌麻即胡麻。

地髓散 （《圣济总录》）

长年保命。

生干地黄148克　莎草根　茜根　地骨皮洗，焙　菴蔺子　茅根各0.3克

上六味，择日修合。春用甲子（第一天），夏用丙子（第十三天），秋用庚子（第三十七天），冬用壬子（第四十九天）。捣罗为细散。每日早晨，温酒调下2克，午后再服。五十日后，诸疾不生，身体轻健。久服神效。

按：莎草根，即香附。

菴蔺子，为菊科植物菴蔺的果实。菴蔺为多年生草木，茎高30~90厘米，分布于广东、江苏、浙江、安徽及东北等地。苦、辛、温，为行瘀去湿药。

近效莲子草膏 （《外台秘要》）

疗一切风，耳目眼暗。生发变白，坚齿延年：本是婆罗门（即印度）方。

莲子草汁1782毫升　生巨胜油594毫升　生乳594毫升，不食糟者　甘草37克，末

上四味合于锅中煎之，缓火熬令鱼眼沸，数搅之勿住手。看上沫尽，清澄滤。不津垍器中贮之。云本方有青莲蕊2克，龙脑

花1克，郁金香0.6克，并末。先煎诸药三分减一，次下汁及油等，膏成。每欲点，即仰卧垂头床下，一孔中各点如小豆，许久乃起。有唾唾却，勿咽之。起讫，即啜少热汤饮。点经一年，白发尽黑，秃处并出。韩庶子处得，每用验。

二黄丸 （《寿亲养老新书》）

生地黄37克　熟地黄37克　天门冬37克，去皮　麦门冬37克，去心　人参37克

上五味为末，炼蜜为丸如梧桐子大。每服三五十丸，空心温酒盐汤下。常服十日明目，十日不渴，自此以往，可以长生。

生薯药酒 （《医方类聚》）

补虚损，益颜色。

上将薯药于砂盆中烂研，然后刮下于铫子中，先以少酥炒一大匙令香，次旋添入酒一盏，煎搅令匀，空腹饮之佳。

按：薯药，即山药。

神仙服菊延年不老方 （《医方类聚》）

菊花1.8千克　荏子1.8千克

上二味，常以九月九日时辰收采，阴干捣罗为末，炼自松脂和丸，如梧桐子大，每服以温酒下二十丸，日三服，令人长生。

按：荏子，即白苏子。《名医别录》注云："荏状如苏，高大白色不甚香，其子研之杂米作糜甚肥美，下气补益。"味辛、温，无毒，下气，消痰，润肺，宽肠。

服地黄方 （《医方类聚》）

生地黄30千克，熟捣绞取汁，澄去滓，微火上煎，减过半，内白蜜5升，枣脂1升，搅令相得，可丸乃至，每服如鸡子一枚，日三，令人肥白。《得效方》同。

《圣惠方》服地黄成神仙法：生地黄30千克，捣绞取汁，上于银锅内，以慢火煎之减半，入白蜜2升，青州枣肉10升相和，搅令得所，为丸如弹子大，每服一丸，以温酒研破服之，日三服。填骨髓，益气力，变白发，延年寿，忌陈臭物。

《修真秘诀》神仙服生地黄，主虚劳百病方：生地黄10千克，捣之，以水30升，煮取汁，绞去滓，微火煎减半，内白蜜5升，枣膏1升，搅之令相得，可为丸，下之，服如鸡子大1枚，日服3次。

又方：地黄6千克，细切，以醇酒20升，渍三宿，出曝干，反复内渍取酒尽止，与甘草、巴戟天、干漆、覆盆子各600克，捣下筛，食后，酒服1克，一日服3次，加至2克。使人老者还少，强力无病延年。《得效方》同。

神仙驻颜延年方 （《医方类聚》）

枳实　熟干地黄　甘菊花　天门冬去心，焙，以上各1.2千克

上件药，捣细罗为散，每服9克，空心以温酒下，日再服之，众病皆除，身轻目明，百日颜色悦泽，如十五时人，可致神仙，与天地相毕。

神仙服百花方 （《医方类聚》）

桃花三月三采　蒺藜花七月七采　甘菊花九月九采　枸杞叶春采　枸杞花夏采　枸杞子秋采　枸杞根冬采

上件药，并阴干，分两份，捣细罗为散，每服6克，以水调下，日三服，百日自知其效，二百日加百倍，久服令人身轻长寿。

八仙长寿丸 （《医方集解》）

治虚损，劳热，及肾虚喘嗽等症。

地黄砂仁酒拌，九蒸九晒，240克　山萸肉酒润　山药各120克　茯苓乳拌　泽泻各90克　五味子60克　麦冬90克

蜜丸空心盐汤下，每服9克，日服2次。

扶桑丸 （《医方集解》）

除风湿，除羸尪，驻容颜，乌髭发，却病延年。

嫩桑叶去蒂洗净，曝干，600克，为末　巨胜子淘净，148克　白蜜600克

将芝麻擂碎熬浓汁，和蜜炼至滴水成珠，入桑叶末为丸。

一方桑叶为末，芝麻蒸捣等分，蜜丸，早盐汤，晚酒下。

此足少阴手足阳明药也。桑木利关节，养津液（故凡熬药俱用桑柴），其叶甘寒，入手足阳明，凉血燥湿而除风；巨胜甘平，色黑，益肾补肝，润脏腑，填精髓（陶弘景曰：人谷之中，惟此为良）。夫风湿去，则筋骨强；精髓充，则容颜泽。却病乌发，不亦宜乎。

按：据明代龚云林《寿世保元·卷四》记载，此方系相国八十八岁翁于正德戊寅岁（公元1518年）得之，并亲自尝试："乃命童采取，所修治者，一惟其方是依，服后即诸疴如遗矣。未几而肌粟遍体生，生而复平，平若换皮骨焉，始信胡僧弗欺人……余服是古多年矣……然使余得生至耄，而余之耳目聪明及人也，敢忘胡僧力哉。是方也，欲举而授人也，安知不以余之疑余乎？因识其颠末俾子性藏之，留俟知音者，携之同登寿域。"

桑叶含芸香苷、槲皮素、谷甾醇、葡糖苷、蛇麻脂醇、内消旋肌醇、甾酮、绿原酸、溶血素。挥发油成分中有甲、丙、丁、异丁、戊、异戊、己等酸，愈创酚、蔗糖、果糖、葡萄糖、天门冬氨基酸和谷氨酸等氨基酸，维生素 B_1、B_2、C，叶酸，腺嘌呤，胆碱，胡芦巴碱以及铜、锌、锰、硼等。药理实验有抗糖尿病作用。

卫生方　（《古今图书集成医部全录》）

生地黄4.8千克　人参1.2千克　白蜜3千克　白茯苓888克

永乐中（公元1414年），太医院会议，加天门冬、麦门冬、地骨皮各296克，进御服食，赐号益寿永贞膏。

仙方凝灵膏　（《千金翼方》）

茯苓21.6千克　松脂14.4千克　松仁7.2千克　柏子仁7.2千克

上四味，炼之捣筛，以白蜜141升内铜器中，微火煎之，一日一夜，次第下药，搅令相得，微微火之，七日七夕止。可取丸如小枣，服七丸，日服三次。若欲绝谷，顿服取饱，即不饥，身轻目明，老者还少。

七精散 （《圣济总录》）

除百病，明耳目，延年却老。

茯苓天之精，111 克　地黄花土之精　桑寄生木之精，各 74 克　菊花月之精，37.3 克　竹实日之精　地肤子星之精　车前子雷之精，各 38 克

上七种……捣罗为细散，每服 3 克，以井华水调下，面向阳服之。须阳日一服，阴日二服。满四十九日即验。地黄花需四月采，竹实似小麦，生蓝田竹林中。

地黄酒酥 （《千金翼方》）

令人发白更黑，齿落更生，髓脑满实，延年却老，走及奔马，久服有子方。

粗肥地黄 594 升，切捣取汁，178 升　麻子 59 升，捣为末，以地黄汁研取汁 159 升　杏仁 59 升去皮尖，两仁者捣为末。以麻子汁研取汁 148 升　曲末 17.8 升

上四味以地黄等汁浸曲七日，候沸，以米 178 升分作 3 份，投下餴一度，以药汁 29 升和馈酿酒，如家酿酒法。三日一投，九日三投。熟讫，密封三七日，酥在酒上，其酥色如金。以物接取，可得 4.78 升酥。然后下篘取酒封之。其糟令服药人食之，令人肥悦，百病除愈。食糟尽，乃服药酒及酥。一服酒一杯一匙酥，温酒和服之。惟得吃白饭芜菁，忌生冷醋滑猪鸡鱼蒜。其地黄滓曝使干，更以酒 1.7 升和地黄滓捣之，曝干做饼服之。

石菖蒲丸 （《圣济总录》）

主平补诸虚，久服轻身延年，活血益气，润泽肌肤。

石菖蒲九节者佳，56 克　柏子仁　杜仲去粗皮，炙，锉　百部　山芋　甘草炙，锉　五味子炒　贝母去心　丹参各 37 克　人参蒸　防风去叉　白茯苓去黑皮　茯神去木，各 7 克　远志去心，18 克　生干地黄焙，74 克，麦门冬去心，焙，74 克

上为末，炼蜜和丸，如弹子大，每服一丸，空心食前熟水嚼下，日进三服。

万寿地芝丸　（《御药院方》）

能和颜色，利血气，调百节，黑发坚齿，逐风散气，愈百病。

生地黄　天门冬去心，各 296 克　菊花　枳壳去瓤，　麸炒，各 148 克

上为细末，酒蜜面糊为丸，如梧桐子大，每服三十丸，渐加至四五十丸。空心温酒下，晚食前再服。

葡萄酒　（《古今图书集成医部全录》）

驻颜色，暖腰肾。

干葡萄 50 克，末　细曲 250 克　糯米 5000 毫升。

炒糯米熟候冷，入曲并葡萄末，水 3000 毫升，搅令匀，入瓮盖复，俟熟，即时饮一杯，不拘时。

双耳汤　（《药膳食谱集锦》）

主治血管硬化，高血压和眼底出血等症。

白木耳、黑木耳各 10 克，以温水泡发并洗净，将入小碗中，将碗置蒸锅中，蒸 1 小时。吃木耳喝汤，每日 2 次。

桂圆醴　（《万氏家抄方》）

温心脾，助精神，适用于失眠、健忘、惊悸及老人虚劳衰弱等症。

桂圆肉 200 克，用 60 度白酒约 400 毫升密封瓶内浸泡。半月后饮用，每日 2 次，每次 10 毫升。

桑椹蜜膏　（《医学大辞典》）

滋补肝肾，聪耳明目。主治失眠、健忘、目暗、耳鸣、便秘、烦渴、须发早白、神经衰弱等症。

鲜桑椹 1000 克（干品 500 克），洗净，加水适量煎煮，每 30 分钟取煎液 1 次，然后加水再熬，将 2 次所取煎液小火煎熬浓缩，至较稠黏时，加蜂蜜 300 克，至沸停火，待冷装瓶。每次服 1 汤匙，沸水冲化服，每日服 2 次。

哈士蟆油 （《常见药用食物》）

滋补强壮，补肾益精，润肺养阴。主治神经衰弱，精力不足，虚劳咳嗽等症。

哈士蟆油，每日早晨取15克，加入适量的冰糖和水，盛在瓦罐或镔铁缸内，缓火煎熟，当早点服用。

按：哈士蟆油，为蛙科动物中国林蛙或黑龙江林蛙雌性的干燥输卵管。性味甘、咸，平，有补肾益精、润肺养阴的作用。内含蛋白质、脂肪、糖类、磷及维生素A、B、C多种激素。民间用作强壮剂。动物实验表明，对小鼠发育有良好影响，并能延长雌性小鼠的动情期。

脑心舒

强壮神经，改善循环，镇静安神，滋补身体。

由蜜环菌之提取物、鲜蜂王浆，加入上等椴树蜜制成。口服液，每支10毫升，每早饭前、晚临睡前各服1支（本品为吉林通化市制药厂制品）。

按：蜜环菌之提取物与名贵中药天麻的药理活性相似，对中枢神经系统有镇静作用，能改善循环、增加脑及冠状动脉血流量。

菊花丸 （《扶寿精方》）

补诸虚，除诸疾，明目滋阴。常服血气永不衰，须发永不白，驻颜益寿功效不可尽述。

甘菊花220克　秦当归酒洗，焙干为末，110克　地黄膏采生鲜者，取自然汁每600克入蜜75克，瓦器内慢火熬成膏，忌铜铁，220克　覆盆子　怀牛膝各150克

上药炼蜜合膏丸，如梧桐子大，每服81丸，空心临卧各一服，盐汤酒任下，忌三日白莱菔、猪血、牛血、木耳。凡初服药皆忌未满日，游祸日，犯之有害。

延寿丹[2] （《扶寿精方》）

补血生精，泻火益水，强筋骨，黑须发。

赤白何首乌各净600克，切片　牛膝300克　菟丝子300克　破故纸炒，300克　生地黄1200克，其中600克酒浸九蒸九晒，600克酒浸透用　赤茯苓去皮，600克，用牛乳浸透晒干

上药为极细末，炼蜜和匀，于石臼内木石杵捣千余下，每一丸重4克，每服一丸，日服三次，空心酒下，午间姜汤，临睡淡盐汤，必如此引，不可错乱。

胡麻延寿丹　（《扶寿精方》）

水火既济之妙，坎离交媾之功，备载方中。祛宿病，生新血，百日内须发返黑，耳目聪明，身体步健，保生延年，犹入仙境矣。唐刘渊梦中神授。

春季三月用胡麻、秋石、何首乌、生地黄、粉甘草各150克。

秋季三月前三味各150克，熟地黄150克，甘草37克。

夏冬两季前三味各150克，白茯苓150克，甘草37克。

上药为细末，每一料，蜜600克，炼蜜丸，如梧桐子大，空心、午间、食远、临卧各一服，好酒下。

制秋石法，用童便两三桶，以一缸盛之，入新汲水一桶，柳木棍一条，搅千余回，澄至午后，慢去上面清水，约大半桶，复入水一桶，仍搅千余回，至次早午后亦然，至七日将清水倾尽，缸底白沫取试无秽气，取起杉柏木板上，以绵纸摊晒干成粉，如秽不除，更注水搅之。粉用人乳拌作饼蒸，晒干。

按：秋石为人尿加工的固体物，性味咸、寒，入肺、肾经，具有滋阴降火之功用。据《医学入门》记载：“治羸弱久嗽，眼昏头眩，腹胀喘满，腰膝酸疼，遗精白浊。”内含尿酸钙、磷酸钙、氯化物、硫化物以及肌酸、肌酸苷等。据日本学者中尾良一著《尿疗治百病》一书记载：“尿疗法，小可以治疗感冒，大能拯救晚期癌症患者的生命，对所有的疾病均有疗效。这是美国的一些出版物对尿疗法的描绘。”“尿，不仅能作为药物起到治疗作用，而且还可以激活人体固有的自然治愈力。因此，它对所有的疾病，特别是那些被现代医疗视为难治、不治之症的疾病有效。”

还元丹[1] （《扶寿精方》）

此剂千益百补，服一月自觉异常，功效不可尽状。

何首乌600克，用黑羊肉600克，黑豆302毫升量用水上加竹炊饱置药盖蒸熟透晒干 生地黄 熟地黄各110克，酒浸焙干，各取末，37克 天冬 麦冬各150克，米泔水浸，去心，各取末，37克 人参37克，取末，18克 白茯苓去皮，110克，打成块，酒浸晒干 地骨皮110克，童便浸晒干，各取末，37克，俱忌铁

上药取首生男孩乳汁220克，白蜜370克，炼同一器中，合前药末为膏，磁气贮勿泄气，不拘时，服一二匙，沸汤温漱，如首生乳难得，但凡人乳皆可。

四圣不老丹 （《扶寿精方》）

健阳补中，强筋润肌，大能益人。

透明松脂600克，以无灰酒砂锅内桑柴火煮数沸，竹枝搅稠黏，住火，以磁器盛水，倾入水内结块，复以酒煮九遍，一日煮讫，次日亦如是，三日通计二十七遍，其脂莹然如玉，不苦不涩乃止。为细末，净用445克。凡煮不宜酒少，少则易干，煮之三分之二，即倾水内 白茯苓去皮净用，300克 黄菊花家种味甘者 柏子仁纸包捶去油

上药末炼蜜丸，如梧桐子大，每空心好酒送下七十二丸。

琼玉膏[1] （《扶寿精方》）

补百损，除百病，返老还童，发白复黑，劳瘵尤宜……进御服食，赐号益寿永真膏。

新鲜地黄4.8千克，取自然汁 新罗人参锉，杵一千下，450克 甘枸杞300克 天门冬去心 麦门冬去心，各300克 白蜜1.5千克 白茯苓去皮，600克，捶碎、舂细，水飞，去浮筋，澄晒干复为末

此半料也。昔人尝谓一料分五剂，可救瘫痪者五人；分十剂，可救瘵者十人。

一醉不老丹 （《扶寿精方》）

固精养血，乌须壮筋骨。

莲子心 生熟地黄 槐角子 五加皮各110克 没食子3雌3雄

将上药石臼捶碎，生绢袋盛。无灰酒5千克，夏月浸十日，秋

二十日，春冬一个月，取起袋控晒干为末，忌铁。用大麦75克炒和前末炼蜜丸，每3.7克作一饼。以薄荷为细末，一层末一层饼，磁器贮。每饭后噙化几饼，前酒任意饮之，须连日饮尽，顿久恐泄味。如饼难咽，以酒下之。

按：没食子，为没食子蜂科昆虫没食子蜂的幼虫，寄生于壳斗科植物没食子树幼枝上所产的虫瘿。通常于八九月间，采取尚未穿孔的虫瘿，晒干用。性味苦、温，入肺、脾、肾经，具有固气、涩精、敛肺、止血之功用。据《中药大辞典》记载："治大肠虚滑、泻痢不止、便血、遗精、阴汗、咳嗽、咯血、齿痛、创伤出血、疮疡久不收口。"

补阴丸　（《医便》）

滋补肾水。

黄柏去皮，盐酒炒　知母去皮，盐酒炒　龟板去弦酥炙，各75克　熟地黄酒蒸九次，晒干，180克　锁阳酥炙，75克　北五味子去梗，37克　甘州枸杞子去梗，110克　白芍药酒炒　天门冬去心，各75克　干姜炒紫色，11克，冬月18克

上药为细末，炼蜜为丸，如梧桐子大，每服八九十丸，空心炒盐汤送下，冬月温酒，不饮酒者清米汤下。

加味坎离丸　（《医便》）

能生津益血，升水降火，清心明目。药轻而功用大，久服而取效速。王道之药，无出于此，上盛下虚之人服之极效。

川芎　当归用好酒浸三日，洗净晒干　白芍药好酒浸一日，切片晒干　甘州枸杞子去梗　女贞子冬至日采，蜜水拌，九蒸九晒，净，各150克　熟地黄300克，一半和砂仁37克，以绢袋盛放罐底，用酒2碗煮干，去砂仁不用；一半用白茯苓75克研末如前，用酒一碗煮干，去茯苓不用　甘菊花去梗叶，110克　川黄柏净，300克分四份，分别用酒、盐、水、人乳浸，再用蜜浸各一昼夜。

四灵丹　（《医便》）

好松脂透明者750克，以无灰好酒砂锅内桑柴火煮，数以竹杖搅稠黏住火，以瓦瓶盛水投纳结块，又复以酒煮之．每日九遍煮，三日共计二十七遍，其脂莹然如

玉，入口不苦涩为度　甘菊花去梗叶为末，净用，300克　白茯苓300克　柏子仁300克　熟地黄晒干，称300克，以清酒洗净蒸半日捣如泥

上药为末，与地黄和匀，炼蜜为丸，如梧桐子大，每服七十二丸，空心好酒送下。此方出摄生众妙方内，云是荥阳王都宪所传，公在陕时，得之一总戎，年九十余，自幼服此方，精力倍加，胃气强健，饮食日增，寿故弥长。秘而不传，公恳得之。如法修服，不问寒暑，亦获奇效。

滋肾丸　（《医便》）

平补气血，滋阴降火。

川芎37克　当归身酒浸，烘干，75克　白芍药酒炒，75克　人参去芦，75克　熟地黄75克　炙甘草37克　白术陈土炒，75克　白茯苓去皮75克　黄柏去粗皮，童便浸炒，75克　知母去皮，蜜水拌炒，75克　甘州枸杞去梗，75克　牛膝去芦，酒洗，75克　赤白何首乌黑豆蒸七次，各150克

上药为末，炼蜜为丸，如梧桐子大，每服九十丸，空心淡盐汤送下。

加味地黄丸　（《医便》）

治老人阴虚、筋骨痿弱无力，面无光泽，或黯惨，食少痰多，或嗽或喘或便溺数涩，阳痿，足膝无力，形体瘦弱，因肾气久虚憔悴、寝汗，发热作渴。

熟地黄酒蒸，150克　山茱萸去核，净，75克　山药姜汁炒，37克　牡丹皮去木，55克　五味子37克　麦门冬去心，37克　益智仁去壳，盐水炒，37克

上药为末，炼蜜为丸，如梧桐子大，每服七八十丸，空心盐汤下，夏月不用盐。腰痛加鹿茸、当归、木瓜、续断各37克；消渴去茯神，倍用麦门冬、五味子；老人下元冷，胞转不得小便，膨急切痛四五日困笃垂死者，用泽泻75克，去益智仁；诸淋数起不通，倍用茯苓、泽泻，益智减半；脚气痛连腰胯，加牛膝、木瓜各37克；夜多小便，依本方茯苓减半；虚壅于齿疼痛，浮而不能嚼物并耳聩及鸣，并去麦冬，各加炮附子、桂心各37克；耳聋或作波涛钟鼓之声，用全蝎

49枚，炒微黄色，为末，每服11克，温酒送下一百丸，空心服。

固本酒[1]　（《医便》）

老人常服，补脾清肺，养心益肾，大补阴血。

人参37克　甘州枸杞子37克　天门冬去心，37克　麦门冬去心，37克　生地黄37克　熟地黄37克

上好烧酒7.2千克浸，春秋半月，夏七日，冬二十一日，密封固瓶口，待浸日完，取出绞去渣，每日空心食远各饮二盏，其渣再用白酒6千克煮熟去渣，每日随意用之。

加味滋阴大补丸　（《医便》）

主养血养气，滋肾水，固元阳，添精髓，壮腰膝，润肤体，育心神，久服多子，驻颜延年。

甘州枸杞子择去枝、蒂，酒拌蒸，150克　当归身酒洗，75克　人参去芦，37克　黄芪蜜炙，75克　山药人乳拌晒三次，75克　山茱萸水洗去核，童便拌晒，75克　白茯苓去皮，漂去筋膜，人乳拌晒三次，75克　牡丹皮酒洗去心，75克　生地黄酒洗，75克　熟地黄酒洗，75克　天门冬水洗去心，75克　麦门冬水洗去心，75克　黄柏川秋石入酒炒褐色，55克　知母川秋石入酒炒褐色，55克　龟板酒洗，酥炙，75克　杜仲姜汁炒断丝，75克　牛膝去芦酒洗，同黑豆蒸二时，去豆，75克　补骨脂酒浸，蒸，75克　肉苁蓉酒洗酥炙，55克　鹿角胶150克　菟丝子酒浸，蒸捣成饼，焙干，75克　锁阳酒浸，酥炙，44克　虎胫骨酒浸，酥炙，75克

上药各为细末，先以丸，角胶用无灰好酒熔开，和炼蜜为丸，如梧桐子大，每服11克，空腹微盐汤送下，温酒亦可。

肾虚阳痿方　（《惠直堂经验方》）

滋阴壮阳。

当归4克，酒洗　生地3克，酒炒　熟地4克　枸杞3克　怀山药3克　泽泻3克　丹皮3克　杜仲姜汁炒，3.7克　菟丝子3.7克，酒蒸，晒　炙甘草1克　山萸肉3克　五味子10粒　茯苓3克　远志肉3克，甘草水煮，晒干

水煎服。

坎离既济丸 （《惠直堂经验方》）

治四十岁之前阴虚火动，将成痨瘵之症。

当归222克　川芎37克　白芍110克　熟地酒蒸　生地　天冬去心　麦冬去心，各150克　五味子　山药各110克　山萸　牛膝各150克　龟胶110克，酒化　知母75克，盐水炒　黄柏330克，分三份，分别用蜜水、酒浸、盐水浸炒

共为末炼蜜丸，每服11克，空心盐汤下。四十岁以后者减黄柏。

地黄酒[3] （《惠直堂经验方》）

治虚症不睡。

熟地300克　枸杞150克　首乌150克，黑豆蒸　米仁150克，炒　当归110克　白檀香11克或沉香末3.7克　龙眼肉11克　陈酒18千克

浸七日可服，饮完渣捣碎再浸，临卧温服，随量多少，如1035毫升之量只可饮20毫升，不可过。

养生酒 （《惠直堂经验方》）

补心肾，和血气，益精髓，壮筋骨，安五脏，旺精神，润肌肤，驻颜色。

当归37克，酒洗　桂圆肉300克　枸杞150克　甘菊花去蒂，37克　白酒浆4.2千克　滴烧酒1.8千克

上药用绢袋盛之，悬放坛中，入酒封固，窨月余，不拘时随意饮之，妙甚。

长生酒 （《惠直堂经验方》）

清心神，生精血，益气力，壮下元。

枸杞　茯神　生地　熟地　萸肉　牛膝　远志　五加皮　石菖蒲　地骨皮各22克

放绢袋内用好酒浸十四日，每早服二三杯，忌萝卜并铜铁器，大有补益。

水火既济丹 （《惠直堂经验方》）

养心血，益心气，滋肾水。

茯苓150克　山药　柏子仁去油，各110克　归身酒洗　生地酒洗　五味子　桂圆肉捣膏　枸杞盐炒　秋石　麦冬去心　元参各75克　丹参55克

共为末，用芦根捣汁，打芡实粉糊为丸，桐子大，每服3.7克，渐加至7.5克，早晚白汤送下。

固精酒　（《惠直堂经验方》）

助阳多子有奇效。

杞子150克　当归75克，酒洗，切片　熟地220克

上药绢袋盛入坛内，好酒五六大壶重汤煮二炷香，埋土中七日，每日早晚饮三五杯，勿可太多。

左归饮　（《景岳全书》）

滋肺养肾。

熟地37克　山药7.5克　枸杞7.5克　茯苓7.5克　山茱萸7.5克　炙甘草3.7克

水煎食远服。

坎离丸[2]　（《中国医学大辞典》）

固气塞精，降心火滋肾水。

熟地120克　山萸肉180克　山药120克　丹皮120克　茯苓90克　芡实90克　莲须90克　知母90克　黄柏90克　远志肉60克　龙骨60克　牡蛎粉60克

水煎后取药汁，金樱子熬膏和丸，早空心吞服6~9克。

天地煎　（《普济方》）

治血燥少，口干咽燥，心烦喜冷，怔忡恍惚，小便黄赤，或生疮疡。

天冬门去心，75克　熟地黄九蒸，曝，37克

上药为末，炼蜜丸如桐子大，每服百丸。熟汤人参汤任下，不拘时候。

苁蓉丸[2]　（《普济方》）

治丈夫虚羸，精髓衰惫，不能饮食。

苁蓉酒浸，去皮，切、焙　牛膝酒浸，切、焙　熟干地黄焙　麦门冬去心，焙　山茱萸　枳壳去瓤，麸炒　五味子各110克　远志去心，37克　石斛去根　人参各75克

上药共为细末，炼蜜为丸，桐子大，每服三十丸，温酒下，在空心食前。

四灵丸　（《普济方》）

治肾虚，还元保命，壮气除风。

巨胜子37克　白茯苓去皮，180克　生干地黄焙　麦门冬去心，焙，各37克

上药为细末，炼蜜丸如桐子大，每服三十丸，煎枣汤下，水饮亦得，服至百日，自觉有异。

通神三灵丸　（《普济方》）

治本脏诸虚，延年益寿。祛风气，通荣卫，活血脉，壮腰脚。

柏叶2.4千克，米泔浸七日，每日换泔洗净至次日取出，近日阴处晒干，杵为末　松枝150克，用滴乳香以桑叶灰汁内煮半日以上，候取出绞取净汁入新水内，候凝细研如粉

上药为末，同拌匀，炼和丸剂，再杵一千下，丸如桐子大，每日空心临卧茶酒或温水下五十丸。

夜光丸　（《普济方》）

治肾虚弱，风毒上攻，眼目视物，昏花不明，久而渐变内障。常服降心火，益肾水，明目除昏，夜可读细字。

天门冬去心，焙　麦门冬去心，焙　生地黄　熟地黄　新罗参去芦　白茯苓去皮　干山药各37克　枸杞子拣净　牛膝酒浸，另捣　杏仁去皮、尖，炒　金钗石斛酒浸焙干，另捣　草决明炒　甘菊花拣净　菟丝子酒浸焙干，另研　羚羊角镑，各270克　苁蓉酒浸，焙干，另研　五味子炒　防风去芦　甘草炙赤色，锉　沙苑蒺藜炒　黄连去须，炒　枳壳去白，麸炒　抚芎　生乌犀镑　青葙子各18克

上药除另捣外，同为细末，炼蜜和丸，桐子大，每服三五十

丸，空心温酒送下，盐汤下亦可。

滋养丸　（《卫生家宝方》）

大能助心气，益颜色。

远志75克，去心　人参37克，去芦　白茯苓110克　山药180克　柏子仁75克　石菖蒲18克　熟地黄150克　天门冬110克　麦门冬110克　龙骨37克，别研

上药为细末，炼蜜为丸，如梧桐子大，每服三十丸，温酒盐汤下，食前服。

育真丹　（《杨氏家藏方》）

用暖脏腑，逐风寒，利腰脚，黑髭鬓，驻颜容。

莲子肉600克，酒浸三日，晒干　藕节900克，去土晒干　白茯苓900克，去皮　枸杞子300克，生用　熟地黄150克　九节菖蒲150克，生用

上药为细末，炼蜜丸如梧桐子大，每服三十丸，空心温酒下。

补肝散　（《普济方》）

治人肥，悦明目，延年不老，及治五劳七伤。

用冬瓜仁7511毫升，以绢袋盛之，投三沸汤中，须臾出曝干，如此三度止。又以清苦酒渍，经一宿曝干为末，酒服2.74毫升。又方取冬瓜子3219~5365毫升，退去皮，捣为丸，空腹三十丸。令人白净如玉。

补骨脂丸[2]　（《圣济总录》）

主平补诸虚，益精壮阳。

补骨脂炒　松脂　山芋　白茯苓去黑皮，各300克　杏仁汤浸，去皮、尖、双仁，炒焦，3219毫升　胡桃肉　枣各600克　鹿角胶炙燥，370克　桂去粗皮　牛膝酒浸，切、焙　泽泻　菖蒲　薏苡仁　萆薢　槟榔煨，锉　独活去芦头　蒺藜子炒，去角　蛇床子各37克　生地黄12千克，取汁

上药除地黄汁外，捣罗为末，煎地黄汁成，入药点蜜和丸，如梧桐子大，每服，空腹、温酒下三十丸。

大五补丸 （《圣济总录》）

平补诸虚百损。

天门冬　麦门冬　菖蒲　茯神　人参　益智炒　枸杞　地骨皮　远志　熟地黄　以上各等分

上药为末，炼蜜为丸。如梧桐子大，空心酒下三十丸。

六神丸[1] （《医学切问》）

平补诸虚，大益气血。亦治男子妇人虚惫，事多忘，精神恍惚，四肢不能动。

石菖蒲洗，锉，焙　地骨皮洗，焙　远志　牛膝去苗，酒浸，焙　生干地黄　菟丝子酒浸七日，炒，别捣罗为末，各等分

上药除菟丝子外，并为末，再与菟丝子一处和匀，炼蜜丸如梧桐子大，每服二十丸，空心食前，温酒或盐汤下，加至三十丸。

斑龙丸[1] （《百一选方》）

调和心肾，增补肾气。

鹿角胶以酒浸胶数日，煮糊丸入众药　鹿角霜研为细末　菟丝子洗净，酒浸两夜，蒸、研　柏子仁净者，别研　熟地黄好酒浸二宿，蒸、焙，余酒入在胶内，各370克

上药先焙鹿角霜、菟丝子、地黄干了，碾为细末，方入柏子仁，在众药内研，却将鹿角胶酒约3111～4148毫升，煮糊丸，于石臼内杵三千下，丸如梧桐子大，早晚空心五十丸，至一百丸止，逐日早晚，服久大有功效，盐汤或酒任下。

万应延寿丹 （《普济方》）

麦门冬37克，去心　天门冬37克，去心　熟地黄37克，酒蒸　生地黄37克，酒洗　人参37克　干山药75克　牛膝110克，酒浸　巴戟75克，去心　泽泻37克　肉豆蔻150克，酒浸洗　杜仲37克，姜汁炒去丝　枸杞子37克，酒浸洗，去须　赤石脂37克，煅　远志37克　白茯苓37克，去皮　覆盆子37克　地骨皮37克，酒洗，去土　五味子240克　车前子37克　石菖蒲37克　柏子仁37克　川椒250克　菟丝子110克，酒

浸　山茱萸37克

上药为细末，炼蜜为丸，如梧桐子大，每服三十丸，空心温酒送下。初服一日三服；二三日，每日只服一次；渐加至五十丸，老者加百丸，服至四十九日见效，至百日百病散去，身体荣润。初服三日，小便或落杂色恶物，是肾间病出；五日间气痞，是脏腑间寒热气出；至七日唇口生津液，初觉腹痛勿怪；七日全体渐肥润；至二十日，鼻顶辛酸，消除腹中一切痛症；四十五日言语雄壮，胸膈微痛，或吐微血，去积滞思虑郁结；至百日百病皆散，身体强健。至诚修合服饵，其效不浅也。

补益方　（《普济方》）

安益心肾。

干漆　柏子仁　山茱萸　酸枣仁各等分

上药为末，蜜丸如梧桐子大，每服十四丸，加至二十丸，每日服2次。

按：干漆为漆树树脂经加工后的干燥品。辛、温、有毒。张元素："消年深坚结之积滞，破日久凝结之瘀血。"

生地黄煎　（《普济方》）

补虚损，填骨髓，长肌肉，去客热。

生地黄汁5365毫升　枣膏643毫升　白蜜751毫升　牦牛酥429毫升　酒1073毫升　生姜汁121毫升　紫苏子1073毫升，研以酒1073毫升，绞取汁　鹿角胶150克，炙末

上药先煎地黄等三份减一，内蜜酥再熬，调入胶末，候煎成，以器盛之，以酒和服。

紫石汤　（《临证治验》）

滋阴潜阳息风，治帕金森氏综合征。症见头摇不能自主，有时手颤，舌质红苔薄白，脉弦而尺弱。

生地24克　生牡蛎先下　生石决明先下　龟板先下　紫石英　首乌各30克　鳖甲　白芍　僵蚕各12克　天麻10克　水煎服。

按：紫石英为卤化物矿物萤石的矿石，又名氟石，主要成分

为氟化钙 CaF_2。纯品含钙 51.2%，铁 48.8%，但常有杂质氧化铁和稀土元素。性甘温。《中药大辞典》："镇心、安神、降逆气、暖子宫。治虚劳惊悸，咳逆上气，妇女血海虚寒不孕。"

长生固本酒　（《寿世补元》）

补肾益阴，益气健脾。

枸杞子　天冬　五味子　麦冬　怀山药　人参　生地黄　熟地黄各60克　白酒6千克

将上药碾碎，用绢袋盛，扎口备用。先将白酒倒入净坛中，放入药袋，加盖，用豆腐皮封，再置锅内隔水加热约一小时，取出酒坛，候冷，埋于土中。经五六日破土取出，启封，拿出药袋，用细纱布过滤，贮于瓶中，每日服3次，每次饮服10～15毫升。

还童酒[1]　（《回生集》）

补肝肾，养阴血，强筋骨，祛风湿。

熟地90克　陈皮60克　生地120克　续断60克　当归120克　麦冬120克　萆薢60克　枸杞60克　羌活　独活　小茴　乌药各30克　桂皮20克　怀牛膝60克　秦艽90克　丹皮　苍术　木瓜各60克　五加皮120克　白酒12千克

上药研为细末，装入绢袋扎紧备用。先将白酒装入坛中，放入药袋，加盖，然后将药坛放入锅中，隔水加热，约1.5小时后取出，候冷密封，再埋于土中，经七日后从土中取出，启封，去药袋贮于瓶中，每日饮2次，每次服10～25毫升。

美髯醑　（《摄生秘录》）

清热凉血，滋阴补肾。

何首乌300克　旱莲草　乌饭叶　黑豆皮　乌犀角（水牛角代）　干茄花各90克　桑椹子60克　冬青子60克　熟地210克　白酒7千克

上药研碎放入绢袋扎紧备用，然后将酒倒入坛中，放入药袋，加置锅盖，放锅中隔水加热1.5小时后取出，候冷密封埋于土中。经六七日从土中取出，去药袋，贮于瓶中，每日服2次，每次服10毫升。

按：乌饭叶，又名土千年健，为常绿低矮小灌木土千年健的叶子，性温味酸，具有舒筋通络、活血、止痛、消炎之功用。据《中药大辞典》记载："治风寒湿痹，筋骨挛痛、手足顽麻、半身不遂。"

菊花酒[2]　（《普济方》）

补益肝肾，延年益寿。

甘菊花2.5千克　生地黄1.2千克　枸杞子0.6千克　粳米2.2千克　全当归0.6千克，酒曲260克

先将甘菊花放入陶器内，加水超过药面，文火煮半小时后，候冷。粳米煮半熟，沥去水，候冷，倒入净缸中，入药汁，拌入研碎的酒曲，和匀，加盖封紧，置保温处，经过十四日后开封。如味香甜即熟，压去糟渣，贮容器中，每日饮2次，每次饭前冲服10~20毫升。

糯米酒　（《本草纲目》）

通血脉，厚肠胃，润皮肤。

按：据常敏毅《邓小平的健康之道》一文记载："邓小平非常喜欢喝米酒。他曾说：'我喜欢吃一点米酒。很简单，很好做，我都自己做。先煮糯米饭，用缸子装起来，放点白糖，然后加点酒药（酒曲），密封几天就可以吃。'"糯米酒是一种补益酒，据《本草纲目》记载："米酒性大热，通血脉，厚肠胃，润皮肤，散湿气；消忧散怒，宣言畅意，热饮之甚良。"

天王补心丹　（《景岳全书》）

宁心保神，固精益血，壮力强志，令人不忘，去烦热，除惊悸，清三焦，解干渴，育养心气。

生地黄150克　人参　玄参炒　丹参炒　远志炒　桔梗各180克　白茯苓180克　五味子炒　当归酒洗　麦冬炒　天冬炒　柏子仁炒　酸枣仁炒，各37克

上药为细末，炼蜜为丸。每37克分作十丸，金箔为衣，每

服一丸，灯心枣汤化下，食远临卧服，或作小丸亦可。

平补镇心丹 （《景岳全书》）

治心血不足，时或怔忡夜多乱梦，如坠岸谷，各常服，安心肾益荣卫。

人参　龙齿各94克　白茯苓　茯神　麦冬　五味子各46克　车前子　远志制　天冬　山药姜汁炒　熟地酒蒸，各55克　朱砂55克，为衣　枣仁炒，11克

炼蜜丸桐子大，每服八九十丸，早晚米饮或温酒下。

一方有当归，柏子仁，石菖蒲；一方有肉桂46克。

益阴肾气丸 （《景岳全书》）

治阴虚潮热、盗汗，烦热作渴，筋骨疼痛，月经不调等症。

熟地黄300克，蒸捣　山茱萸　山药炒，各150克　丹皮　泽泻　白茯苓各110克　当归　生地各150克　五味子75克

上药研为细末，和地黄膏，炼蜜为丸桐子大，每服七八十丸，空心食前滚白汤或淡盐汤任下。

还元丹[2] （《景岳全书》）

一名延年益寿不老丹。此药大补元气，服一月，自觉异常，功效不可尽述。按此方为阴虚血热者宜之，诸阳虚者不可用。

何首乌300克，用米泔水浸软，竹刀刮去皮，分四制，忌铁器，以砂锅瓦器盛酒拌芝麻蒸一次晒干；又用羊肉一斤切片拌蒸一次晒干；再用酒拌蒸一次；黑豆拌蒸一次，各晒干　熟地　生地酒浸，焙，各110克　天冬　麦冬各末，37克　人参18克　地骨皮童便浸晒　白茯苓酒浸，晒干，取末，各18克

上药取乳汁220克，白蜜370克同炼一器中，合前末为膏，磁器取贮，勿令泄气，不拘时服一二匙，沸汤漱咽之。

斑龙二至百补丸 （《景岳全书》）

此药固本保元，生精养血，培复天真，大补虚损，益五内，除骨蒸，壮元阳，多子嗣，充血脉，强健筋骸，美颜色，增延寿算，聪明耳目，润泽髭须，真王道奇品之方，功难尽述也。

鹿角1.8千克为则，取新角连脑骨者佳，锯长6厘米许，用米泔浸一宿，刷洗

净，同后药入坛煮胶　黄精300克　枸杞　怀熟地　菟丝子淘洗净　金樱子去毛子，各150克　天门冬去心　麦门冬去心　川牛膝　龙眼肉　楮实子各75克。

以上十味同角入金华好坛，层层放实，以新汲淡水入坛平肩，用蜜梭布四层包口，以新砖压之，置大锅中井字架上，以木甑盖好，重汤煮三日夜，毋得间断。火候旁用小锅烧滚水，不时添注坛内并锅水，勿使干涸，日足取起，滤去渣，将汁用罗底绢绞出，入净砂锅内文火熬成膏约900克，外炼蜜1.2千克滴水成珠，掺入，调和后药，杵合为丸。

鹿角霜370克　人参180克　黄芪蜜炙　芡实炒　白茯苓　山药炒　山茱萸　生地黄酒洗，饭上蒸过　知母盐水炒，各150克　北五味子37克　夏月加川黄柏150克，炒褐色

以上十味为细末，用前膏和匀，木杵捣丸桐子大，空心淡盐汤送下百余丸，随用煮熟莲肉或干枣数枚压之，俾纳丹田也。

易老天麻丸　(《景岳全书》)

治诸风肢节麻木、手足不遂等症。

天麻酒浸三日，焙干　牛膝酒浸3日，焙干　萆薢各220克，另研末　当归740克　附子制37克　羌活370克　生地600克

研末炼蜜丸桐子大，每服五七十丸，空心食前温酒或白汤下。

一方有玄参220克，杜仲260克，独活180克。

地黄膏　(《景岳全书》)

滋阴降火、养血清肝退热。

鲜地黄以6千克为则，捣汁和众药同煎　当归身600克　芍药300克　枸杞300克　天门冬　麦门冬各220克　川芎　丹皮各75克　莲肉150克　知母　地骨皮各110克　人参　甘草各37克

上药用水20升煎10升，去滓，净和生地黄汁同熬成膏服之。

秘传大补天丸　(《景岳全书》)

治男妇虚损劳伤形体羸乏，腰背疼痛，遗精带浊。

紫河车初胎者一具，米泔洗净，入小砂罐内，加水一碗煮沸候冷，取起放竹篮中，四围用纸糊密、烘干为末，入群药和匀　黄柏蜜炒　知母乳炒　龟板酥炙，各110克　怀熟地180克，捣　牛膝酒洗　肉苁蓉酒洗　麦门冬　山药炒　虎胫骨酥炙　黄芪蜜炙　茯神各55克　杜仲制　何首乌制　人参　白芍药（冬月37克）各75克　生地酒洗，砂锅煮烂，捣　天门冬　当归酒洗　北五味各37克　冬加干姜18克，炒黑

上药为细末，用猪脊髓三条蒸熟，同炼蜜和捣为丸，桐子大，每服八十丸，空心淡盐汤送下，冬月酒下。

大补地黄丸　（《景岳全书》）

治精血枯涸燥热。

黄柏盐酒炒　熟地酒蒸，各150克　当归酒洗　山药炒　枸杞各110克　知母盐酒炒　山茱萸　白芍药各75克　生地93克　肉苁蓉酒浸　玄参各18克

上药为末，炼蜜丸桐子大，每服七八十丸，空心淡盐汤送下。

石斛夜光丸　（《景岳全书》）

治神水散大、昏如雾露、眼前黑花、睹物成二人而光不收敛，及内障瞳仁淡白绿色。

石斛酒洗，18克　人参　生地　熟地酒洗　麦门冬　天门冬　白茯苓　防风　草决明　黄连酒炒，各37克　羚羊角镑　犀角（水牛角代）镑　川芎　炙甘草　枳壳面炒　青葙子微炒　五味子炒　肉苁蓉酒洗，去鳞，炙，各18克　牛膝酒洗　白蒺藜炒，去刺　菟丝子制　家菊花　山药　杏仁　枸杞各26克

上药为末炼蜜丸梧子大，每服三五十丸，温酒盐汤任下。

当归龙胆汤　（《景岳全书》）

治眼中白翳。

归身　龙胆草酒洗　黄芩酒炒　黄柏酒炒　芍药各3克　黄芪　黄连　甘草各1.8克　防风　羌活　升麻　柴胡　五味子　石膏各1.8克

水三盏煎一盏去滓，入酒少许，临卧热服，忌言语。

固本还睛丸　（《景岳全书》）

治远年一切目疾，内外翳膜遮睛，风眩烂眼，及老弱人目眵多糊、迎风冷泪、视物昏花等症恶皆治之。

天门冬酒浸一宿，另研如泥　麦门冬　生地黄酒浸，焙　熟地黄酒洗，各110克　人参　白茯苓　干山药　枸杞各55克　川牛膝酒洗　石斛酒洗　草决明微炒　杏仁去皮，另研　枳壳面炒黄　菟丝子酒浸煮　甘菊花各37克　羊角细锉，取净末　乌犀角锉用　青葙子微炒　防风去芦，各300克　五味子焙干　炙甘草　黄连去须　白蒺藜取仁　川芎各25克

上药为末，蜜丸梧子大，每服五七十丸，盐汤下。

蝉花散　（《景岳全书》）

治肝经风热、毒气上攻、眼目赤痛及一切内外翳障。

蝉蜕　甘菊花　谷精草　羌活　甘草炒　白蒺藜炒　草决明　栀子炒　防风　蜜蒙花　荆芥穗　木贼　川芎　蔓荆子　黄芩各等分

上药为末，每服7.5克，食后茶清调下。

杞菊地黄汤加味方　（《难治病的良方妙法》）

治肝肾阴虚型高血压。

枸杞子　生地黄　山萸肉　泽泻　枳壳　何首乌　丹皮各10克　茯苓　桑寄生　沙参　草决明　元参　菊花各15克　山药30克

水煎服，每日一剂。

帕金森综合征1号方　（《四川中医》）

可治震颤性麻痹。

龟板20克　熟地25克　山萸肉　山药　牡丹皮　知母各15克　茯苓　黄柏各10克

水煎服，每日一剂。此方来自张治基经验。

帕金森综合征2号方　（《新疆中医药》）

可治震颤性麻痹。

丹参30克　白芍　茯苓各15克　川芎　菊花　白蒺藜　麻仁

生地　熟地　丹皮　泽泻　山药　牡蛎各20克　珍珠母30克　地龙15克

水煎服。本方来自施继宗经验方。

帕金森综合征3、4号方　（《浙江中医药大学学报》）

可治震颤性麻痹。

3号方：菟丝子　牡蛎各20克　肉苁蓉25克　附片10克　五味子　乌药　鸡内金各9克　鹿胶兑服　益智仁　桑螵蛸　山药各15克

水煎服。

4号方：熟地　白芍各20克　当归　茯苓　山萸肉　僵蚕　山药各15克　泽泻　丹皮　仙灵脾各9克　全蝎6克　蜈蚣1条

水煎服。

本方系傅国光经验方。

帕金森综合征5号方　（《北京中医》）

可治震颤性麻痹。

钩藤后下　丹参各18克　天麻　茯苓　川贝母　淡竹茹　地龙　白芍各10克，菊花　僵蚕各12克　珍珠母先煎　桑枝各20克　全蝎3克

每日一剂，水煎服。此方系张觉人经验方。

陈氏金水丸　（《陈达夫中医眼科临床经验》）

可治白内障。

净慈菇荸荠粉，300克　玄参120克　白及120克　百草霜120克　升麻30克

研为细末，慈菇汁或水为丸，如梧桐子大，每服6克，每日三次。

若肝肾不足，兼现头昏、耳鸣、腰膝酸软、脉细弱者，佐以汤药驻景丸方加减：楮实子25克　菟丝子25克　茺蔚子18克　木瓜15克　枸杞15克　五味子6克　寒水石10克　前仁10克　河车粉10克，冲服　生三七粉3克，冲服　芡实25克

若阴虚湿热，见眼干涩、烦热、口臭、大便不畅等症者，佐以甘露饮：天冬　麦冬　生地　熟地各12克，茵陈　石斛　黄芩　枳壳各10克，枇杷叶15克　甘草6克　水煎服。

若肝经风热，见头痛目涩、口苦咽干、脉弦数，宜佐以石决明散煎汤服：石决明25克　草决明25克　青葙子18克　赤芍15克　荆芥10克　麦冬15克　木贼15克　栀子10克　蒲公英25克

更年舒　（《中国中西医结合杂志》）

治妇女更年期综合征234例，有效率85.8%。

黄连　麦冬　白芍　酸枣仁各9克

每日服一剂，水煎服。为王大增处方。

更年Ⅰ号丸　（《中国医药学报》）

治妇女更年期综合征114例，有效率84%。

生地黄　山茱萸　女贞子　枸杞子　山药　鸡血藤各10克　淫羊藿　丹参各12克　珍珠母30克

水煎服，每日一剂。为罗元恺处方。

沙苑清补汤　（《名老中医效验秘方精选》）

沙苑蒺藜　莲子肉　芡实各12克　生龙牡21克　川黄连3克　大生地6克　竹叶3克　麦冬9克　五鼓掌子6克

水煎服，每日一剂。路志正处方。

沙参石麦汤　（《老友》）

治阴虚燥热型老年人糖尿病。

北沙参　玉竹　石斛　麦冬　乌梅　天花粉各10克

水煎服，每日一剂。此方刊于《老友》2007年12期53页。

二冬二子汤　（《老友》）

治老年人糖尿病肾阴亏型。

天冬　麦冬　熟地黄　五味子　女贞子　玄参　枸杞　北沙参各10克

水煎服，日一剂。此方刊于《老友》2007年12期53页。

滋阴降火汤 （《审视瑶函》）

治眼底出血虚火灼络型。

知母　黄柏　生地　当归　白芍　柴胡　黄芩　麦冬各12克　赤芍　墨旱莲　女贞子　侧柏叶各15克

水煎服，日服一剂。

更年健 （《上海中医药杂志》）

治女性更年期综合征肾阴虚型20例，愈9例，显效9例，好转2例。

生地黄　龟甲　知母各15克　淫羊藿　巴戟天　肉苁蓉　白芍　枸杞子　菟丝子各12克　黄柏　茯苓各9克　黄连3克

水煎服，日一剂。为毛秋芝处方。

第三章　阴阳双补方

一、阴阳双补，以补阳为主

十宝丸　（《瑞竹堂经验方》）

能专益肝脾肾三经，其功不可具述。

破故纸酒浸一宿，焙干　附子炮制，去皮脐，称　苍术锉，泔水浸一宿，焙干　当归去芦头，上述各37克　石枣去核，18克　枸杞子焙，18克　菟丝子酒浸，焙干　苁蓉酒浸，焙干　白茯苓去皮，各18克　地黄去芦，拣肥壮煮酒浸蒸，焙干，以透黑为度，仔细制，全在此一味，焙干，74克

上为细末，醋糊为丸，如梧桐子大，每服三五十丸，空心用酒或盐汤送下，干物压之。

人参鹿茸丸　（《圣济总录纂要》）

滋肾益气，补血生精。主治气血两亏，精神不振，目暗耳聋，遗精盗汗等症。

人参75克　补骨脂盐水炒，120克　鹿茸60克　巴戟天甘草水炙，120克　当归120克　杜仲炒，120克　牛膝120克　菟丝子盐水炒，120克　茯苓120克　黄芪炙，120克　龙眼肉120克　五味子醋蒸，120克　黄柏120克　香附醋炙，120克　冬虫夏草30克

粉碎后混合，炼蜜制丸，每丸重9克，每服一丸，温开水或黄酒送下。

延龄益寿丹　（《慈禧光绪医方选议》）

茯神18克　远志肉11克　杭白芍15克，炒　当归18克　党参15克，土炒焦　黄芪11克，炙焦　野白术15克，炒焦　茯苓18克　橘皮15克　香附15克，炙　广木香7克　广砂仁11克　桂圆肉11克　枣仁15克，炒　石菖蒲11克

共研极细末，炼蜜为丸，如绿豆粒大，朱砂为衣，每服 9 克，白开水送下。

回春仙 （《漫话不老学》）

对健身、强心、消除疲劳极其有效，而且对防止老化、美容、治疗血管疾病也很有效。

麝香　牛黄　蟾酥　反鼻　熊胆　红花，丁香　人参　枸杞子　何首乌　山药　龙脑　淫羊藿。

按：反鼻是将蝮蛇除去皮肤和内脏，焙干，研成粉末而成，自古以来作为强精药而闻名，也用于滋补健身。

“回春仙”为日本近畿大学东洋医学研究所所长有地滋及户田静男介绍的，据该所内科研究，将此药试用于 23 岁至 71 岁的 50 名患者（男 25 名，女 25 名），这些患者分别患有动脉硬化症、心身症、高血压症、慢性肾炎和糖尿病。投药方法是每天早饭前服 1 丸，连续服用 1 个月。结果是，有显效 11 例，有效 34 例，稍有效 5 例，无效为 0，有效率为 90%。服药过程中未发现有副作用。

茯苓散 （《外台秘要》）

不避寒暑，但能久服，长生延年，老而更壮。方药如下：

茯苓　钟乳研　云母粉　石斛　菖蒲　柏子仁　菟丝子　续断　杜仲　天门冬去心　牛膝　五味　泽泻　远志去心　甘菊花　蛇床子　薯蓣　山茱萸　天雄炮　石韦去毛　干地黄　苁蓉等分

上二十二味捣筛为散，以酒服 1 克，日再。二十日知，三十日病悉愈，百日以上体气康强，长服，八九十老公还如童子。忌醋物羊肉、饧鲤鱼、猪肉、芜荑等。

既济固真丹 （《朱氏集验方》）

治水火不能既济，精神恍惚，头目昏暗，阳道痿弱，阴湿多汗，遗沥失精，脾胃虚怯，心肾不宁，凡肾水欲升而沃心，心火欲降而滋肾水，则坎离既济，阴阳协和，火不炎上则神自清，水不下渗而精启固，常服壮阳固气、温脾益血。

北五味子 白茯苓 附子 沉香 龙骨 苁蓉酒浸一宿，无以鹿茸代，酥炙，各37克 益智仁 柏子仁去壳炒 补骨脂炒 酸枣仁去壳炒 金铃子去核炒 红椒去目 当归酒浸 川巴戟去心，各18克，菟丝子酒浸，研，58克

上为细末，酒糊丸，辰砂11克为衣，桐子大，每服五七十丸，空心盐酒任下，王郎中熔，传与右司谢大卿，及服之，果是奇绝。

椒红丸[3] （《普济方》）

壮筋骨，益血脉，悦颜色。

桂心37克 蜀椒去目、闭口者，炒出汗，取红，111克 牛膝去苗，酒浸三宿，洗，曝干，148克 附子74克，炮裂，去皮脐 巴戟37克 生地黄185克，取汁熬为膏 石斛37克，去根，锉 鹿茸74克，去毛涂酥，炙微黄 肉苁蓉111克，酒浸，去皮，炙 菟丝子111克，酒浸一宿，焙干为末 磁石74克，烧醋淬七次，细研水飞过 木香37克

上为末，入研诸药令匀，炼蜜和捣二三百杵，丸如桐子大，每日空心盐汤下三十丸。

世宝丸 （《普济方》）

治下元气损，久积寒冷，目晕耳鸣，形体羸弱，阴痿自汗，遗沥泄精，及肺痿喘嗽咯有血，怯风畏寒，手足多冷。其一切虚劳气劣，并宜服之。

附子炮裂，去皮脐 牛膝酒浸一宿，焙干 肉桂去粗皮 白茯苓去皮 椒红 五味子 茴香炒 人参去芦头 枳壳去瓤，麸炒 熟地黄洗焙

以上十味制精净，各称58克，为细末，次用。

精羯羊肉148克，细切 肉苁蓉净洗，74克，细切 羊脂74克，切细 黄蜡74克，细切 杏仁74克，细切，去皮尖 乌梅肉37克 葱白37克

上件后七味，用法酒5.3升，同入银石器中，慢火煮令肉烂，研成膏，入前药末一处捣和，丸桐子大。每服三十丸，渐加至四五十丸，温酒或盐汤送下。肺痿咯血，煎糯米，阿胶汤送下。常服补益元气，轻健腰脚，实骨髓，耐风寒，滋养气血，空心食

前服。

金钗石斛丸 （《太平惠民和剂局方》）

能治真气不足，元藏虚弱，头昏面肿，目暗耳鸣，四肢瘦倦，百节酸痛，脚下隐痛，步履艰难，肌体羸瘦，面色黄黑，鬓发脱落，皮肉肿痒，精神昏困，手足多冷，心胸痞闷，绕脐刺痛，膝胫酸疼，不能久立，腰背拘急，不得俯仰，两胁胀满，水谷不消，腹痛气刺，心悬意错，呕逆恶心，口苦咽干，吃食无味，恍惚多忘，气少喘乏，夜寐惊恐，心忪盗汗，小便滑数，或水道涩痛。一切元脏虚冷之疾，并皆治之。常服补五脏和血脉，驻颜色，润肌发，进饮食，肥肌体，壮筋骨。

川椒去目，微炒出汗　胡芦巴炒　地龙去土炒，各148克　苍术去浮皮　乌药各592克　川乌头炮，去皮脐　羌活去芦头　茴香炒　赤小豆　马兰子醋炒，一方用花　金铃子麸炒　石斛去根，各296克　青盐74克　巴戟天去心，148克

上为细末，酒煮面糊为丸，如梧桐子大。每服二十丸，温酒下，或盐汤亦得，空心食前服。一方石斛、赤小豆、怀香子、羌活、楝实、乌头、马兰各148克，胡芦巴、巴戟天、川椒、地龙各74克，苍术、乌药各296克，青盐34克，治肾气内夺，厥逆喑痱。

按：马兰子为鸢尾科植物马兰的种子，性味甘平，有清热、利湿、止血、解毒作用。

巴戟丸[5] （《太平圣惠方》）

专治丈夫下焦久积风冷，肾脏虚乏，腰膝酸疼，小便数，阳道衰，不能饮食，面无颜色，筋骨萎弱，起坐无力，膀胱虚冷，脐腹胀急。久服驻颜色、养精志。

巴戟37克　肉苁蓉37克，酒浸一宿，刮去粗皮炙干　石斛37克，去根，锉　鹿茸37克，去毛，涂酥炙微黄　附子37克，炮裂，去皮脐　薯蓣1克　牛膝1克，去苗　桂心1克　山茱萸1克　泽泻1克　远志1克，去心　熟干地黄37克　菟丝子37克，酒浸3日，曝干，别捣为末　黄芪1克，锉　人参1克，去芦头　槟榔1克　牡丹1克　木香1克　仙灵脾1克　蛇床

子1克　枳壳1克，麸炒微黄，去瓤　白茯苓1克　覆盆子1克　续断1克

上为末，炼蜜和捣三五百杵，丸如梧桐子大，每服空心，以盐汤下二十丸，渐加至三十丸，温酒下亦得。

石斛丸[3]　（《太平圣惠方》）

主补虚损，壮腰膝，暖水脏，止小便滑数，久服好颜色，强志倍力，耐寒暑，填精髓，令人肥健。

石斛74克，去根，锉　肉苁蓉37克，酒浸一宿，刮去粗皮，炙干　菟丝子37克，酒浸一宿，曝干，别捣为末　牛膝37克，去根，锉　熟干地黄37克　杜仲去粗皮，炙微黄，锉　泽泻各37克　枸杞子杞7克　山茱萸37克　桂心37克　白茯苓37克　补骨脂37克，微炒　覆盆子37克　附子37克，炮裂，去皮脐　巴戟37克　桑螵蛸37克　钟乳粉37克　车前子37克　牡蛎粉37克　龙骨37克　阳起石37克，酒煮半日，细研水飞过

上为末，入研了药令匀，炼蜜和捣三五百杵，丸如梧桐子大，每日空心，以温酒下三十丸。

石斛丸[4]　（《太平圣惠方》）

主补虚损，利腰膝，暖水脏，祛风冷，强气力，悦颜色，四时宜服。

石斛74克，去根，锉　蛇床子37克　牛膝37克，去苗　桂心37克　菟丝子74克，别捣为末，酒浸二日，曝干　肉苁蓉74克酒浸一宿，刮去粗皮，炙令干　人参37克，去芦头　鹿茸37克，去毛涂酥，炙令微黄　熟干地黄74克　杜仲37克，去粗皮，炙微黄，锉　木香37克　薯蓣37克　白茯苓74克　附子74克，炮裂，去皮脐　巴戟74克　防风37克，去芦头　钟乳粉74克　干漆37克，捣碎，炒令烟出　泽泻37克　山茱萸37克　覆盆子37克　补骨脂74克，微炒　五味子37克　石龙芮37克，槟榔37克

上为末，炼蜜和捣五七百杵，丸如梧桐子大，每服空心，以温酒下三十丸。

灵宿丸　（《御药院方》）

能补强心志，壮筋骨，益气血，调荣卫，补骨髓，固元阳，黑髭发，治腰膝，益志力，通九窍，利三焦，去诸风，除冷痰，

安五脏，明耳目，补虚损。

菟丝子酒浸一宿，别研，185克　覆盆子酒浸，焙，111克　熟地黄酒浸三日，焙　牛膝去苗，酒浸　肉苁蓉去粗皮，酒浸，切焙　天麻酒浸，锉焙　槟榔煨，以上七味各74克　附子炮裂，去皮脐　鹿茸酥炙　桂去粗皮　石斛去根　巴戟天去紫心者　青皮去白，焙　楮实炒　石韦去毛，37克　杜仲去粗皮，切焙　怀香子微炒　白龙骨研　补骨脂微炒　胡芦巴　枸杞子　远志去心　五味子炒　蛇床子炒　山茱萸　沉香锉　萆薢　山药各37克

上为末，用浸药酒调山药末煮糊，更入酥蜜各7克，和药捣三五百杵，丸如梧桐子大，每服二十丸。空心温酒送下，温粥饮送下亦可。

麋角丸[3]　（《太平圣惠方》）

能治五脏虚损，腰脚疼痛，久服益肌肤、填骨髓、好颜色、耐寒暑，袪风破气，髭鬓润黑。

麋音眉，鹿属，似鹿而色青黑，大如小牛，肉蹄，目下有二窍，为夜目　角屑600克，以酥拌炒微黄　熟干地黄　巴戟　黄芪　牛膝　人参去芦头　独活　萆薢　白茯苓　桂心　附子　泽泻　肉苁蓉酒浸一宿，刮去粗皮，炙干　续断　芎䓖制　槟榔　当归锉，微炒　防风　鹿角胶捣碎，炒令黄色　白蒺藜微炒去刺，以上各37克

上为末，以生地黄汁一大盏、酒一大盏，相和入酥50毫升，煎成膏，和诸药末，若硬即用炼蜜，同捣五七百杵，丸如梧桐子大，每日空心，以温酒下三十丸，加至四十丸。

鹿角胶丸　（《普济方》）

治真气虚弱，下元冷惫，脐腹疼痛，夜多小便，腰脚无力，肢体倦怠，怔忡恍惚，头目昏晕，面目黧黑，耳内蝉鸣，饮食减少。常服补养元阳，滋荣气血，驻颜美容。

肉苁蓉111克，酒浸，煮一宿，切焙　牛膝74克，酒浸一宿　附子炮，去皮脐　桑寄生　菟丝子酒浸去浮皮，别用酒浸取软　覆盆子　干地黄洗焙　当归洗焙　山药　五味子　山茱萸　白蒺藜炒　肉桂去粗皮，以

上十三味各111克 川萆薢148克 破故纸炒，92克 柏子仁74克 茴香炒，92克 茯神去木，74克 鹿角胶炒，92克，半焦

上件为细末，酒者糊丸如桐子大，每服五十丸，空心食前温酒或盐汤送下，兼治妇人诸疾不足，一切冷疾，久娠已成，发落面黑，温醋汤下。

龟龄集 （《全国中药成药处方集》）

滋阴壮阳，温补肝肾。

黄毛鹿茸去毛，75克 地黄24克 补骨脂黄酒炙，9克 人参62克 石燕鲜姜炙，31克 熟地黄18克 急性子水煮，7.5克 大青盐炒，24克 细辛醋炙，4.5克 砂仁12克 杜仲盐水炒，6克 麻雀脑10个 丁香川椒炒，去椒，7.5克 蚕蛾去足翅，3克 硫黄1克 蜻蜓去足翅，6克 朱砂7.5克 肉苁蓉酒蒸，27克 地骨皮蜜炙，12克 生黑附子用清水煮一次，用醋煮一次，用蜜炙，54克 天门冬黄酒炙，12克 甘草蜜炙，3克 穿山甲苏合油制，24克 枸杞子蜜炙，9克 淫羊藿牛乳炙，6克 锁阳黄酒炙，9克 牛膝黄酒炙，12克 菟丝子黄酒炙，9克 海马苏合油制，30克

以上二十九味，除麻雀脑外，共重约523克左右。先将硫黄研细，与麻雀脑搅匀，入猪大肠扎紧煮之二药融合，弃大肠，与鹿茸配研密封蒸后微晾，其余药粉碎，朱砂研匀，银罐内密封蒸，待于过筛即得。每服1.5克，日服2次。

按：明代嘉靖皇帝服过此方，年逾古稀，在位45年。清代乾隆皇帝也服过此方，年逾古稀，在位60年。

益中丹 （《朱氏集验方》）

治益真气，补虚惫。下焦伤竭，脐腹疠痛，两胁胀满，饮食减少，肢节烦痛，手足麻痹，腰腿沉重，行步艰难，目视茫茫，夜梦鬼交，遗泄失精，神气不爽，阳事不举，小便滑数，气虚肠鸣，大便自利，虚烦盗汗，津液内燥，并宜服之。

乳香蜜炙 丁香 木香 茴香炒 山药 黄芪蜜炙 木通油炒 官桂去皮 干姜炮 青盐 石斛 天雄炮 附子炮 鹅管石火煅，酒淬 阳起石 肉豆蔻 川牛膝酒焙 破故纸 胡芦巴 菟丝子酒焙

金铃子去核　覆盆子去核　熟地黄　荜澄茄　马蔺花　肉苁蓉　韭子　沉香　人参各4克　麝香0.8克

上为细末，酒煮糊为丸，如桐子大，每服三十丸，加至五十丸，空心，温酒服。

按：鹅管石为腔肠动物珊瑚科栎珊瑚的石灰质骨骼或矿物钟乳石的细长尖端部分（滴乳石）。《中药大辞典》：“温肺、壮阳、通乳。治肺痨喘咳、胸闷、阳痿、腰膝无力、乳汁不通。”

沉香保生丸　（《德生堂》）

治男子精气不固，余涩常流，小便血浊，梦中频数泄出，口干耳鸣，腰膝痛，阴囊湿痒，阳事不举。及治妇人血海久冷，胎气不盛，赤白带漏下。男子小便如泔。常服固精气，益精髓，驻颜色，定魂安魄，延年不老，长壮阳事，妇人暖子宫下元，有益。

沉香　母丁香　巴戟去心，酒浸　莲蕊　木香　莲心　菟丝子酒浸　胡芦巴酒浸　八角茴香盐炒　肉苁蓉酒浸　韭子酒浸　红花　各37克　雄蚕蛾44克　川椒37克，净　仙灵脾37克，醋炒　穿山甲炮，82克　水蛭糯米炒，各18克　青盐18克　细墨18克，烧去油　益智仁24克　牛膝酒浸，37克　麝香4克　蛤蚧一对，别盐去虫，生用　川楝子37克，炒

以上二十四味为末。

川楝子148克，捶碎　知母44克　破故纸44克　甘草74克　五味子7克

上五味为末，用水10升熬成浓膏，和前药末，面糊为丸如梧桐子大。每服五十丸，空心酒或盐汤送下，干物压之。

地仙丸[1]　（《普济方》）

治风顺气，补元阳活血，大壮筋骨，滑肌肤，明目，益寿驻颜，久服轻身。

萆薢　防风去叉　白蒺藜炒　狗脊去毛　乌药锉　附子炮裂，去皮脐　白附子炮　赤小豆拣　地龙去土　骨碎补炒　怀香子炒　羌活去芦　天南星炮　黄芪锉，炒，各18克　牛膝酒浸，切焙　肉苁蓉酒浸，切

焙　何首乌去黑皮　蜀椒去合口者及目，炒出汗　覆盆子去蒂，各37克　木鳖子1克

上为末，酒煮面糊为丸如桐子大，每服二十丸，空心食前，盐汤或酒茶任下。男子久冷，元气虚惫，脚手疼痛等疾，皆可服之。

真珠圆　（《太平圣惠方》）

补元气，益精髓，悦泽颜色，治一切冷气，明耳目，助脏腑，安心神，强筋力。

真珠37克，先使研细　丁香1克　巴戟37克　黄芪37克，锉　石斛37克，去根，锉　韭子37克，微炒　芎䓖1克　龙骨37克　菟丝子37克，酒浸3日，暴干，捣为末　肉苁蓉74克，酒浸一宿，刮去皱皮，炙干　熟干地黄58克　五味子1克　附子37克，炮，去皮脐　覆盆子58克　沉香37克　鹿茸74克，去毛皱，涂酥，炙微黄　人参37克，去芦头　山茱萸37克　肉桂1克，去皱皮　白茯苓37克　薯蓣37克　木香37克　麝香18克，细研　槟榔1克　朱砂37克，细研，水飞过

上件药，捣罗为末。炼蜜和圆，如梧桐子大，每日空心，温酒下三十圆，盐汤下亦得。忌生冷羊血。

五子衍宗丸　（《证治准绳》）

滋补肾水，添精补髓。主治阴虚气亏，肾水不足，阳痿遗泄，溺后余沥，久无子嗣，气血不充，须发早白。

菟丝子盐水炒，630克　五味子醋蒸，90克　枸杞子810克　覆盆子450克　车前子炒，180克

粉碎混合后，制蜜丸，每丸重9克，每服1丸，日服二次，温开水或淡盐汤送下。

至宝三鞭精　（《老人保健中成药》）

强力滋补药，能壮腰补血，健脑强身，滋阴补虚。主治未老先衰，神经衰弱，惊悸健忘等症。

蜂蜜　黄芪　人参　当归　鹿茸　梅花鹿鞭　大蛤蚧　菟丝子　地黄　杞果　蜂乳　小茴香　川椒　甘松　沉香　海狗鞭

广狗鞭　大海马　飞阳起石　五花龙骨　补骨脂　淫羊藿　桑螵蛸　巴戟天　净萸肉　牛膝　云苓　山药　杜仲　肉桂　覆盆子　何首乌　粉丹皮　川黄柏　杭白芍　冬术　肉苁蓉　泽泻　菖蒲　远志。

口服液，每瓶10毫升，日服1~2次。

萃仙丸　（《清朝野史大观》）

健脾益气，滋肾养肝，补心敛精。

白莲蕊　川断　炒韭子　枸杞子　芡实　沙蒺藜　首乌　菟丝子　胡桃肉　补骨脂　覆盆子　龙骨　怀山药　茯苓　金樱子　人参　建莲肉　鱼鳔

上药炼蜜为丸，每服9克，日服2次。

按：康熙三十二年（公元1693年）十月三日，户部尚书山东王鹭上朝奏事，康熙见他鹤发童颜，步履稳健，便问他："卿年几何?"王某答曰："臣不敢隐，年已八十矣。"问："卿服食何药饵否?"答曰："臣有一部下，尝献一方，名'萃仙丸'，臣退服此丸几十年而有壮容。"康熙即命将处方递交太医院审阅并依方炮制。康熙活到68岁，与服此方有一定关系。

健步酒　（《随息居饮食谱》）

补肾壮阳，治下部虚寒。

生羊肠一具，洗净晾燥　龙眼肉　沙苑蒺藜隔纸微焙　生薏仁淘净，晒燥　仙灵脾以钢刀去边毛　真仙茅各150克

上六味，滴花烧酒12千克，浸三七日。华亭董氏方也，见《三冈识略》。

喇嘛酒　（《随息居饮食谱》）

治半身不遂，风痹麻木。

胡桃肉　龙眼肉各150克　杞子　首乌　熟地各37克　白术　当归　川芎　牛膝　杜仲　白芍　稀莶草　茯苓　丹皮各18克　砂仁　乌药各14克

上十六味，绢袋盛之，入瓷瓶内，浸醇酒3千克，隔水前浓候

冷，加滴花烧酒 9 千克，密封七日饮，

牛膝人参酒　（《圣济总录》）

益气血，壮筋骨，补肾温阳。

牛膝　巴戟　附子　山萸肉　五味子　川芎各 20 克　熟地 15 克　五加皮 25 克　人参　黄芪　磁石各 20 克　肉苁蓉　防风　生姜各 25 克　肉桂　川椒各 15 克　茵陈 10 克　白酒 3 千克

将上药研碎，用绢袋盛扎紧备用。先将白酒倒入坛中，放进药袋，密封后置阴凉处，七日后可服，每日服 2 次，每次服15～20 毫升。

补天丸　（《广嗣要语》）

治六脉虚微，气血衰弱，虚劳症。具补天一以生水之剂。

紫河车一具，男用女胎、女用男胎，俱以初胎为主　黄柏酒炒　龟板炙，各 110 克　杜仲酥炙　牛膝酒浸　陈皮各 37 克

冬加干姜 18 克　夏加五味子 37 克

以上共为细末。先以河车水洗净，布绞干，或用酒煨熟，入诸药末，共捣匀焙燥，再为末，酒糊丸，如桐子大，每服百丸，空心温酒或白沸汤送下。

太极丸[2]　（《扶寿精方》）

人之五脏，配天之五行，一有不和，是以为病，药有五味，各主五脏，常欲适调。因配合诸味，使人精气神心肺肾保和无遗，生化之源，既清邪不能入矣，故曰太极。

黄柏盐酒浸三日，微炒，133 克　知母酒浸一宿，微炒，89 克　破故纸新瓦炒香，103 克　胡桃仁去皮研烂，118 克　砂仁去壳，37 克

上药各制为细末，炼蜜丸，梧桐子大，早夜沸汤茶酒任下五七十丸，服至三年，百病渐消。

斑龙丸[2]　（《扶寿精方》）

除百病，补百损，壮精神，养气血，大有奇效。闻昔蜀有道人酣歌酒肆中，尾闾不禁沧海竭，九转灵丹都漫说，惟有斑龙顶上珠，能补玉堂关下血。真人许仲源索方以传。

鹿角霜600克　菟丝子300克　柏子仁300克　生地黄300克　鹿角胶鹿角二三对，锯作3毫米长，制胶

上药先将胶火上化开，合前末调千余下，丸如梧桐子大，每服七八十丸，空心临睡盐汤任下。

紫霞丹　(《扶寿精方》)

固阳驻颜，益精填髓，起痿延年。

肉苁蓉25克　白茯苓　生地黄各11克　鹿茸11克，酥炙三次，另研　雄雀脑七个　雌雄乌鸡肝二具，慢火，瓦上焙　雄鸡肾二付，酒沃，慢火炙干，另研

上药为细末，先将葱白370克，净苎麻叶包裹，外用绵纸三四层水湿固之，火上煨熟，取起捣烂，合前药末，杵千余下，丸如梧桐子大，晒干，以鸡子十二枚，每头开一小孔，去清黄净盛丸在内，以纸壳封其孔。另将鸡子四枚，同前十二枚作一窝，与一伏鸡抱至四枚小鸡出为度，贮磁器内，用麝少许，铺器内底，盖固封养七日，方服。每空心盐酒汤下十丸。

李冢宰药酒　(《扶寿精方》)

治虚损咳嗽，明目养血，除膈气，去风湿，驻颜益寿。

桃仁　杏仁俱去皮尖，各600克　脂麻去皮炒熟，107毫升　苍术去皮，150克　白茯苓　艾　薄荷　小茴香各11克　好铜钱五文　荆芥37克

上药为细末，炼蜜和作一块，高烧酒一大坛，入药煮一时，将药煮散，厚纸封埋土中，七日取出，空心饮二三杯。

育神夜光丸　(《医便》)

明目去翳，障神效。

当归酒浸洗，全用，烘干　远志以甘草水煮，去心　牛膝去芦，酒洗　甘菊花去梗叶　地骨皮去木，洗净　甘州枸杞子　菟丝子酒浸经宿，煮烂，捣成饼，晒干听用　生地黄酒洗　熟地黄酒洗，煮烂，二味同入石臼内捣如泥

上药除地黄外，共为末，以地黄膏和匀，炼蜜为丸，如梧桐子大，每服六十丸，空心盐汤、食后温酒、临睡茶清送下。

却病延寿丹　（《医便》）

年高老人，但觉小水短少，即是病进，宜服此方。

人参3.7克　白术3.7克　牛膝3.7克　白芍药3.7克　白茯苓3.7克　陈皮3.7克　山查肉去皮，3.7克　当归2克　小甘草2克

上药用姜2片煎，空心服。春加川芎2克，夏秋加黄芩、麦门冬各3.7克，冬加干姜0.7克，倍当归。服至小水长止药，如短少又服。此丹浮养母方也，为人子者不可不知。此或用糊丸，如梧桐子大，每服七八十丸，空心食远清米汤下。

参术启脾丸　（《医便》）

主补脾胃，益元气，壮精神，化痰涎，久服肥健延年。

人参去芦，75克　白术麸皮炒，150克　黄芪蜜炙，75克　白茯苓去皮，75克　山药微炒，75克　甘草炙，18克　陈皮去半白，37克　黄连炒，300克　法制半夏粉37克　砂仁37克　神曲炒，18克　白芍药炒，55克　山查肉37克　藿香水洗，11克　麦门冬炒取末，18克

上药各为细末，炼蜜为丸，如梧桐子大，每服7.5克，白汤下，空腹食远皆可服。

三寸葆真丸　（《惠直堂经验方》）

凡五劳七伤、左瘫右痪，服之无不神效。

豨莶草用老酒白蜜拌匀，九蒸九阴干，净末，600克　白蒺藜600克　天冬　熟地　人参各300克　黄芪　茯神　枣仁　枸杞　牛膝　杜仲　续断　五加皮　山药　山萸　白术　菟丝　沉香　朱砂　南星　沙苑　半夏　鹿茸　虎胫各150克　乳香　没药　黄芩　山查　龙骨　地龙　土鳖　甜瓜子　骨碎补　肉桂　附子　炙甘草各75克

共为末，炼蜜为丸，如梧子大，老酒盐汤任下。

罗真人活命丹　（《惠直堂经验方》）

此丹服两月后，精神百倍，行走如飞，发白变黑，妙难尽述。

熟地　生地　枸杞　肉桂　肉苁蓉　菟丝　人参　巴戟天　天冬　巨胜子　枣仁　补骨脂　覆盆子　山药　楮实子　续断

木香　韭子　芡实　莲肉　附子　鹿茸　生首乌　五味子

上药各75克，如法炮制，研末米糊为丸，梧子大，每服二三十丸，空心淡盐汤下。

桑椹河车丸　（《惠直堂经验方》）

益精补肾，助阳延寿。

河车二具，焙干　鹿茸一对，酥炙　黑驴肾连腰子肾子切片，酥炙，四具　黄狗肾连腰子肾子，酒煮焙干，十具　熟地九蒸晒　枸杞酒蒸　生首乌各300克　巴戟天酒蒸　破故纸核桃拌炒　山药盐水炒　萸肉　骨碎补炒　鱼鳔蛤粉炒　五味子　菟丝子酒煮　仙茅米泔浸3次，去皮　肉苁蓉去鳞肠　锁阳　茯苓各150克　人参75克

上药为末，桑椹熬膏，加炼蜜为丸，梧子大，空心清汤下18克。

九制牛膝葆真丸　（《惠直堂经验方》）

强健精神，妙难尽述。

牛膝去头尾1.8千克，分作九份，听制：

一份用补骨脂、巴戟肉各37克，黄酒1.8千克煎至0.9千克，将汁泡牛膝，拌透晒干，俟汁尽为度，其二味渣不用。

一份用川椒、狗脊各37克，亦用酒煎，如上法。

一份用肉苁蓉110克，洗净去甲，制如上法。

一份用蛇床、覆盆子各55克，制如上法。

一份用紫梢花、天门冬各150克，制如上法。

一份用五加皮、菟丝子各37克，制如上法。

一份用熟地、五味各37克，制如上法。

一份用天雄2枚，切片，用童便10碗，煎汁2碗，拌晒如上法。

一份用小茴37克，煎汁1碗，鹿茸血尖37克，研末，入小茴汁拌牛膝晒干。

上药共为末，用核桃肉150克去皮捣烂，加炼蜜为丸，如梧子大，清晨好酒送下11克。少壮者只服180克，衰弱者300克，老

迈者亦不过370克，诸症皆愈。

壮阳种子丸　（《回生集》）

治尺脉微弱而痿，虚寒无火者宜此。

熟地酒煮捣烂　枸杞子各55克　牛膝俱酒洗　远志肉甘草汤煮　怀山药　山茱萸肉　巴戟去骨酒蒸　白茯苓　五味子　石菖蒲　楮实子　肉苁蓉酒洗，去鳞甲，去心中白膜　杜仲盐酒炒　茴香盐水炒，各37克　冬加肉桂18克，童便拌晒三次

上药为末，炼蜜和枣肉为丸，空心温酒淡盐汤任下。

羊肾酒　（《验方新编》）

此酒能种子延龄，乌须黑发，强筋骨，壮气血，添精补髓，返老还童。有七十老翁，腿骨无力，寸步难移，将此甫服四日，即能行走如常。后至九旬，筋力不衰，其方秘而不传，董文敏公重价得之。凡艰于嗣续者服之，即能生子，屡试如神，百无一失。

生羊腰一对　沙苑蒺藜150克　真桂圆肉150克　淫羊藿150克，用钢刀去边毛，羊油拌炒　仙茅150克，用净糯米汁泡去赤汁　薏仁150克

用滴花烧酒浸三七日，随量时时饮之。

归脾汤　（《济生方》）

治思虑过度，劳伤心脾，怔忡健忘，惊悸盗汗，发热体倦，食少不眠或脾虚不能摄血致血妄行。

人参　白术土炒　茯神　枣仁炒　龙眼肉7.5克　黄芪炙5.5克　当归酒洗　远志3.7克　木香炙1.8克

姜枣煎服。

苁蓉丸[3]　（《普济方》）

治虚损，大补益精血。

苁蓉酒浸一宿，去粗皮炙干　菟丝子酒浸一宿，晒干另捣罗为末　天雄炮，去皮脐　麋角屑酥拌微炒　枸杞子微炒，各75克　石斛去根　远志去心　续断　干姜炮制，锉，各37克　干熟地黄75克

上药为末，炼蜜和捣二三百杵，丸如桐子大，每服空心及晚

食前，以温酒或盐汤下三十丸。

乐令健中汤 （《普济方》）

治血气劳伤，五脏六腑虚损，肠鸣神倦，荣卫不和，退虚热，除百病。

黄芪蜜炙　人参去芦　橘皮去白　当归去土洗　桂心　细辛去土　前胡　白芍药　甘草　茯苓去皮　麦门冬去心，各37克　半夏250克，汤泡洗七次，切

上药捣罗，每服15克，生姜4片，枣2枚，水一盏半，水熬去滓，微热服，滓再煎服。

太和膏 （《御药院方》）

治诸虚不足，气血虚衰，精神减少，肢体瘦悴，行步艰难。久服益精气，壮元阳，补虚乏，健脾胃，美饮食。

当归酒浸　川楝子　破故纸　白茯苓　枸杞子　胡芦巴　远志去心　白术各110克　川芎75克　舶上茴香　肉苁蓉各222克　黄蜡55克　葱白10茎　胡桃50个

上药右用鹿角18千克，东流河水1800千克。铜灶铁锅二只，靠鹿顶截角，用赤石脂盐泥于截动处涂固之，勿令透气，于甑内蒸一炊。用马蔺刷就熟汤刷去角上血刺尘垢讫，可长10～12毫米。截断鹿角外，将前件药十四味拌和停匀。先铺一层角于锅内，角上铺一层药，如此匀作三层铺之，将河水添在药锅内，其水于角上常令高10毫米。用无烟木炭慢慢煎熬，常令小沸，勿令大滚，外一锅内专贮将河水煎汤，亦勿令大滚。如药锅内水稍下，却于热汤内取添，只令10毫米，却取河水添在热汤内，续续倒添至二十四时，住火候冷，将鹿角捞出，用生绢滤取汁。其药滓不用外，将药汁如前法再熬，更不用加水，如膏滴水中凝结不散，方始成膏。每服11克，暖酒化，空心服，每日一服。

补精膏 （《普济方》）

壮元阳，益真气，助胃润肺。

牛髓150克，拣去粗　胡桃150克，去皮壳　杏仁150克，去皮尖　山

药300克

上药将杏仁、胡桃、山药三味捣为膏，蜜600克，炼去白沫，同牛髓和匀，入瓷罐内，汤煮一日，空心服一匙。

人参养胃汤　(《普济方》)

治虚损血衰，手足软，行步无力，口苦舌干，并宜服之。

人参　茯苓　黄芪　白扁豆　远志　益智仁　麦门冬去心，各11克　北五味子18克　石莲肉去皮，18克　生地黄18克　川当归13克　川芎9.5克　甘草7.5克　大枣6枚

上药锉，分作六服，每服用水二盏，大枣1枚，水煎去滓，食前服，滓再煎服，无忌。

养肝丸　(《朱氏集验方》)

养血气，壮筋骨。

白芍　禹余粮煅　苁蓉　黄芪蜜炙　当归　茯神　杜仲　鹿角胶炒，55克　牛膝　木瓜　川续断　柏子仁　石菖蒲各18克

上药为末，醋糊丸，如桐子大，早空心盐汤下。

却老苁蓉丸　(《普济方》)

治肾脏虚损，补真脏气，去丹田风冷，调顺阴阳，和胃进食。

肉苁蓉酒浸，切焙，75克　山芋　五味子炒各37克　泽泻　菟丝子酒浸三日，焙干，另研取末　赤石脂研　白茯苓去粗皮　山茱萸焙　熟地黄焙　覆盆子去梗　石斛去根，各37克　巴戟天去心

上药为细末，酒煮面糊入蜜少许，同和丸，如桐子大，每服二三十丸，温调下，粟米饮亦得，空心食前服。

人参地黄丸　(《普济方》)

治下经不足，去风冷邪气，调顺脾胃，壮气明目，进饮食。

人参　巴戟天去心　肉苁蓉酒浸一宿，切焙　白术　甘菊花　菟丝子浸酒一宿，焙干，捣末　五加皮锉　石斛去根　柏子仁另研　熟地黄焙，各37克

上药为末，炼蜜和丸，如桐子大，每服三十丸，温酒下，食

前服。

覆盆子丸[1]　（《太平圣惠方》）

治诸风虚，补暖下元，变白发，久服神效。

覆盆子300克　五粒松300克　枸杞子220克　秦皮150克　川升麻110克　巨胜180克　楮实180克，水淘去浮者，曝干微炒

上药为末，以生地黄汁1073毫升，好醋560毫升，蜜300克，酥260克，先煎地黄汁等十余沸，入药末和丸，如桐子大，每服于食后，以温酒下三十丸。如不饮酒，以浆水下，切不得食白蒿、青蒿、荏子、萝卜、蒜等物。

复老还童丸　（《德生堂》）

补下元，乌髭发。

苁蓉酒浸　菟丝子酒浸　巴戟酒浸，去心　牛膝去芦，酒浸，各37克　山药　川楝子盐炒　蛇床子炒　茯神　八角茴香　黄芩　五味子　续断　人参　枳实　槟榔　干姜各37克　丁香母者佳　乳香　木香　沉香　白檀各18克

上药为细末，炼蜜为丸。先入井花水一盏和药，杵千余下方丸，如桐子大，每服三十五丸，空心温酒下。

覆盆子丸[2]　（《御药院方》）

壮筋骨，益精明目，黑髭发。

覆盆子　远志　杜仲　地肤子炒香，各37克　枸杞子焙干　破故纸盐炒　山茱萸取肉　山药另取末　柏子仁炒香，另研，各75克　胡桃肉去皮，37克，另研

上药为细末，将山药末同白面酒糊丸，如桐子大，每服四五十丸，空心酒下。

木香丸[2]　（《普济方》）

滋阴养正，补肾秘真，坚固骨髓，调荣卫，悦颜色，黑髭发。

山茱萸不去核　莲花心各37克　白茯苓　木香各75克　破故纸　菟丝子酒浸三日，焙干，各180克　胡桃肉300克，微去油，研烂

上药为末，炼蜜和丸，如桐子大，每服七十丸，温酒送下。空心，每日一服。

加减仙茅丸 （《御药院方》）

强筋骨，益精神，明目黑髭发。

仙茅1.2千克，米泔浸五日，去赤水，用铜刀子去皮，用刀锉碎，夏月只浸三日，阴干不见日，称600克 苍术1.2千克，米泔浸五日或二日，亦得去皮焙干，600克 车前子375克 枸杞子600克 柏子仁微炒黄，捣 茯苓去皮 茴香炒香，各300克 生地黄焙干 熟地黄焙干，各150克

上药为末，酒煮糊和丸，如桐子大，每服五六十丸，食前温酒下。日二服，渐加至七八十丸。

草还丹[2] （《圣济总录》）

治气血虚瘁，髭发变白。

牛膝酒浸，切、焙 熟地黄焙 枳壳去瓤，面炒 地骨皮各37克 菟丝子75克，酒浸一宿时，研烂，入诸药

上药为末，炼蜜和，木臼再杵千下，丸如桐子大，每服三十丸，温酒下，空心食前。一方盐汤下。

草还丹[3] （《圣济总录》）

治气血虚瘁，髭发变白。

生地 石菖蒲节密细者 牛膝酒浸，切、焙 地骨皮 菟丝子入盐少许，乘热取末 肉苁蓉酒浸一宿，细研，切、焙，各等分

上药为末，炼蜜和丸，如桐子大，每服以丹砂为衣，空心，温酒下四十丸，日午再服二十丸，一月内百疾俱退。

延寿丸 （《圣济总录》）

治诸虚及虚风，乌髭发。

牛膝酒浸，切、焙 干地黄焙 枳壳去瓤，麸炒 地骨皮各37克 菟丝子75克，酒浸一宿，研烂，入诸药末

上药为末，炼蜜和，木臼中再杵千下，丸如绿豆大，每服三十丸，温酒下，空心食前。一方盐汤下。

何首乌丸[1] （《普济方》）

治男子元脏虚损，发白再黑，填精补髓。

首乌300克 苁蓉220克 牛膝150克

先将首乌300克，用枣拌首乌，甑内蒸枣软，用刀切，焙同为末，枣肉和丸，如桐子大，每服五七丸，嚼马蔺子下，酒服。食前二服，加一丸。日三，服至四十丸数即止，效如神。

神仙一井金丹 （《普济方》）

补虚真元，大壮腰脚，久服髭发不白，齿牙牢壮，美进饮食，明目聪耳，行步轻快。

牛膝10克，酒浸三日 乌药75克 羌活37克，炒 川椒110克，去子，炒，称 金毛狗脊37克，炒，去毛 白附子110克 南星37克，炮 木鳖子 舶上茴香 萆薢各37克 黑豆炒煮 黑附子110克，炮去皮，称 地龙37克，瓦上炒，去土称 防风37克，去芦 首乌110克，黑豆半碗，水三碗，煮去皮 赤小豆37克 骨碎补37克，去毛炙 白蒺藜37克，去刺炒 绵黄芪37克，去芦，蜜炙 五味子37克，炒 全蝎37克 覆盆子37克，炒 青矾37克，火炮青 苁蓉110克，酒浸三日

上药为末，无灰酒煮糊和丸，如桐子大，每服五十丸，浸五味子汤下，空心日、午服。此药大有神效，兼进饮食。

余在淳安，主簿李渊云，乃祖通判公，少服一井金丹，至老发不白，后在都城访杨五傅，问先和王晚年发不白，所服何药，答曰：某未尝知。遂向老药童叩之，云：先和王常服一井金丹。后卢陵见前留守赵鼎，六十余岁，髭发皆不白。众以为润泽者，仆仔细视之，非是染者。鼎云：自然如此。继过豫章，其人作酒官，托邱倅叔献询叩，鼎云：大人平生，只服一井金丹。方知此药之妙。皆得其方，但方间有大小不同。今并载之：一方减川椒37克，白附子37克，木鳖子、黑附子、首乌各37克，每服二十丸，五味用泡汤下，其他五味，煎酒下；一方黑豆半碗，水二碗，同羌活、萆薢、首乌，一处，煮豆熟为度，去豆不用，只用三味药；一方萆薢、黑豆、同首乌一处煮。

枸杞子丸[1]　（《普济方》）

滋补真元，通流血脉，润泽颜色。久服乌髭发，延年耐劳。

枸杞子　巨胜子　菟丝子　覆盆子　当归洗焙　干地黄洗焙　白茯苓　白芍药　白芷　山药　蒺藜　牛膝酒浸一宿　玄胡索　荜澄茄　白术以上十五味各 37 克　破故纸 110 克，炒

以上药为细末，无灰酒煮糊和丸，如桐子大，候干，以苍耳叶罨一宿，每服三五十丸，温酒盐汤任下，空心，发黑不老。

覆盆子丸[3]　（《太平圣惠方》）

补肝益肾，平养心气，聪明耳目。

覆盆子 55 克，拣去皮、梗　巴戟去心，用紫者佳　苁蓉酒浸，去皮，切片，焙干　远志去心　牛膝酒浸一宿，焙干　五味子洗净，焙干　续断各 75 克　山茱萸去核，焙干，37 克

以上药为末，炼蜜丸如桐子大，每服五十丸，空心温酒下，加至百丸，久服益效。

萆薢丸[2]　（《普济方》）

治风冷，壮腰膝，暖脏腑，利血气，补脾肾，益气力。

萆薢锉　牛膝去苗　杜仲去皮，炒微黄，锉　酸枣仁炒　柏子仁　防风去叉、芦　天麻　肉苁蓉酒浸一宿，去皮炙干　桂心　补骨脂炒　附子炮，去皮脐　五味子　磁石烧醋淬七次，捣碎，细研，水飞过　鹿茸　熟地黄　石斛去根，锉　巴戟各 37 克

上药为末，入磁石研匀，炼蜜和捣二三百杵，丸如桐子大，每日空心，以温酒下三十丸。

菟丝子丸[4]　（《十便良方》）

治腰膝无力，壮气祛风。黄鲁直说："吉侍郎服之，年七十六如四五十岁人，朝中最强健。屡见服菟丝子人得力，始知药有功也。"服此药后，若觉小壅，当以少菊末和汤点服之，但菟丝子久服，令人思欲事，切忌戒慎。

菟丝子拣去净，不以多少

先入臼如舂谷，然后簸去尘稗净。用水淘 5 次，去浮者并底

沙石，晒干酒浸，夏五日，冬十余日，控三焙干。

上药于大碾中，碾罗为末。取生山药去皮磨为膏，酒煮成糊，搜和为丸，如豌豆大，焙干，每一服，空心。酒下一百丸，无所忌。李侍郎服之。年七十六如四十五岁人。朝中最强健。屡见服菟丝子人得力。始知药有功也。

更生丸 （《太平圣惠方》）

能疗男子五劳七伤，阴衰消小，囊下生疮，腰脊背疼痛，不能俯仰，两膝膑冷，时时热痒或时浮肿，难以行步；目风泪出，远视䀮䀮，咳逆上气，身体萎黄，绕脐弦急，痛及膀胱，小便尿血，茎痛损伤，时有余沥，汗衣赤黄；或梦惊恐，口干舌强，渴欲饮水，得食不常；或气力不足，时时气逆，坐犯七忌，以成劳伤。此药主之，甚验，方春三月宜服之。

茯苓1.6克，若不消食三分加一 菖蒲1.6克，若耳聋三分加一 山茱萸1.6克，若身痒三分加一 瓜蒌根1.6克，若热渴三分加一 菟丝子1.6克，若痿泄三分加一 牛膝1.6克，若关节不利加一倍 赤石脂1.6克，若内伤三分加一 干地黄2.6克，若烦热三分加一 细辛1.6克，若目䀮䀮三分加一 防风1.6克，若风邪三分加一 薯蓣1.6克，若阴湿痒三分加一 续断1.6克，若有痔加一倍 蛇床子1.6克，若少气三分加一 柏实1.6克，若少力加一倍 巴戟天1.6克，若痿弱三分加一 天雄1.6克，炮，若有风三分加一 远志皮1.6克，惊恐不安三分加一 石斛1.6克，若体疼加一倍 杜仲1.6克，若阳绝腰痛三分加一 苁蓉1.6克，惊恐不安加一倍

上捣筛，蜜丸，如梧桐子大。先食服三丸，日三，不知渐增，以知为度。亦可散服，以清粥饮服1克。早午晚时服，七日知，十日愈，三十日余气平。长服老而更少，忌猪羊肉汤、冷水生菜、芜荑等物。一方用酒下亦可。

补肾茯苓丸[1] （《普济方》）

疗男子肾虚冷，五脏内伤，风冷所苦，令人身体湿痒，足行失顾，不自觉省；或食饮失味，目视䀮䀮，身偏拘急，腰脊痛强，不能食饮，日渐羸瘦，胸心懊闷，咳逆上气，转侧须人，起

则扶曳，针灸服药，疗之小折；或乘马触风，或因房室不自将护，饮食不量，用力过度；或口干苦燥，或流涎出口，或梦寐精便自出，或尿血尿有淋湿，阴下痒湿，心惊动悸，少腹偏急，四肢酸疼，气息嘘吸，身体浮肿，气塞胸胁，医所不能识，妄加余疗，方秋三月宜服之。

茯苓　防风　桂心　白术　细辛　山茱萸　薯蓣　泽泻　附子　干地黄　紫菀　牛膝　芍药　丹参　黄芪　沙参　苁蓉　干姜　玄参　人参　苦参　独活各75克

以上药捣筛，蜜和丸，如梧桐子大。食前服五丸，临时以酒饮下之。忌酢物、生葱、桃李、雀肉、生菜、猪肉、芜荑。

补肾茯苓丸[2]　（《普济方》）

疗男子内虚，不能食饮，忽忽喜忘，悲忧不乐，恚怒无常；或身体浮肿，小便赤黄，精泄淋沥，痛绞膀胱，胫疼冷痹，伸不得行，渴欲饮水，小腹胀满，皆犯七忌。上已记其当疗之法，随病度量，方夏三月宜服之。

茯苓75克，食不消加一倍　附子37克，炮，有风三分加一　山茱萸75克，身痒三分加一　杜仲75克，腰痛三分加一　牡丹75克，腹中游气三分加一　泽泻110克，有水气三分加一　薯蓣110克，头风加一倍　桂心220克，颜色不足三分加一　细辛75克，目䀮䀮三分加一　石斛75克，阴湿痒三分加一　苁蓉110克，身痿三分加一　黄芪150克，体疼三分加一

上药捣筛，蜜和丸，如梧桐子大，先食服七丸，日二服。忌生葱生菜、猪肉、冷水、大酢、胡荽等物。

鹿茸丸[4]　（《太平圣惠方》）

暖脏腑，壮腰膝，补下元，养精气，久服美颜色、长肌肉、补诸虚损，四时宜常服。

鹿茸75克，去毛涂酥，炙微黄　磁石75克，烧醋淬7遍，细研水飞过　熟干地黄炒　白茯苓　肉苁蓉酒浸一宿，刮去粗皮，炙干　菟丝子酒浸3日，曝干，别捣为末　人参去芦头　附子炮裂，去皮脐　薯蓣　远志去心　牛膝去苗　杜仲去粗皮，炙微黄，锉　巴戟天　续断　五味子　山茱萸

泽泻　桂心　补骨脂　蛇床子各37克

上药为末，入磁石研令匀，炼蜜和捣五七百杵，丸如梧桐子大，每日空心，以温酒下三十丸，看老少以意加减。

地黄丸　（《保命集方》）

专治阳盛阴虚，肝肾不足，虚损形瘦，无力而多青黄，面无常色。宜荣血养气，宜服。

苍术600克，泔浸　熟地黄600克　干姜春25克，夏18克，秋25克，冬37克

上药为细末，蒸枣肉为丸，桐子大，每服五七十丸，至百丸。诸饮下。若加五味子为肾气丸，述类象形，神品药也。

沉香丸[2]　（《圣济总录》）

专补脾胃，止心腹痛，进饮食。

沉香锉，75克　鹿茸去毛酥炙　乌药锉　楝实锉，炒　白茯苓去黑皮　石斛去根　白术　诃黎勒炮，去核　厚朴去粗皮，姜汁炙　人参各37克

上药为末，酒煮面糊丸，如梧桐子大，每服二三十丸，温酒或米饮下，空心食前服。

大黄芪散　（《卫生家宝方》）

主治劳倦、补虚，益颜色，填骨髓。

黄芪生，细锉　款冬花焙　牛膝去头，酒浸一宿，焙　柴胡去芦，洗　秦艽生　青橘皮去白，炒　茴香舶上者，炒　木香水调，面裹，炮，忌伤火，以上拣净，各18克　贝母大者七个，汤泡七次　杜仲酒浸一宿，劈开，渗尽酒，炙色黄　肉桂去皮不见火　穿心巴戟去心生用　甘草炙黄　萆薢　石斛以上各3.7克　附子大者25克，重炮裂，去皮尖

上药十六味精细洗，焙为末。每服7.5克，水一盏，生姜3片，枣子1枚，同煎至七分，倾向盏内，以碗盖出汗，去滓温服。日进三服，忌生冷、油面、炙煿、带壳物。空心食前服。

增益八味丸　（《朱氏集验方》）

能滋养肝肾，益心血，利足膝，实肌肤，悦颜色，真男子卫

生之良药也。此方专理肝、心、肾之血，泽泻则引诸药以归肾。

熟干地黄酒蒸，日干，称　鹿茸去毛，去皮、五味子各150克　山药大块者，酒浸一日　山茱萸去核　大附子37克，炮　牛膝酒浸一宿，各75克　白茯苓　牡丹皮去骨　泽泻酒浸一宿，各55克

上药为细末，用真鹿角胶300克，锉细，入银石器内，法酒丸如梧桐子大，每服五十丸，空心温酒盐汤下。

山芋丸[1]　（《圣济总录》）

用补丹田，悦颜色，长肌肤，进饮食。

山芋　仙灵脾各5克　车前子酒浸润，经宿焙干　菟丝子酒浸经宿，别捣，焙干，各110克

上药为细末，炼蜜和丸，如梧桐子大，每服十五丸，温酒或盐汤下。食前。

驻春丹　（《瑞竹堂经验方》）

好白茯苓150克，水飞，去皮及沙，细研为末　白面600克，备用　人参37克，不用铜铁，捶碎　川椒107毫升，以木研碎去目　青盐一匙头

以上药为粗末，水两大碗，煎至一碗，与茯苓、白面，和匀如臂大，文武火烧熟。三日服一料，一月服十料，半年之后当减三料，每月只服七料，又半年再减三料，每月只服四料。若两日一次见小便，乃见功效也，如此不必常服。

秃鸡散　（《千金要方》）

有房室人，常服勿绝方。

蛇床子　菟丝子　远志　防风　五味子　巴戟　杜仲　苁蓉

上药下筛，为细末，每服1克，早晚一日二服，无室勿服。

长生不老丹　（《普济方》）

苍术600克，150克酒浸，150克醋浸，150克盐浸，150克米泔水浸　莲肉600克，用猪肚一个，入莲肉煮，去肚不用　五味子　茯苓　枸杞子　熟地黄各150克

上药为细末，酒丸，如梧桐子大，每服三五十丸，酒或盐汤下。

延寿酒 （《华佗中藏经方》）

主疗百疾。

黄精2.4千克 天门冬1.8千克 松叶3.6千克 枸杞3千克 苍术2.4千克

上药用水3杓，煮一日，如酿酒法，空心服之。

驻年方 （《本草》）

以鸡头实作粉食之，是长生之药也。延年益气，悦心明目，补添筋骨，治一切遗精滑精。

以破故纸370克，净拣，去皮洗过，捣筛令细，用胡桃瓤888克，汤浸去皮，细研如泥，即入新末，更以好蜜和搅令匀，如饴糖，盛于瓷器中，旦日以暖酒214毫升，调药一匙服之，便以饭压。如不饮酒人，以暖热水调亦可服，但禁食芸苔羊血，余无忌。昔唐相国自序云：予为南海节度，年七十有五，越地卑湿，病发，忽内外众疾俱作，阳气衰绝，服乳石补益之药，百端不应。元和七年（公元812年），有诃陵国船主事摩诃知予病状，遂传此方并药。予初疑而未服，摩诃稽颡固请，遂服之。经七八日而觉应验，遂而常服，其功神验。元和十年二月罢郡归京，录方传之，止泻除睡，强筋益气力，久服轻身延年。

按：鸡头实即芡实，为睡莲科植物芡的果实。

神仙巨胜子丸[1] （《普济方》）

补脾益肾，平补阴阳。

黄精 木通 当归 黄芪 莲子 广木香 枸杞子 肉苁蓉酒浸 熟地黄酒浸 何首乌 人参 破故纸酒浸 柏子仁 巴戟酒浸，去皮 山茱萸 巨胜子煎去皮，燥干 干山药 菟丝子酒浸 杜仲酒浸 酸枣仁 五味子酒浸，各75克，天雄一对，如无，附子亦可 石菖蒲酒浸 楮实子 甘菊花 牛膝酒浸三日 小茴香炒，各37克 川乌头炮 白茯苓 覆盆子 远志去心，酒浸，焙 天门冬酒浸，去皮，各37克

上药为细末，春夏炼蜜为丸，秋冬枣肉为丸，如梧桐子大。

每服三十丸，温酒空心下，日进二服，诸病尽除。耳聋眼暗，并皆治之，服至一月，真气完成，至五十日头白再黑，百日颜如童子，若遇冬天单衣不寒。年老七十无子，服此药，生数子，年至百岁。

小丹　（《三因极一病证方论》）

主补劳益血，去风冷，消百病诸虚不足，老人精枯神耗，女子绝伤断绪。久服益寿延年，安神宁志，定魂魄，滋气血脉络，开益智慧，释散风湿，耳目聪明，筋力强壮，肌肤悦泽，气宇泰定。

熟地黄　肉苁蓉酒浸，各220克　五味子　菟丝子酒浸，各180克　柏子仁别研　天门冬去心　蛇床子炒　覆盆子　巴戟去心　石斛各110克　续断　泽泻　人参　山药　远志去心，炒焦　山茱萸　菖蒲去毛　桂心　白茯苓　杜仲锉，炒丝断，各110克　天雄炮，去皮脐，37克　炼成钟乳粉扶衰110克，续老75克，常服37克，气虚则不用

上药为末，蜜丸，如梧桐子大，食前酒服三十丸至五十丸。忌五辛、生葱、芜荑、饧、鲤。血虚人去钟乳，倍地黄；多忘倍远志、茯苓；少气神虚倍覆盆子；欲光泽倍柏子仁；风虚倍天雄；虚寒倍桂心。小便赤浊，三倍茯苓，一倍泽泻；吐逆倍人参。

苁蓉丸[4]　（《永类钤方》）

主治丈夫禀受气血有偏胜者。气胜血，则阳盛防微，精气流溢。《乙经》云：阳强不能密，阴气乃消亡。服此助阴和阳。

熟地黄酒浸洗，蒸2次，焙干，75克　菟丝子去沙，土蒸二次，研焙，55克　黄芪蜜炙，37克　川当归洗，焙干，55克　穿心紫巴戟　肉苁蓉洗、焙，各37克　莲肉　北五味子　人参去芦　嫩鹿茸酥炙　白茯苓　龙齿各37克

上药为末，炼蜜和丸，如梧桐子大，每服五十丸，温酒、盐汤、米饮任下。

香茸丸[2] （《普济本事方》）

治虚。

鹿茸75克　沉香　人参　白芍药　熟干地黄　生干地黄　苁蓉　牛膝　泽泻　大附子　当归各37克　麝香3.7克

上药为细末，酒糊为丸。如梧桐子大，每服五十丸，盐汤酒下。

中丹 （《简易方》）

能补诸虚百损，体劳少气，善惊昏愦，上焦客热，中脘冷痰，不能多食，心腹胀满，脾胃气衰，精血妄行，容色枯瘁。

黄芪　白芍药　当归各150克　白茯苓　人参　桂心各37克　川椒炒去汗，37克　大附子　黄芩各37克

以上药为末，姜汁和作饼，再细末，粟米饮搜和得所，捣千杵，丸如梧桐大，酒饮任下三五十丸，食前服。

人参散 （《普济本事方》）

主补虚损，老少一切虚证。并皆治之。

人参　桂去皮，不见火　白术　茯苓　黄芪　熟干地黄洗　川芎　甘草　川当归各等分

以上药为末，每服8克，水一盏，生姜3片，枣子2枚，同煎至七分，空心服。

大沉香丸 （《德生堂》）

主辟山岚瘴气，通饮食，厚肠胃，令人肥白，填精补髓，去浑身走注。活经脉，健身体，百病不生，顺气守心。

沉香　木香　丁香　白檀香　胡桃仁去皮　枸杞子　大茴香　小茴香　破故纸用羯羊番白肠50厘米，盛上项药在内，好酒煮熟，瓦器内阴干　胡芦巴酒浸半两，同前药治之　全蝎去毒炒，18克　穿山甲酥炙　川楝子　木通　肉苁蓉酒浸　远志去心　韭子各18克，酒浸　莲蕊7.5克　川巴戟18克，酒浸，去心　干山药18克，蛀者　山茱萸18克，去核　知母18克　仙灵脾酥炙，11克　青皮去白，11克　白茯苓18克　牛膝酒浸，11克　黄精酒浸，18克　天门冬去心，18克　麦门冬去心　人参　熟地黄

乳香另研，各18克　细墨一锭，烧灰，18克　生地黄18克　巨胜子18克　菟丝子18克，酒浸带湿与群药同研　北五味子18克　陈皮7.5克

以上药为细末，好酒面糊丸，如梧桐子大。每服三十丸至五十丸，空心酒下，干物压之，忌猪血豆粉等冷物。

大建中汤　（《普济方》）

治诸虚不足，小腹急痛，胁肋䐜胀，骨肉酸痛，短气喘咳，痰多咳嗽，潮热多汗，心下惊悸，腰背强痛，多卧少起。

黄芪去芦　附子炮，去皮脐　鹿茸酒蒸　地骨皮去木　续断　石斛去根　人参　川芎　当归去芦头，酒浸　白芍药　小草各37克　甘草炙18克

上药㕮咀，每服15克，水一盏半，姜5片，煎至七分，去滓温服，不拘时候，咳嗽者加款冬花，唾血者加阿胶，便精遗泄者加龙骨，怔忡者加茯神。

黄芪丸[1]　（《普济方》）

益肾气，强骨髓，治风气，补虚乏。

黄芪39克，锉　熟干地黄75克　天门冬55克，去心，焙　石斛37克，去根　桂心1.1克　五味子1.1克　白术1.1克　防风1.1克，去芦头　巴戟37克　薯蓣1.1克　山茱萸1.1克　远志1.1克，去心　人参1.1克，去芦头　白茯苓1.1克　枳壳1.1克，面炒微黄，去瓤　枸杞子1.1克　肉苁蓉37克，酒浸一宿，刮去粗皮，炙干　菟丝子37克，酒浸三日，晒干，别捣为末

上药为末，炼蜜和捣三五百杵，丸如梧桐子大，每服空心，温酒下三十丸。晚食前再服，渐加至四十丸。

山芋丸[2]　（《普济方》）

治诸虚损，补脏腑，利腰脚，壮元气，充肌肤，填骨髓。

山芋　石斛去根　牛膝去苗，酒浸，切焙　鹿茸　白茯苓去黑皮　五味子　续断　巴戟天去心　山茱萸　人参　桂去粗皮　熟地黄焙　杜仲去粗皮，炙　覆盆子　菟丝子酒浸一宿，别捣末　肉苁蓉酒浸，切、焙　泽泻刮去皮，炙　蛇床子炒　远志去心，炙　天雄各37克，炮裂，去

皮、脐

上药为末，炼蜜和捣三五百杵，丸如梧桐子大。每服三十丸，空心服，晚食前温酒下。

十补汤 （《普济方》）

治诸虚不足，安益心肾。

白芍药37克　当归酒浸一宿　黄芪蜜炙　生干地黄洗　茯神去木，各18克　肉桂去皮，15克　北五味11克　天台乌药　麦门冬去心　人参　白术各9.3克　酸枣仁微炒　陈皮去白，各7.5克　木香煨　半夏汤洗七次　沉香不见火，各7.7克

以上药㕮咀，每服7.5克，水二盏半，姜5片，枣3枚，同煎至一盏，去滓，通口服。

沉香丸[3] （《普济方》）

补虚惫，除冷气，暖脾肾，益气力，思饮食。

沉香37克　补骨脂37克，微炒　附子37克，炮裂，去皮、脐　青橘皮18克，去白，汤浸，焙　槟榔37克　黄芪18克，锉　石斛37克，去根，锉　熟干地黄37克　桂心37克　白茯苓37克　白术18克　芎䓖18克　人参18克，去芦头　干姜18克，炮裂，锉　牛膝37克，去苗　五味子18克

以上药为末，炼蜜和捣三五百杵，丸如梧桐子大。每日空心，以盐汤下三十丸，暖酒下亦得。

还少丹[1] （《经验良方》）

大补心肾脾胃，一切虚损，神志俱耗，筋力顿衰，腰脚沉重，肢节倦怠，血气羸乏，小便赤涩。

干山药37克　牛膝酒浸，37克　远志去心，37克（75克）　山茱萸去核，37克　白茯苓37克　五味子37克　巴戟酒浸，去心，37克　肉苁蓉酒浸，37克　石菖蒲37克　楮实37克　舶上茴香37克　枸杞子37克　熟地黄55克　杜仲去皮，姜汁、酒涂炙熟，37克

以上为细末，炼蜜同枣肉为丸，如梧桐子大。每服三十丸，温酒或盐汤送下，早晚食前3次服。五日觉有力，十日精神爽，

半月气颇壮，二十日目明，一月夜思饮食，冬月手足常暖。久服令人身体轻健，筋骨壮盛，怡悦颜色，延寿难老。更有体疾加减，热加山栀子37克；心气不宁，加麦门冬37克；阳弱加续断37克。常服固齿牢牙，永无瘴疟。妇人服之，容颜悦泽，暖子宫，去一切病。少精神加五味子。

鹿茸四神丸　（《太平惠民和剂局方》）

治肝肾虚，热淫于内，致筋骨虚弱，不自胜持，起居须人，足不任地，惊恐战掉，潮热时起，饮食无味，诸虚不足，及肌体瘦悴，血气不生。

肉苁蓉酒浸　鹿茸燎去毛，酥炙　菟丝子酒浸通软，别研细　熟地黄　牛膝酒浸　杜仲酒浸　木瓜干　天麻各等分

以上药为末，蜜丸如梧桐子大，每服五十丸，温酒米汤食前下。一方有五味子，无杜仲。

肉苁蓉丸[2]　（《太平圣惠方》）

治肾脏虚惫，膀胱久冷，腰膝疼重，筋力衰弱。

肉苁蓉37克，酒浸一宿，刮去粗皮，炙干　远志37克，去心　巴戟37克　五味子37克　菟丝子37克，酒浸3日，蒸干，别捣为细末　桂心37克，去皮　蛇床子37克　附子37克，炮裂，去皮脐　牛膝37克，去苗　鹿角胶37克，捣碎，炒令黄燥　山茱萸37克　熟干地黄37克

以上药为末，炼蜜和捣三五百杵，丸如梧桐大，每日空心，以温酒下三十丸，渐加至四十丸。

未央丸　（《御药院方》）

能治气血虚弱，肢体沉重，情思少乐，饮食减少，及肾气衰惫，腰腿沉重。

巨胜子九蒸九晒　巴戟去心　川椒去目　枸杞子　甘菊花　菖蒲　人参去芦，各9克

以上药为末。金襕袈裟一具，东流水洗十次，以荷叶裹之，以文武火烧，稍干，好酒煮烂，入药末为丸，如梧桐大，每服六七十丸，至一百丸，空心温酒服，或米饮下，日进二服。

巨胜丸 （《御药院方》）

治男子筋痿，小腹不利，小便频数，腰背疼闷，不能久立，则腿膝麻冷，难以屈伸。以意多忘，耳内蝉鸣。久服不缺，滋血气，壮元阳，髭鬓反黑，令人不老，添精补髓，益寿延年。妇人服之亦可。

巨胜子　甘菊花去萼　旋覆花去萼　吴白芷切　白茯苓去皮　肉桂去粗皮　荜澄茄去枝　牛膝去芦，酒浸　覆盆子去枝　远志去苗心　熟干地黄焙，各37克　旱莲子去茎叶，28克

以上药各修治毕，罗匀细，酒煮麦糊为丸，如梧桐子大，每服四五十丸，空心温酒下，日进二服，忌羊血、生葱、萝卜等。

补益还少丸 （《简易方》）

服此药大补虚损，气血凝滞，目暗耳聋，恍惚精神困倦，脾胃怯弱，饮食无味，肌瘦体倦。

山药　牛膝各37克，酒浸一宿　白茯苓去皮　枳实　五味子　杜仲去皮尪，姜汁水酒炙香熟　山茱萸　巴戟去心　远志去心　熟地黄　肉苁蓉酒浸一宿，切焙　石菖蒲去心　枸杞子各18克　苍术300克　莲肉18克

此药并为末，蜜为丸，入蒸饼枣肉，为丸如梧桐大，每服五十丸，空心食前，温酒盐汤任下，日进三服。若一服加一丸，数服五日，眼头有力，十日眼明，半月筋骨盛，二十日精神爽，一月夜思饮食。此药无毒，平补性温，百年无忌，久服牢牙，明目壮髓，百病俱除，永无肿痢，行步轻健。看时加减，若热加山栀子，心气不宁加麦门冬，精神恍惚加五味子，阳事不举加续断。常服牢牙去风，颜色光泽，功效非常。

麋茸丸 （《普济本事方》）

治虚损，暖水脏，治风冷气，调三焦，利腰脚。

鹿茸75克，去毛，涂酥，炙微黄　腽肭脐酒洗，微炙　巴戟　附子炮裂，去皮、脐　肉苁蓉酒浸一宿，刮去粗皮，炙干，各37克　石斛37克，去根，锉　泽泻　远志去心　山茱萸　续断　天麻　五味子　酸枣仁

微炒　怀香子微炒　柏子仁各37克　桂心　白茯苓　蛇床子各1.1克　菟丝子37克，酒浸一宿，曝干，别捣为末　杜仲去粗皮，炙微黄，锉　枳壳麸炒微黄，去瓤，各1.1克　芎䓖　当归　萆薢锉，各18克　牛膝55克，去苗　汉椒18克，去目及闭口者，微炒出汗，拣净

以上药为末，炼蜜和捣五七百杵，丸如梧桐子大。每服空腹及晚食前，以温酒下四十丸。

覆盆子丸[4]　（《卫生家宝方》）

补肾填髓。

熟干地黄75克　菟丝子　五味子　枸杞子　覆盆子　牛膝　胡芦巴　绵黄芪以上各37克

以上药为末，炼蜜丸如梧桐大，每服三五十丸，食前，以生地黄汁熬成膏，每服半匙，用酒调送下。

固真丹　（《普济方》）

治诸虚不足，延年益寿。

木香7.5克　母丁香7.5克　沉香7.5克　麝香1.8克　头红花11克　川楝子11克　细墨7.5克　韭子11克，酒浸一宿　菟丝子11克，酒浸一宿，擂成饼，晒干为末　牛膝11克，酒浸一宿　破故纸11克，同前制　巴戟11克，同前　肉苁蓉11克，同前　莲肉11克　青盐11克　莲心11克　茴香11克　穿山甲11克，酥炙黄　益智11克　地龙去土，11克　川木通11克　朱砂11克　胡芦巴11克

上二十三味，青盐、莲心，以墨别研。以上药为末，酒糊为丸，如梧桐子大，每服三十丸，温酒送下，空心服讫，干物压之。

麋角丸[4]　（《危氏方》）

能治五痿，皮缓毛瘁，血脉枯槁，肌肉薄者，筋骨羸弱，饮食不滋，庶事不兴，四肢无力，爪枯发落，眼昏唇燥，疲惫不能支持。

熟地黄150克　大附子生，去皮、脐，55克　麋角镑600克，重酒浸一宿

上药用大麦米2升，以一半籍底，一半在上，以布巾隔覆。炊一日，取出药与麦，别焙干为末，以浸药酒添陈酒，煮麦粉为糊，搜和得所，杵三千下，丸如梧桐大，每服五十丸，温酒或米饮下，食前服。

益荣汤 （《景岳全书》）

治思虑过度，心血耗伤，怔忡恍惚不寐。

人参3.7克　芍药　枣仁　柏子仁各1.8克　当归　黄芪　茯神各3.7克　紫石英1.8克　远志　甘草　木香各1.1克

水一盅，姜3片，枣1枚，水煎服。

地黄饮子 （《景岳全书》）

治舌喑不能言，足废不能行，此谓少阴气厥不至，急当温之，名曰痱证。凡阴虚有二，有阴中之水虚，有阴中之火虚，此治火虚之剂。

熟地　巴戟去心　山茱萸　肉苁蓉酒浸　附子　石斛　五味　石菖蒲　茯苓　远志　官桂　麦门冬

上药各等分，每服18克，入薄荷少许，姜枣煎服。

金樱膏 （《景岳全书》）

治虚劳、遗精、白浊，最效。

金樱子经霜后采红熟者，撞去刺，切开去核，捣碎煮之，滤榨净汁用，熬成膏　人参　桑螵蛸新瓦焙燥　山药各75克　杜仲姜汁　益智仁各37克　薏仁　山茱萸　芡实　枸杞各150克　青盐11克

上药咀，用水同熬二次去渣，熬成膏，将金樱膏对半和匀，空心白滚汤下三四匙。

金刚丸[1] （《景岳全书》）

治肾损骨痿不能起床，宜此益精。

萆薢　杜仲姜汁炒　肉苁蓉酒洗　菟丝子制

上药用酒煮猪腰子，捣丸桐子大，每服五七十丸，空心温酒送下。

保命牛膝丸　（《景岳全书》）

治肾肝虚损，骨痿不能起于床，筋弱不能收持，宜益精缓中。

牛膝酒浸　萆薢　杜仲炒　白蒺藜　防风　菟丝子酒煮　肉苁蓉酒浸，等分　官桂减半

上药为末，酒煮猪腰子捣和丸，桐子大，每服五七十丸，空心温酒送下。

三因胜骏丸　（《景岳全书》）

治元气不足，为寒湿之气所袭，腰足挛拳，或脚面连指走痛无定，筋脉不伸，行步不遂，常服益真气，壮筋骨。

附子炮制　当归　天麻　牛膝　木香　枣仁炒　熟地酒蒸　防风各75克　木瓜150克　羌活　乳香各18克　全蝎炒　甘草炙　没药各37克　麝香7.5克

上药为末，用生地黄1.2千克，以无灰酒4升煮干，晒二日，杵烂如膏，入前末和匀，杵千余下，每37克作十丸，每服十二丸，细嚼临卧酒下，作小丸服亦可。

益血润肠丸　（《景岳全书》）

治老人大便燥结。

熟地黄220克　杏仁炒，去皮尖　麻仁各110克，以上三味同杵膏　枳壳曲炒　橘红各75克　肉苁蓉酒洗去甲　阿胶炒，各37克　苏子　荆芥各37克　当归110克

上药后七味为末，同前三味膏和杵千余下，仍加炼蜜丸桐子大，每服五六十丸，空心白汤或酒下。

大菟丝子丸　（《太平惠民和剂局方》）

治肾气虚损，五劳七伤，脚膝酸痛，面色黧黑，目眩、耳鸣、心忡、气短，时有盗汗，小便滑数。

菟丝子酒制　鹿茸酥炙　肉桂　石龙肉去土　附子炮　泽泻各37克　熟地　牛膝酒浸一宿，焙干　山茱萸　杜仲炒　茯苓　肉苁蓉酒浸，切、焙　续断　石斛　防风　补骨脂酒炒　荜茇　巴戟肉　茴香

炒　沉香各110克　川芎　五味　桑螵蛸　覆盆子各18克

上药为末，酒煮面糊丸桐子大，每服三五丸，空心盐汤温酒任下。

猪肚丸　（《景岳全书》）

治小便频数。

莲子600克，以猪肚一个，同煮一周日，取出皮心，焙干为末　舶茴香　破故纸　川楝子　母丁香各37克

上药为末，炼蜜丸桐子大，每服五十丸，空心温酒送下。

经验猪肚丸　（《景岳全书》）

止梦遗、泄精，进饮食，健肢体。此药神应，瘦者服之自肥，莫测其理。

白术面炒，180克　苦参白者，110克　牡蛎左扇者，煅、研，150克

上药为末，用雄猪肚一具洗净，以磁罐煮极烂，木石臼捣如泥，和药再加脏汁，捣半日，丸如小豆大，每服四五十丸，日进三服，米饮送下，久服自觉身肥而梦遗永止。

补肾丸　（《景岳全书》）

治肾虚耳聋。

巴戟去心　干姜炮　白芍药　山茱萸　人参　黄芪　当归　熟地黄　远志制　肉苁蓉酒浸　菟丝子制　蛇床子　牡丹皮　附子炮　石斛　细辛　泽泻　桂心　甘草各75克　石菖蒲37克　茯苓18克　防风55克　羊肾2枚

上药为末，将羊肾用酒煮研烂，仍和酒煮面糊丸桐子大，每服五七十丸，空心盐酒送下。

聪明益气汤　（《景岳全书》）

治肾虚耳聋。

黄芪3.7克　人参　炙甘草　当归酒洗　白术各1.8克　橘红　菖蒲　防风　荆芥各1克　升麻　柴胡各2克

上药用水煎服。

肺心片　（《难治病的良方妙法》）

治慢性肺源性心脏病。益气温肾，活血化瘀，适用于无明显痰热者。

太子参　赤芍各10克　黄芪　丹参　玉竹　淫羊藿各15克　补骨脂6克　附片3克

按比例将上药醇提取成糖衣片，每片0.3克，每次6片，一日3次。于缓解期连服半年，连服3年以上。

扶正活血方　（《难治病的良方妙法》）

治慢性肺源性心脏病。本方适用于肾阴阳两虚明显者。

五味子　首乌　熟地　枸杞子　菟丝子　补骨脂　黄柏　当归　丹参　赤芍　川芎各9克　肉桂3克

上药共制成片剂100片，每日服3次，每次服4片。

肺肾两虚者，在上方中加入黄芪、沙参、麦冬、生地、玄参、玉竹各9克，知母3克。制法、用法同上。

脑萎缩4号方　（《浙江中医杂志》）

可治疗因脑萎缩引起的眩晕、头痛，瘫痪，痴呆，哭笑不休，烦躁易怒，夜不安寐等症。

代赭石　生龙骨　生牡蛎　炙鳖甲以上四味先煎　怀牛膝各30克　竹沥　半夏　浙贝母各15克　天麻　旋覆花　竹茹　白术　地龙　僵蚕　黄芩各10克　蜈蚣2条

水煎服，每日1剂。以上来自程运文的经验方。

脑萎缩5、6、7号方　（《浙江中医杂志》）

可治疗因脑萎缩引起的记忆力下降，语无伦次，精神淡漠，走路不稳，头昏胀痛，表情呆钝等症。

5号方：陈胆星　竹沥　半夏　石菖蒲　广郁金　黄芩各9克　钩藤15克　枸杞子12克　化橘红　炒远志　生甘草各6克　水煎服

6号方：痫症镇心丹，每日一颗，化服。

7号方：明天麻　炒远志各6克　钩藤15克　石决明　牡蛎　夜交藤　怀小麦各30克　炒天虫9克　杭白芍　生地各12克　石

菖蒲　白蒺藜　陈胆星各9克　水煎服　此方为杨少山的经验方。

老年性痴呆2号方　(《浙江中医药大学学报》)

治老年性痴呆症。

右归饮合清气化痰丸加减：生地　枸杞子各20克　炙鳖甲　炙龟板　生牡蛎各30克　柏子仁　茯苓　瓜蒌仁　陈皮　胆星　黄芩　清半夏　神曲各10克　橘红　炙甘草各5克

水煎服，每日一剂。此方来自程运文的经验方。

治痿汤　(《实用内科杂志》)

治疗阳痿274例，愈226例，好转40例，无效8例，总有效率97%。

山萸肉　枸杞子　菟丝子　沙苑蒺藜各30克　仙茅　蛇床子　淫羊藿　巴戟天各25克　当归　熟地黄各20克　胡芦巴15克　肉桂10～15克

日一剂，水煎服。为尹立新处方。

壮阳汤　(《云南中医杂志》)

治阳痿342例，愈283例，有效55例，无效4例。

狗肾一具，阴茎、睾丸　黄芪　熟地　仙灵脾　怀山药各30克　紫河车50～100克　阳起石　巴戟天　肉苁蓉　枸杞子　补骨脂　仙茅各15克　柏子仁　石菖蒲　附子　肉桂　甘草各10克

水煎服，日一剂。为刘家磊等处方。

四味汤加味　(《哈尔滨医药》)

治疗病态窦房结综合征2例，服药7周后症状消失，停药后2例均参加体力劳动近3年，无不适。

党参　黄芪各15克　白术　茯苓　附子　五味子各9克　炙甘草6克

水煎服，日一剂。为杜黎处方。

附子合炙甘草汤　(《中医杂志》)

治疗病态窦房结综合征11例，显效4例，有效7例。

制附子（先煎2～3小时）12～30克　炙甘草　枸杞子各12～30克　麦冬　丹参各30克　红枣15～30克　太子参15～30克　沉香（后下）5～9克

日一剂。为高尔鑫处方。

仙茅巴戟丸　（《当代中医学临床效方应用》）

治疗阳痿24例，均有一定疗效。

淫羊藿500克　仙茅　巴戟天各150克　阳起石100克　肉桂25克　附子50克　黄芪150克　熟地200克　生地150克　五味子　山萸肉各50克　枸杞子150克　锁阳50克　煅牡蛎70克　牛膝75克　金樱子25克　桑螵蛸25克　芡实50克　炒山楂50克　制（经干燥）黄狗肾10具　蜂蜜500克

加工成丸剂，每丸15克，每日3次，每次1丸。

此方载于林才生《当代中医学临床效方应用》，1996年1期158页。

兴阳丹　（《河南中医》）

治疗阳痿239例，愈52例，显效68例，有效99例，无效20例，有效率为91.6%。

生黄芪30克　当归　山药　云苓　韭子　淫羊藿　黄柏　巴戟天各15克　白芍20克　蜈蚣5条　海狗肾1具　精硫黄3克　制马钱子1克　鹿角胶　胎盘粉各10克

共为细末，混匀装胶囊，每次7～10粒，早晚空腹温开水冲服，为乔振纲等处方。此方马钱子、硫黄均有毒，必须在医师指导下才能服用。

二、阴阳双补，以补阴为主

五精酒[1]　（《千金翼方》）

主万病，发白返黑、齿落更生方。

黄精2.4千克　天门冬1.8千克　松叶3.6千克　白术2.4千克　枸

杞3千克

上五味皆生者，纳釜中，以水300升煮之一日，去滓，以汁渍曲如家酿法。酒熟取清，任性饮之，一剂长年。

饵柏实方 （《医方类聚》）

柏子仁20升，捣令细　醇酒40升，渍，搅如泥　白蜜2升　枣膏3升

捣令可丸。入干地黄末、白术末各600克，捣和丸如梧子，每服三十丸，日二服，二十日万病皆愈。《得效方》同。

《圣惠方》神仙服柏实法：柏子仁1.2千克，捣罗为末，以酒浸搅如膏　白蜜600克　枣肉1.8千克　干地黄末600克　白术末600克

上件药，和溲令匀，丸如枣大，每服三丸，以水研破服之，日三服，一月百病愈，久服延年。

八仙公延年不老散方 （《医方类聚》）

熟干地黄1.1千克　五味子148克　天门冬444克，去心，焙　菖蒲222克　远志148克，去心　石韦148克，去毛　白茯苓74克　桂心74克

上件药，捣罗为细散，每服9克，水调服之，日三服，三十日力倍于常，六十日气力盛众，病皆除。三百日行及奔马，五百日毒害不能中，千日夜视有光，九年成地仙。

神仙六子丸[1] （《御药院方》）

治男子血气衰败，未及年五十以上，髭发斑白，或年少人髭发苍黄，若服此药，百日内变黄白色，如黑漆。

菟丝子酒浸一宿，焙　金铃子　枸杞子　覆盆子　五味子焙　蛇床子炒　何首乌酒浸一宿，切焙，各37克　地骨皮　牛膝酒浸一宿，焙，各111克　熟地黄111克，焙　舶上茴香盐炒，74克

上为末，用前项药酒，浸菟丝子，酒澄清，作面糊为丸，如桐子大，每服五十丸，空心食前温酒送下，日进一服。如要疾黑，前件药内，加人参、茯苓、菖蒲各37克。若服此药，大忌葱白、韭、薤、蒜之物。常服养精神气血，壮筋骨，补肾水，滑肌肤，驻容颜，黑髭发。此药效验。

苁蓉散 （《普济方》）

轻身益气，强骨髓，补不足，能使阴气强盛方。

肉苁蓉 五味子 远志 甘草各600克 慎火草切 楮实 干漆各1.2千克 生地黄18千克，取汁

上以地黄汁浸一宿，出曝干，复浸令汁尽，为散，空腹酒服1克，早午晚日三服。三十日力倍常，虽御十女无损。

按：慎火草为景天科植物景天的全草，多年生草本，高30～70厘米，分布云南、贵州、四川、湖北、山西、陕西、河北、浙江、吉林、辽宁、福建等地。性味苦酸寒，有清热、解毒、止血作用。

枸杞子煎 又名“神丹煎” （《普济方》）

凡服者去万病，通知神理，安五脏，延年长生，并主妇人久无子冷病，有能常服大益人，好颜色，年如十五时。

枸杞子3升 杏仁1升，去皮尖，研 生地黄研取汁，3升 人参3克 茯苓3克 天门冬300克，捣汁，干者末亦得 白蜜5升 牛膝一具，无亦得 酥5升

上各依法料理，先煎汁等物如稀饧，内诸药，煎候如神膏，入水不散，即成。一服两匙，酒和服，忌鲤鱼、酢（醋）物。当合之时，净洁向善，即得延年强记，益心力……此药性非冷非热，除风理气，镇心填骨髓，更加白术，令人能食。时节既热，又非好日，且可五分中合二分，多合恐酢坏，服觉安稳，续合不迟。忌桃李雀肉等。

地黄煎丸[1] （《太平圣惠方》）

能补益驻颜，常服黑髭发、填骨髓，令人耐老。

生地黄3千克，捣绞取汁，入蜜300克，以慢火熬成膏 熟干地黄 杏仁汤浸，去皮尖，麸炒微黄，研膏，各300克 牛膝去苗 诃黎勒皮各185克

上为末，以地黄煎都和，更捣一二千杵，丸如梧桐子大，每日空心，以温酒下五十丸，晚食前再服。

神仙三黄丸 （《圣济总录》）

能平补换骨，驻色延年。

生地黄18千克，木臼捣取自然汁　生干地黄焙　熟干地黄焙，各600克，为末　鹿角胶炙燥为末　大麻仁研　干漆捣末，点醋，炒烟尽为度，各148克　甘草炙，锉　杏仁去皮尖、双仁，研、　蜜各300克

上各修制，捣研七味为末，先以无灰酒10升，与生地黄汁并蜜，于银器内，用慢火煎，以柳枝搅，将欲成膏，便入煮药同熬，候可丸即丸，如梧桐子大。每服三十丸，空心食前，面东温酒下，加至五十丸。

人参固本丸 （《古今图书集成医部全录》）

夫人心藏血，肾藏精，精血充实，则须发不白，颜貌不衰，延年益寿。药之滋补，无出于生熟二地黄，人徒知服二地黄，而不知服二门冬为引也。盖生地黄能生心血，用麦门冬引入所生之地，熟地黄能补肾精，用天门冬引入所补之地，四味互相为用，又以人参通心气为主。

人参37克　天门冬去心，姜汁浸二日，酒浸一日　麦门冬去心，酒浸二日，泔浸三日　生干地黄　熟地黄并酒浸，各74克

上以石磨磨如泥，或烂捣，以杏仁汤化开，漉净滓；又喜净尽如澄小粉之法，撤去上面水，取药粉晒干，乃人参为末，炼蜜和丸，梧子大，每服五七十丸，温酒盐汤任下。忌萝卜、葱、蒜。

按：《中药成药制剂手册》中的人参固本丸，是在此方基础上加山药、茯苓、山茱萸、丹皮、泽泻。该方培元固本，滋阴养血，益气生津。主治阴虚气弱，身体衰弱，心跳气短，腰痛耳鸣，四肢痿软，虚劳蒸热。

地黄　熟地黄　天门冬　麦门冬　茯苓　山茱萸醋炙　牡丹皮　泽泻各30克　山药60克　人参15克

粉碎与混合后炼蜜制丸，每丸重9克，每服1丸，日服2次。

施今墨抗老防衰方 （《老人天地》）

黄芪 枸杞 桑椹 茯神 芡实各20份 党参 黄精 首乌 黑豆 五味子 玉竹 紫河车 葡萄干 白术 大生地 菟丝子各10份 大熟地 麦冬 莲子 山萸肉 炙甘草 怀山药 柏子仁 龙眼肉 丹参各5份 乌梅2份

上药每份以克为单位，酌量研末和蜜为丸，每服9克，早晚长期服用，具有补固神气精血、保护脏腑之功。

万安丸[1] （《普济方》）

治补下元，起阴阳，安魂定魄，和三焦，破积聚，消五谷，安脏腑，除心中伏热，强骨轻身，明目，祛冷除风。无所不治，常服大有奇功。

肉苁蓉148克，酒浸 干山药 五味子各92克 杜仲111克，炒 牛膝酒浸 泽泻 白茯苓酒浸 熟地黄 当归 山萸以上各74克，去核 巴戟111克，去心 赤茯苓去皮

上为细末，用肉苁蓉末300克，酒熬膏和为丸，如桐子大，每服五七十丸，空心温酒送下，忌醋及陈腐自死之物及猪羊肉、血七日。通体光泽，唇口赤，手足暖，面有光润，进食，体轻，舌厚，声音响，其验也。其药通入鼻中，辛酸难忍也。

助神丸 （《普济方》）

治阴气不能任用，滋阴助阳，益气血，黑髭发，润泽皮肤，荣养肌肉，明目壮筋骨，益精补髓。

何首乌用千里水淘，米泔浸软，用竹刀去皮曝干，雌雄各称1.1千克（赤者为雄，白者为雌） 生地黄投水中澡沉底，于柳木甑内铺匀，瓦釜中用千里水于釜内桑柴火蒸熟时通透，曝用，地黄汁晒匀再曝干，如此蒸曝9遍，干称370克 当归净洗，去芦头，焙干，277克 穿心巴戟259克，酒浸焙干 五味子去枝，炒，焙干，259克

上药于木臼杵，捣罗为细末，用地黄自然汁，银石器熬成膏，为丸如梧桐子大，用瓷器中贮放，每服七十丸，食前各进一服，用温酒与地黄煎各半，相和送下，畏芜荑，忌猪羊血，至如

误食，亦无反恶，只是解药味药力无效。如小便浑浊加泽泻259克，如大便秘涩加柏子仁259克，如气不顺加木香259克。

上丹 （《和剂局方》）

主养五脏，补不足，秘固真元，均调二气，和畅荣卫，保神守中。久服轻身耐老，健力能食，明目降心火，交肾水，益精气，男子绝伤庶事不堪，女子绝阴乃不能妊娠，腰膝重困筋骨衰败，面色黧黑，心劳志昏，寤寐恍惚，烦愦多倦，余沥梦遗，膀胱邪热，五劳七伤，肌肉羸瘁，上热下冷，难任补药。服之半月，阴阳自和，容色肌肉，光润悦泽，开心意，安魂魄，消饮食，养胃气。

五味子300克　百部酒浸一宿，焙　菟丝子酒浸，别研　肉苁蓉酒浸　杜仲炒断丝　巴戟去心　远志去心　枸杞子　防风去芦　白茯苓去皮　蛇床子炒　山药　柏子仁别研，各74克

上为末，蜜丸如梧桐子大，食前温酒盐汤任下三十丸。春煎干枣汤，夏加五味子148克，四季月加肉苁蓉222克，秋加枸杞子222克，冬加远志222克，食后煎服卫生方，载补虚益气类。王启玄传耘苗丹序曰：张长沙戒人妄服燥烈之药，谓药势偏有所助，胜克流变，则真病生焉，犹苗不长而揠之者也。若禀气受血不强，合服此而不服，反忽略之，是不耘苗者也，或加官桂、白芍药，或更加附子。

按：张长沙，指东汉医学家张仲景（公元二世纪中至三世纪），著《伤寒杂病论》一书，被后人尊为“医圣”与“医方之祖”。因传说他曾任过长沙太守，因而又称张长沙。

固真丸[1] （《普济方》）

治诸虚不足，常服补益五脏，接助真阳，润泽肌肤，强壮筋骨。

川乌头盐炒黄色，去盐　熟地黄浸。洗，焙　秦椒各74克，肉桂去皮　茴香酒浸，炒　威灵仙　山药　仙灵脾　五味子炒，各37克　萆薢　附子炮，去皮、脐　白茯苓去皮　当归洗，焙　牛膝酒浸一宿　石菖蒲各

18 克

上为末，炼蜜和捣千余下，丸如梧桐子大，每服五十丸。空心温酒盐汤下，一方无牛膝。

巴戟丸[6]　（《御药院方》）

主治男子虚弱，长命身轻。

巴戟酒浸，去心　益智　杜仲　菟丝子酒浸　茯苓　远志肉　蛇床子　干山药　牛膝酒浸，去苗　续断以上各 37 克　山茱萸　五味子各 44 克　肉苁蓉 74 克，酒浸七日

上为细末，炼蜜为丸，如梧桐子大，每服二三十丸，空心温酒下，服五日，筋骨轻健，百日面如童子，手心如噀（噀 xùn，音荀，喷水）血，明白肌体，眼目清爽。若要秘精，加柏子仁 9 克；精虚加五味子 54 克；阳道不兴，加续断 54 克。

养心延龄益寿丹　（《慈禧光绪医方选议》）

茯神 18 克　柏子仁 14 克，炒　丹参 14 克　酒白芍 148 克　丹皮 14 克　全当归 18 克，酒炒　川芎 6 克　干生地 14 克，酒洗　栀子 11 克　酒条芩 11 克　陈皮 11 克　野於术 7 克　枳壳 14 克炒　酸枣仁 14 克，炒

共研极细面，炼蜜为丸，如绿豆粒大，朱砂为衣，每服 9 克，白开水送下。

周公百岁酒　（《归田琐记》）

滋补强壮，益气养血，祛病延年。

蜜炙黄芪　茯神各 60 克　当归　熟地　生地各 36 克　党参　麦冬　茯苓　白术　枣皮　川芎　枸杞子　防风　广皮　龟板胶各 30 克　五味子　羌活各 24 克　肉桂 6 克　红枣　冰糖各 1 千克

以上各药，用高粱酒 10 千克浸泡，密封在陶瓷罐中，埋土中七日即成。每日早晚空腹饮用，每次 10 克左右。

按：此方来源于清代梁章钜《归田琐记》：“塞上周翁治药酒，服四十余年，寿过百岁。其家三代人皆服此酒，寿命皆达七十余岁，故名周公百岁酒。”

河车大造丸 （《景岳全书》）

补气益血，除蒸固精。

紫河车　麦门冬　黄柏　天门冬　熟地黄　牛膝　杜仲　龟板

炼蜜为丸，每丸重9克，日服二次，每次服一丸。

按：此方亦出自《红炉点雪》，方云："一人病弱，阳事败痿，服此二料，身体顿异，连生四子。一妇年六十，已衰惫，服此寿至九十，犹强健。一人病后不能作声，服此气壮声出。一人病痿，足不任者半年，服此后能远行。"

熙春酒 （《随息居饮食谱》）

健步驻颜，培养心肾，衰年饮之甚妙。

生猪板油600克　甘杞子　龙眼肉　女贞子冬至日采，九蒸九晒　直生地洗净晒干　仙灵脾去边毛　生绿豆洗净晒干，各150克

上七味，滴花烧酒12千克，封浸一月，茹素者去猪油，加耿柿饼600克可也。以猪脂、白蜜浸之，名玉液酒，温润补肺，泽肌肤、美毛发，治老年久嗽极效，随息自验。

斑龙二至丸 （《扶寿精方》）

补百损，壮精神。

鹿角霜、胶各600克　黄柏　知母各酒炒黄色，各300克　生熟地黄酒浸一宿，各150克　天麦门冬酒浸去心，各150克　何首乌去皮，春如弹子大，人乳浸一次，蒸晒各一次，如此九次　当归酒洗　白茯苓去皮为末，水淘去筋膜，各75克

上药为细末，炼蜜丸，梧桐子大，空心酒盐汤任下。

二至丸 （《扶寿精方》）

调养元气，滋益子息，方名取冬至一阳生，夏至一阴生之义也，其效如神。

地黄九蒸九晒，竹刀切　白术无油者，面炒　败龟板酒浸一宿，酥炙脆，石器捣碎　黄柏酒浸，春秋一日半，夏一日，冬三日，炒褐色，各110克　知母酒浸一宿　当归酒洗　生地黄酒浸软，竹刀切晒干　山茱萸鲜红者222克，水

润剥肉去核，各75克　白芍药酒浸一时，锉炒　白茯苓坚白者去皮筋　人参肥白人如数，苍黑人减半　绵黄芪蜜炙　山药白而无皮，手可粉者　广陈皮水润去白　五味子　甘枸杞　破故纸炒　菟丝子酒浸一宿，蒸熟，杵去皮，晒干　杜仲酒浸炒，去丝　牛膝酒浸一宿　苁蓉去甲心，酒浸一宿，酥炙，黄竹刀切　虎胫骨酥炙黄，各37克

上药为细末，炼蜜丸，梧桐子大，每服八十丸至一百丸，无灰酒盐汤不拘时送下。

秘方千金种子丹　（《扶寿精方》）

此方服之令人多子，并治虚损梦遗白浊。

沙苑蒺藜150克，净末如蚕种同州者佳，再以重罗罗75克极细末、75克粗末，用水一大碗熬膏伺候　莲须极细末150克，金色者固精，红色者败精　山茱萸极细末110克，须得600克用鲜红有肉者佳，去核取肉为细末　覆盆子南者佳，去核取极细末75克　鸡头实500个，去壳如大小不一等，取极细末150克　龙骨18克，五色者佳，火煅煅法：以小砂锅将龙骨入锅内，以火连砂锅煅红，去火毒方用

上药用伏蜜600克炼，以纸粘去浮沫数次，无沫滴水中成珠者伺候，只用150克，将前六味重罗过，先以蒺藜膏和作一块，再入炼蜜150克，入石臼内捣千余下方可，丸如黄豆样大，每服三十丸，空心盐汤送下，忌欲事二十日。此药延年益寿，令人多子，不可尽述。

乌鸡丸　（《扶寿精方》）

治身发热，吐血，痰出，盗汗，少饮食，四肢无力。武进唐国秀方。

人参　黄芪　白术　生地黄　当归　白芍药　秦艽　陈皮　软柴胡　银柴胡　前胡　胡黄连　黄芩　地骨皮　麦门冬　贝母　桑白皮　五味子　黄柏　知母各37克

上药锉细片，用乌骨白鸡耳有绿色、脑有金色者更佳，重600克者，麻子喂七日，以索缢杀，去毛并内杂，纳药，用绿豆160升浸湿，铺入小甑内30毫米厚，又将青蒿150克衬之，放鸡在上，仍以绿豆盖之，蒸烂熟，将鸡拆碎，伺药晒干磨细汤浸蒸饼，如梧桐子

大，空心米汤下七十丸。

秘传二仙糕 （《扶寿精方》）

固齿黑发，壮阴阳，益肾水，养脾胃。

人参 山药 白茯苓 芡实仁 莲肉去皮心，各300克 糯米1500毫升 粳米3600毫升 蜜300克 白糖6千克

上药为细末，和匀将蜜糖溶化，和末掺馁得宜，小木笼炊蒸之，上以米一撮成饭则药成矣，取起尽作棋子块，慢火上烘干作点心，或为末贮磁器，每早一大匙，白汤调下，百日内见效，妙殊不尽。

延龄聚宝丹 （《扶寿精方》）

黑须发，聪耳目，固牙齿。

何首乌去皮赤白，各150克 生地黄肥嫩者300克 熟地黄 白茯苓去皮 莲芯 桑椹子紫黑者 甘菊花黄白二色 槐角子十一月一日采，炒黄 五加皮各150克 天门冬去心 麦门冬去心 茅山苍术去皮，泔浸一宿，忌铁，各93克 石菖蒲九节者 苍耳子炒，捣去刺 黄精 肉苁蓉酒洗，去甲心膜 甘枸杞去蒂，捣碎 人参 白术 当归 天麻 防风去芦 牛膝酒洗 杜仲姜汁浸一宿，炒断丝 粉甘草去皮，炙 沙苑白蒺藜炒，舂去刺，各60克

以上药要拣洗干净，锉片，生绢袋盛无灰醇酒9升，磁坛中春浸十日、夏浸七日、秋冬浸十四日，取出药袋，控干晒碾为末，炼蜜丸梧桐子大，每服五十丸，无灰酒下，每五更服三小杯，仍卧片时，午夕亦然。但觉腹空，并夜坐服三杯最益。服酒后切忌生冷、葱、蒜、韭白、莱菔、鱼，脱落尘事，诚心修服无间，百骸畅快，百病潜消。林以和自三十九服至今六十四岁，宿病咸愈，身体强壮，须发不白，耳目聪明，牙齿坚固，精神胜常。

固本酒[2] （《扶寿精方》）

补虚弱，乌须发。

生熟地黄 白茯苓去皮，各75克 天麦门冬酒润，去心 人参各

37 克

上药切片，用磁瓶盛好酒十大壶，浸药三日，文武火煮1～2小时，以酒黑色为度，如上热减人参18克，如下虚或寒将韭子炒重黄色为末，空心服三五杯，用铜钱炒韭末3.7克饮之。妇人下虚寒，胡桃连皮作引饮之。

补天大造丸　（《医便》）

专培养元气，延年益嗣，壮阳光，温坎水，降离火，为天地交泰。若虚劳房室过度之人，五心烦热，服之神效；平常之人，四十以后尤宜常服，接补真元，以跻上寿。

紫河车一具，取首生男胎者佳，如无，得壮盛妇人者亦好，先用鲜米泔将河车轻轻摆开，换洗米泔五次，不动筋膜，此乃初结之真气也。只洗净，有草屑轻手取去，将竹器盛于长流水中浸一刻，以取生气，提回以小瓦盆盛于木甑内蒸，自卯辰蒸起至申酉时止，用文武火缓缓蒸之极烂如糊，取出，先倾自然汁在药末内，略和匀，此天元正气汁也，河车放石臼内，木杵擂一千下如糊样，通前药汁末同和匀，捣千余杵，集众手为丸，此全天元真气，以人补人最妙，世所少知。医用火焙酒煮又去筋膜大误，又入龟板尤误，故特表而出之　川黄柏去粗皮，酒炒，37克　川杜仲去粗皮，酥炙断丝，55克　川牛膝酒浸，去芦，55克　当归身酒浸，37克　熟地黄酒蒸九次，忌铁，75克　天门冬去皮心，55克　生地黄酒浸，55克　枸杞去梗，37克　麦门冬去皮心，55克，以上四味另用酒煮烂捣膏　陈皮去白净，28克　干姜炮黑，7.5克　白术去芦，炒，37克　五味子去梗，25克　小茴香炒，25克　侧柏叶采取嫩枝隔纸炒干，75克

骨热加牡丹皮去心，地骨皮去心，知母去皮，各37克，酒炒；血虚加当归，地黄加倍；气虚加人参，黄芪蜜炙，各37克；妇人去黄柏，加川芎，香附，细实条芩俱酒炒，各37克

上药各择精制，各称净为末，不犯铁器，用前蒸热河车捣烂，并汁和为丸，若河车肥大，量加些药末，不必用蜜丸，如梧桐子大，每服百丸，空心米汤下，有病一日二服。按此方比古用之更效，若禀气虚或铿丧太过太早者，尤宜用之。

按：《回春》《药酒妙用延衰老224问》两书皆用此方治老年

痴呆症髓海不足型。

八宝丹 （《医便》）

平调气血，滋补五脏。

何首乌赤白各600克，竹刀刮去粗皮，米泔水浸一宿，用黑豆10.7升每次用三分之一以水泡胀，每豆一层在底、何首乌一层在上，重重铺毕，用砂锅柳木甑蒸之，以豆熟为度，拣去豆晒干，又蒸如此九次，将何首乌晒干为末听用　赤茯苓用竹刀刮去粗皮，木槌打碎为末，用盆盛水，将药倾入盆内，其筋膜浮上者去之，沉盆底者留用，如此三次，湿团为块，就用黑牛乳五碗放砂锅内慢火煮之，候乳尽入茯苓内为度，仍晒研为细末，净用，600克　白茯苓制如上法，用人乳煮候煮乳尽，晒干为末，净用，600克　川牛膝去芦酒浸一宿，待何首乌蒸至七次，再将牛膝同铺豆上，蒸二次，研为细末，净，300克　川当归酒浸一宿晒干为末，净用，300克　破故纸用黑芝麻如数同炒芝麻熟为度，去芝麻将故纸研为细末，净，150克　甘州枸杞去梗，晒干为末，净用，300克　菟丝子去沙土净，酒浸生芽，捣为饼，晒干为末，净用，300克　一方有杜仲去粗皮，姜汁炒断丝为末，净，300克

上药不犯铁器，各为末，称足和匀，炼蜜为丸，先丸如弹子大一百五十丸，每日三丸，空心酒浸下一丸，午前姜汤浸下一丸，晚上盐汤浸下1丸。余药丸如梧桐子大，每服七八十丸，空心盐汤或酒送下，此药乌须黑发，延年益寿。专治阴虚阳弱无子者，服半年即令有子，神效。

大补阴丸 （《医便》）

温补下元，滋阴降火，酒色人年五十以上，服之极效。

川黄柏去粗皮，净150克，分四份，分别用盐酒、蜜、童便、醋浸炒，褐色勿焦　知母去皮，150克，四制同黄柏　鹿角胶75克　鹿角霜150克　女贞实冬至日采，蜜水九蒸九晒，150克　虎胫骨37克，酥炙　龟板胶35克　龟板霜150克　熟地黄150克　山茱萸去核，75克　北五味子去梗，37克　锁阳37克　干姜炒透，110克　雄猪脊髓一条

上药为末，炼蜜600克，先将龟鹿胶化开，和为丸，如梧桐子大，每服九十丸，空心煨盐汤送下。一方用乌药叶150克。

加味琼玉膏　（《医便》）

补血益损，清金水以滋化源，老少虚损极效。

生地黄2.4千克　白术150克　白茯苓563克　人参180克　天门冬去心，净，300克　麦门冬去心，净，300克　甘州枸杞子300克，净，去梗

上药先以地黄酒洗净，用水四碗浸一昼夜，捣取自然汁，和蜜三分之一，以参苓等药先为末，拌入蜜与地黄汁内，用瓶贮，与纸三十重，并包其口，用桑柴火蒸煮三昼夜取出，再换蜡纸包封十数重，沉井底一昼夜取起，再如前煮半日，每日清晨食远白汤点服，清肺健脾，养血润燥。

山精丸　（《医便》）

健脾除湿，去火消痰。神效。

苍术1.2千克，茅山者，先用米泔水浸三日，用竹刀刮去粗皮，阴干　甘州枸杞600克，去梗　桑椹紫熟者，10.7升，取自然汁去渣，将苍术浸入汁内令透，取出晒干，又浸又晒，如此者九次，用水臼捣为细末　地骨皮去木土，600克

上药并晒为末，与苍术末和匀，炼蜜为丸弹大，每服二丸，百沸汤下。按此方强脾益肾，老少俱效。

经验何首乌丸　（《医便》）

专治老人衰弱、血气不足，遗尿失禁，须发斑白，湿热相搏，腰背疼痛，齿酸脚软，行步艰难，眼目昏花，此药皆可治之。久服轻身延年耐久，添精补髓，益气强筋，修合务要精制，无不应效。

何首乌220克，用黑豆水浸煮七次，晒干再煮，又晒，如前七次　黄柏150克，分别用酒、乳、童便、青盐水各炒四分之一　松子仁去壳，净，一半去油，一半不去油　柏子仁去壳　菟丝子酒煮烂碾为末　肉苁蓉酒焙干净　牛膝酒洗，去芦　天门冬去心，焙干　白术净，不用油者，去梗　麦门冬去心，焙干　白茯苓去皮　小茴香酒炒　甘州枸杞子酒洗，炒，干　当归酒洗，炒干　白芍药　熟地黄酒洗，焙干　生地黄酒洗，焙干，以前15味每味75克

人参去芦　黄芪蜜炙，各45克

上药为细末，加核桃仁去壳并仁上粗皮，研如泥，和炼蜜为丸，如梧桐子大，每服五十丸，空心酒米饮任下，半月半效，一月全效。

神仙长春广嗣丹　（《医便》）

专治男子五劳七伤，颜貌衰朽，形体羸瘦，中年阳事不举，精神短少，未至五旬，须发先白，左瘫右痪，步履艰难；妇人下元虚冷，久不孕育。累经奇验。

人参去芦，37克　天门冬去心，37克　怀山药姜汁炒，75克　当归酒洗，37克　泽泻去毛，37克　怀生地黄75克　熟地黄75克　川巴戟去心，75克　川牛膝去芦，酒浸，晒干，75克　山茱萸去核，37克　菟丝子酒洗去土，仍用酒蒸，捣饼晒干，150克　肉苁蓉酒洗去心膜，晒干，110克　远志去芦　甘草汤泡去心，110克　赤石膏另研，37克　白茯苓去皮，37克　川杜仲去粗皮，姜汁炒断丝，75克　甘州枸杞子去梗，110克　地骨皮去木，洗去土，净，75克　车前子去土，37克　石菖蒲去毛，十九节者为佳，钢刀切片炒，37克　柏子仁去壳，炒，37克　广木香37克　川椒去目、梗、闭口者，炒出汗，净，75克　覆盆子去梗，37克　北五味子去梗，37克

上药二十味合五五之数，共为末，炼蜜为丸，如梧桐子大，每服三十丸，空心上午、下午各用温酒送下，日进三服。服药十日，小便杂色，是旧疾出也；又十日后，鼻头酸，言语雄壮，胸中疼痛，咳嗽吐脓，形色不衰，是肺病出也；一月后，腹中一应，七情气滞，脾胃劳倦，沉寒痼冷，诸积皆退；百日后，容颜不衰，须发变黑，齿落更生，老弱亦能康健。

秘传六神丸　（《医便》）

固真育子，累有奇效。

生芡实大者，五十个，去壳　龙骨煅，18克　莲芯须未开者佳，渐采渐晒，勿令器，净用，150克　山茱萸鲜红者，去核，净肉，110克　覆盆子净，75克　沙苑蒺藜炒，150克

上先将蒺藜捣碎，水熬膏、滤去渣，仍晒干，和众药为末，炼蜜和蒺藜膏为丸，如梧桐子大，每服九十丸，空心煨盐汤下。

长春真人保命服食　（《医便》）

治诸虚百损，五劳七伤，四肢无力，手足顽麻，血气虚耗，面黄肌瘦，阳事不举，眩晕恶心，饮食少减。此方能补诸虚，添精益髓，滋润皮肤，充壮神气，身体轻健，开胃进食，返老还童，发白再黑，齿落更生，颜貌如童，大有神效。

白茯苓去皮　天门冬去心　山药姜汁炒　怀熟地黄　何首乌蒸晒9次　枸杞子净，150克　干姜煨，75克　小茴香炒，37克　青盐少许　莲肉去皮心，300克　麦门冬去心，150克　鹿角胶150克　鹿角霜150克　破故纸150克，麻油37克炒　大核桃去壳并皮，300克　没石子十个　旱莲草晒干，净末，600克　新粟米10.7升，为末，用牛乳1.2千克拌米粉煮作糊，丸药

上药为细末，以前米糊为丸，如弹大，每丸湿重18克，干约11克，每服一丸。滚白汤调化服，日二服，不拘在家在外者，少者一服，老者二服，男女皆同。按此方补虚养胃，虽三五日不食，亦不饥不渴。

按：没石子，又名没食子，为蜂科昆虫没食子蜂的幼虫。性味苦、温。《海药本草》：“主肠虚冷痢，益血生精，和气安神。”

补血顺气药酒方　（《医便》）

清肺滋肾，和五脏，通血脉。

天门冬去心　麦门冬去心，各150克　怀生熟地黄各300克　人参去芦　白茯苓去皮　甘州枸杞子去梗，各75克　砂仁26克　木香18克　沉香11克

上药用瓦坛盛无灰好酒18千克，将药切片，以绢袋盛放坛内浸三日，文武火煮半时，以酒黑色为度。如热，去木香，减人参18克；如下虚或寒，将韭子炒黄色为细末，空心用酒三五盏，每盏挑韭末一铜钱饮之。妇人下虚无子，久饮亦能生子，用核桃连皮过口。此药甚平和，治痨疾、补虚损、乌须发，久服貌如童

子。忌黄白萝卜、葱、蒜，否则令人须发易白。

宝精丸 （《惠直堂经验方》）

添精补髓，滋阴壮阳，明目延年。

白鱼胶300克，蛤粉炒　人参75克　熟地150克　山药110克　沙苑蒺藜300克　茯苓150克　鹿胶75克　牛膝110克　枸杞150克　当归75克　菟丝110克　萸肉150克

共为末蜜丸，早晚盐汤下。

交泰丸[2] （《惠直堂经验方》）

治五脏真气不足，下元冷惫，二气不调，荣卫不和。保神守中，降心火、益肾水。男子绝阳无嗣，女子绝阴不育及面色黧黑，神志悟愦、瘖寐恍惚、自汗盗汗、烦劳多倦、遗精梦泄、淋浊如膏、大便滑泄、膀胱邪热、下寒上热，服之功效甚捷。

文蛤300克，饭上蒸　熟地九蒸晒　五味子　远志肉甘草煮　牛膝酒洗，去头尾　蛇床子去土，酒浸，炒　茯神　柏子仁炒去油　菟丝子酒煮　肉苁蓉酒洗，去鳞甲　青盐各150克　狗脑骨一个，煅存性。但须用雄狗，黑者为上，黄者次之

上药制为末，酒糊丸，梧子大，朱砂为衣，每服五七十丸，淡盐汤或酒下，随吃干物压之。

保真丸[2] （《惠直堂经验方》）

益气养肾，治健忘不寐。

何首乌740克，愈大愈妙，赤白各半，米泔浸一宿，磁片去皮、竹刀切碎，以牛膝370克、黑豆3219毫升同蒸，九蒸九晒九露，豆凡九易，首乌、牛膝俱用　熟地黄220克，择怀庆大者，酒洗，拌砂仁　白茯苓末各18克，蒸至透熟为度　人参去芦，110克　山药150克　菟丝淘净，300克，酒浸蒸一炷香　天冬去心，220克　麦冬去心，220克　生地酒洗，220克　归身酒洗，220克　枸杞220克　柏子仁300克，汤泡7次，去油，净，茯苓220克，人乳拌蒸　茯神220克　补骨脂150克，核桃肉研碎，拌炒　杜仲150克，盐水炒

上药共为末，炼蜜丸梧子大，每日清汤下11～18克。如年四十以上阳气弱而精不固者，加山萸肉、锁阳、苁蓉各150克；如

健忘者，加九节菖蒲、远志肉各110克；如思虑过度不睡者，加枣仁炒黑110克。

先天大造丸　（《惠直堂经验方》）

一位七十岁老人传云，服后须发白再黑、齿落重生，七旬之外并不畏冷，筋骨强健，真仙方也。

棉花子444克，青盐酒拌，浸一宿，去壳、炒黄色　杜仲300克，青盐酒拌，浸一宿，炒断丝　芡实蒸　茯苓　薏苡仁微炒，各150克　破故纸180克，青盐酒浸炒　山药150克，炒　枸杞子炒，180克　虎骨（用代用品）酥炙，75克　金钗石斛300克，熬膏

上药研末，炼蜜同膏为丸，如桐子大，空心盐汤下15克，渐加至18克。

鳗鲤丸　（《惠直堂经验方》）

养阴滋肾健脾。

当归酒洗　杜仲盐水炒　生地酒洗　熟地酒蒸　枸杞人乳浸　菟丝酒蒸　女贞人乳浸蒸　红枣肉　莲子去心　百合　龟胶酒化　苍术米泔浸炒　豆仁炒　石菖蒲炒　诃子面裹煨，去核取肉　金樱子去毛刺，炒

上药各等分，入鳗灰加倍，共炼蜜为丸，梧子大，每服五七十丸，米汤下。

煅鳗灰法：觅年远瓦夜壶一个，须择其人中白最多而厚、不能多容小便者，用大鳗一条重600克外，放入夜壶内，瓦片盖口，铁丝扎之，外用盐水黄泥加羊毛涂一指厚，以糠炭火煅之二日，以臭气过为度，冷定开出，其鳗成炭，连人中白研匀用。

按：人中白为人尿自然沉结的固体物，性味咸寒，入肺、肝、膀胱经。具有清热、降火、消瘀之功用。

卫生膏　（《惠直堂经验方》）

治五劳七伤及一切远年痼疾，无不神效。

人参600克　枸杞600克　天冬去心，600克　麦冬去心，600克　黄芪1.2千克，蜜炙　生地1.2千克，九蒸九晒　龙眼肉600克　五味子445克，俱各熬成膏　鹿角胶600克　虎骨胶（用代用品）300克　龟胶300克

炼蜜1.2千克　梨胶600克　霞天胶600克

上诸膏俱贮磁瓶内，溶化搅匀，每日早晚开水或无灰酒化服11克。或半料或四分之一便可愈病，至重者不过一料全愈。

按：霞天胶，又称霞天膏，为牛的肉经熬炼而成之膏。《中药大辞典》："补气益血，健脾安中。"

百补膏　（《惠直堂经验方》）

治心血肾水不足及诸虚。

玉竹　枸杞　桂圆肉　核桃肉　女贞子各600克

砂锅内多水煎一汁、二汁、三汁合熬，用文武火，俟滴水成珠，加白蜜600克，再熬成膏，磁瓶收贮，每日早晚滚水调服11克。

魏国公红颜酒　（《惠直堂经验方》）

滋阴壮阳种子奇方（男服）。

莲子去心　松子仁　胡桃肉　白果肉　龙眼肉各等分

浸烧酒，随用一二杯。

十子丸　（《回生集》）

四明沈嘉则无子，七十外服之连举子。

槐角子和何首乌蒸七次　覆盆子　枸杞子　桑椹子　冬青子四味共蒸，各150克　菟丝子制，去壳酒蒸　柏子仁酒浸，蒸　蛇床子蒸　没石子　北五味子蒸枯者，打碎蜜蒸，以上各75克

上药为末，炼蜜丸，如桐子大，每服五六十丸，空心淡盐汤下，干点心压之。

天真丸　（《万病回春》）

治一切虚损，形容枯槁，四肢羸弱，饮食不进，肠胃溏泻，津液枯竭。久服生血补气，暖胃和脾，驻颜延寿。

羊肉1.4千克，去筋膜皮，用竹刀劈开　肉苁蓉125克　鲜山药125克　当归酒洗，150克　天门冬去心，125克　无灰好酒十壶

上四味为末，入放羊肉内，裹定线缚，入酒内煮，令肉烂如泥取出，再入嫩黄芪蜜炒为末，61克，人参末37克，白术末24克，糯

米炒熟为末，125克，共一处捣匀为丸，如梧桐子大，每服百余丸，温酒送下，盐汤亦可，早晚各进一服，并治一切亡血过多、虚弱等疾，大有其功效。

瑞莲丸　（《万病回春》）

治元气大虚，脾胃怯弱，泄泻不止，不思饮食。

干山药炒　莲肉去心皮　白术去芦油，土炒　芡实去壳，各75克　人参去芦，18克　白茯苓去皮　橘红　白芍酒炒，各37克　甘草炙，18克

上药为末，用公猪肚一个，洗令净，煮烂，捣和药末为丸，如梧桐子大，每服百丸，空心米汤送下。

延龄固本丹　（《万病回春》）

治五劳七伤，诸虚百损，颜色衰朽，形体羸瘦，中年阳事不举，精神短少，未至五旬须发先白；并左瘫右痪，步履艰辛，脚膝疼痛，小肠疝气，妇人久无子息，下元虚冷。

天门冬水泡，去心　麦门冬水泡，去心　生地黄酒洗　熟地黄酒蒸　山药　牛膝去芦，酒洗　杜仲去皮，姜酒炒　巴戟酒浸，去心　五味子　枸杞子　山茱萸酒蒸，去核　白茯苓去皮　人参　木香　柏子仁各75克　老川椒　石菖蒲　远志甘草水泡，去心　泽泻各37克　肉苁蓉酒洗150克　覆盆子　车前子　菟丝子酒炒，烂捣成饼，焙干　地骨皮各55克　妇人加当归酒洗　赤石脂煨，各37克

上药为细末，好酒打稀面糊为丸，如梧桐子大。每服八十丸，空心温酒送下，服至半月，阳事雄壮；至一个月，颜如童子，目视十里，小便清滑；服至三月，白发返黑。久服，神气不衰，身轻体健。

徐国公仙酒方　（《万病回春》）

悦颜色，助精神。

头酽好烧酒一坛，龙眼去壳，1200～1800克入酒内浸之，日久则颜色娇红、滋味香美。专补心血，善壮元阳，疗怔忡惊悸不寐等症，早晚各随量饮数杯，悦颜色、助精神，大有补益，故名仙

酒。张尚书传于龚豫源。

巴戟天酒 （《千金方》）

治虚羸阳道不举，五劳七伤百病。

巴戟天　牛膝各110克　枸杞根白皮　麦门冬　地黄　防风各1.2千克

上药并用生，卒无生者，用干者亦得，罗匀，以酒60千克浸七日，去滓温服。常常令酒气相续勿至醉肚，慎生冷、猪、鱼、油、蒜。春七日，秋冬二十七日，夏勿服。先患冷者，加干姜、桂心各600克，再加远志600克；大虚劳，加五味子、苁蓉各600克；阴下湿，加五加根皮600克；有金石斛加600克，佳。每加600克药，则加7049毫升酒。此酒每年八九月中旬即合，入十月上旬即服，设服余药，以此酒下之。滓曝干捣为末，以此酒服1克，日三服，常服加甘草370克佳。虚劳加黄芪600克。又方用巴戟、生牛膝各1.8千克，捣罗以酒5035毫升浸淹，服如前法。

四真丸 （《普济方》）

内补脏腑，外充百脉，资血平气，调筋强力，进食养精，亦宜常服，功不可述。

当归焙干，称　干地黄焙干，称，各75克　北五味子37克　人参37克

上药为细末，炼蜜丸如桐子大，每服三十丸，食前米饮吞下。

除风散 （《普济方》）

治八部诸风，延年却老，驻颜色，益气血。

白术　甘菊花　白茯苓去皮　天门冬去心，各37克　天雄炮裂，去皮、脐，18克

上药为细散，每服1克，温酒调下，空心食前，日进二服。

地黄煎丸[2] （《普济方》）

平补诸虚。

生地黄12千克，洗，捣取汁　熟干地黄焙，1.2千克　甘草锉，300

克，炙　鹿角胶炙，150 克　生干地黄焙，1.2 千克　菟丝子酒浸，别捣　醇酒 10.7 升，用无灰者　白蒺藜炒，去角　牛膝酒浸，切焙　干漆末用酒拌和，炒令烟尽　白槟榔煨，锉　白茯苓去黑皮　枳壳去瓤，麸炒　萆薢　覆盆子去梗，各 150 克

上药除地黄汁并酒外，并备细捣罗为末。先取地黄汁与酒 5350 毫升，于银锅内，慢火熬煎二三十沸，次下鹿角胶搅匀消尽，次下地黄末，又次下诸药添酒。以柳枝不住搅候堪为丸，即分为二十剂。余以蜡纸塞于宽瓷瓶内封贮，逐一剂旋取，丸如梧桐子大。每服三十丸，加至五十丸，空心食前温酒下。余药收经三月余，取于日中曝之，依前收封贮，兼治虚劳诸风等疾。牢牙齿、荣髭发，久服坚筋骨、长肌肉、悦颜色、聪耳明目，令人壮健，万病不生，用地黄酒下尤佳。

平补苁蓉四倍丸　（《圣济总录》）

苁蓉酒浸一宿，去粗皮，切，焙，75 克　菊花 220 克　牛膝酒浸一宿，切，焙，150 克　枸杞子 300 克

上药为末，炼蜜丸，如梧桐子大，每服三十丸，空心温酒下。

降心丹　（《太平惠民和剂局方》）

治心肾不足，体热盗汗，健忘遗精，及服药过多，上盛下虚，气血不降，小便赤白，稠浊不清。常服益心神、补虚益血、益丹田、秘精气。

熟干地黄洗净，蒸，焙干　天门冬去心　麦门冬去心，各 110 克　茯苓去皮　人参　远志甘草煮，去芦骨　茯神　山药各 75 克　肉桂去粗皮，不见火　朱砂研飞，各 18 克　当归去芦，洗，焙，110 克

上药为末，炼蜜为丸，如梧桐子大，每服三十丸，煎人参汤吞下。

黄芪散　（《太平圣惠方》）

能治虚损羸弱，肾气不足。

黄芪 55 克，锉　肉苁蓉浸酒一宿，去粗皮，炙干　熟干地黄　白茯

苓各37克

上药为散，每服15克，以水一中盏，入生姜0.18克、枣3枚，煎至六分，去滓，每于食前温服。

镇心丹 （《传信适用方》）

治惊忧思虑过度、心气不足、怔忡盗汗、乱梦失精、神暴心痛、中风不语、风痫癫狂、容忤不省、悲哭无常、色脱神瘁、飞尸鬼交、恍惚惊悸、吐血便血、虚劳羸瘦、病后虚烦、不得眠睡、产前安胎、产后补虚，种种杂症，并皆治之。常服安镇神魂，善去百邪，调顺荣卫，补养真气，延年益寿。

酸枣仁炒　白茯苓　黄芪炙　人参　远志去心　熟干地黄　五味子　柏子仁各18克

上药为细末，炼蜜丸，如梧桐子大。朱砂为衣，每服三十丸。吐血，人参汤下；小便尿血，赤茯苓汤下；恍惚眩盲、惊悸骨热、胸膈不利、食少倦怠，人参茯苓汤下；乱梦失精，人参龙骨汤下；卒暴心痛，乳香汤下；盗汗不已、肌热虚烦，麦门冬汤下；大便下血，当归地榆汤下；中风不语，薄荷紫苏汤下；风痫痰潮，防风汤下；种种心气，常服人参汤下，温酒亦得。凡服药后，宜闭目定睡少时。

神仙固本酒 （《东医宝鉴》）

益血补肾。

怀牛膝240克　何首乌180克　枸杞子120克　人参　当归　麦门冬　天门冬　熟地黄　生地黄各60克　肉桂30克　白曲500克　糯米6千克

上药研粉备用，将糯米放锅中蒸熟，入净坛内，待冷后，加入药末和研粉的白曲末，柳枝搅匀后加封密盖，置保温处，经十四日后药酒即成，压去糟滓，贮入净酒瓶内，每日饮服10～20毫升，日服三次。

补益杞圆酒 （《中国医学大辞典》）

益肾养脾，补精血。

枸杞子　龙眼肉各60克　白酒500克

上药研末盛入酒瓶中，然后加入白酒密封加盖，置阴凉处，七日后开封，每次服15毫升左右，每日二次。

延寿乌须酒　（《寿世保元》）

益精补血，滋补肝肾。

赤白何首乌各600克　麦冬30克　当归60克　胡桃仁　枸杞子　莲子肉各90克　蜂蜜90克　生地120克　生姜汁120克　细曲300克　糯米6千克

上药加工研碎末，用绢袋盛放。将糯米置锅中，加水3千克煮成粥状，用柳枝搅匀，加盖密封，经三五日开封，压去糟滓，贮于净坛中。再将药袋悬入酒中，加盖，隔水加热一小时后取出，埋入土中，经五日后从土中取出，丢掉药袋，用蜂蜜炼过，倒入酒中，再细滤一次，贮于坛中。每次饮服15毫升左右，日服三次。

五精酒[2]　（《外台秘要》）

健脾益精，祛风湿。

松叶　枸杞子　天门冬各600克　黄精　白术各400克　细曲1.2千克　糯米12千克

将上药加工成碎末，将糯米蒸煮后沥半干，放入缸中加入细曲末，用柳汁搅拌匀，加密封盖，置保温处，二十一日后开封，压去糟滓，贮于净瓶中，每次温饮15~20毫升，日服二次。

加味养生方　（《惠直堂经验方》）

主治手足麻木疼痛。

牛膝　枸杞　生地　杜仲　菊花　萸肉　白芍各75克　五加皮　桑寄生各150克　桂圆肉300克　木瓜　归身各37克　桂枝11克　火酒18千克

浸七日服。

安心绝梦汤　（《惠直堂经验方》）

治劳心过度而遗者。

人参5.5克　麦冬11克　茯神　白术　菟丝子各5.5克　熟地18克　元参18克　芡实　山药各9.3克　五味子1.8克　丹参　莲子心　枣仁　沙参　归身各5.5克　陈皮0.7克

水煎服，二三十剂愈。

还睛补肝丸　（《惠直堂经验方》）

专治羞明多泪、翳膜浸珠、时歇时作、久病不痊，久久服之，永不再发。

白芍酒炒　熟地　当归酒洗　天冬　五味子　炙甘草　白术　白茯苓　官桂　车前子微炒　白菊花　青葙子　元参各75克　川芎　羌活去芦　防风去芦　人参　骨皮　黄芩酒炒　柴胡　细辛　决明子　苦参各37克　黄连姜汁炒，18克

上药共为末，蜜丸梧子大，每服11克，临睡白汤下。

补肾磁石丸　（《惠直堂经验方》）

专治肾气不足，瞳神昏暗，渐成内障。切戒郁怒，始得有效。

磁石75克，煅，醋焠七次，水飞净　菟丝子75克，酒制　北五味18克　建石斛37克　枸杞子37克，米泔浸一日夜，去泔，人乳拌晒　熟地55克　车前37克，酒炒　覆盆子37克，酒炒　楮实子37克　肉苁蓉37克，酒洗，去鳞肠　沉香18克　青盐18克　槐子18克

上药为末，炼蜜为丸，每早空心服11克，盐汤送下。

血余丸　（《惠直堂经验方》）

治便血并一切血症。

血余300克　阿胶600克，面炒成珠

为末，炼老蜜作丸，桐子大，每服三十丸，清汤下。

按：血余，为人的头发。收集人发，用碱水洗去油垢，清水漂净后晒干。商品均加工成炭，称“血余炭”，性味苦温，入心、肝、肾经，具有消瘀止血的功能。主要成分是一种优角蛋白，含脂肪、水分、氮、硫、灰分。灰分中含钙、钠、钾、锌、铜、铁、锰、砷等。据《日华子本草》记载：“止血闷血晕、金疮伤

风、血痢，入药烧灰，勿令绝过，煎膏长肉，消瘀血也。”

千金人参固本丸　（《千金方》）

治脾虚烦热、金水不足，及肺气燥热、作渴、作嗽，或小便短少、赤色涩滞如淋，大便燥结。此阴虚有火之圣药也。

人参75克　天冬炒　麦冬炒　生地黄　熟地黄各150克

蜜丸桐子大，每服五六十丸，空心温酒或淡盐汤下，中寒之人不可服。

如秋作膏，俟煎成，外加白蜜150克。

古庵心肾丸　（《景岳全书》）

治水火不济，心下怔忡，夜多盗汗，便赤梦遗。

牛膝酒浸　熟地黄各75克　菟丝子酒煮，110克　人参　黄芪蜜炙　当归酒浸　山药炒　鹿茸酥炙　附子炮，去皮、脐　茯神　五味子　龙骨煅　远志甘草汤浸剥，姜汁炒，各37克

上药为细末，酒煮面糊丸桐子大，每服百丸，空心枣汤或清汤送下。

正传鹿角胶丸　（《景岳全书》）

治血气亏损，两足痿弱不能行动，久卧床褥者神效。

鹿角胶600克　鹿角霜　熟地各18克　当归150克　人参　牛膝　菟丝子制　白茯苓各110克　白术　杜仲各75克　虎胫骨酥炙　龟板酥炙，各37克

上药为末，先将鹿角胶用无灰酒二盅溶化，加炼蜜捣丸桐子大，每服百丸，空心盐姜汤下。

愈风汤　（《景岳全书》）

治中风诸证当服此药，以行导诸经，则大风悉去，纵有微邪，只从此药加减治之。若初觉风动，服此不致倒仆，此乃治未病之要药也。

羌活　甘草　防风　当归　蔓荆子　川芎　细辛　黄芪　枳壳　人参　麻黄　白芷　甘菊　薄荷　枸杞子　知母　地骨皮　独活　秦艽　黄芩　芍药各110克　苍术　生地黄各150克　肉桂

37 克

上药㕮咀，每服 37 克，水二盅、生姜 3 片，水煎，空心临卧服。

又洁古羌活愈风汤，即同前方加柴胡、杜仲、半夏、厚朴、防己、白茯苓、前胡、熟地黄、石膏等九味共三十三味，云治肝肾虚、筋骨弱、言语艰难、精神昏愦、风湿内弱、风热、体重或瘦而一肢偏枯，或肥而半身不遂。心劳则百病生，心静则万邪息。此药能安心养神，调阴阳无偏胜。

加味虎潜丸[1]　（《景岳全书》）

治诸虚不足，腰腿疼痛，行步无力。壮元气，滋肾水。

熟地黄 300 克　人参　黄芪炙　当归　杜仲酥炙　牛膝酒蒸　锁阳酒洗　龟板酥炙　菟丝子制　茯苓　破故纸炒　黄柏蜜水炒　知母酒洗，炒　虎骨（用代用品）酥炙，各 37 克　山药炒　枸杞子各 75 克

上药炼蜜加猪脊髓酒蒸，同捣丸桐子大，每服百余丸，空心淡盐汤或酒任下。

明目羊肝丸　（《景岳全书》）

治肝虚风热冷泪、赤涩内外障眼。

黄连 110 克　家菊花　龙胆草　石决明煅　人参　当归　熟地　枸杞　麦冬　牛膝　青盐　黄柏　柴胡　防风　羌活各 30 克　肉桂 15 克　羯羊肝一具，烙干为末

上药为末，炼蜜丸桐子大，每服三四十丸，温汤下。

滋阴补心汤　（《福建医药杂志》）

治疗早搏 30 例，显效 5 例，有效 23 例，无效 2 例。

柏子仁　酸枣仁　远志　茯苓　五味子　木香　当归　黄芪　党参　太子参　丹参　生熟地　天麦冬　炙甘草

日 1 剂，水煎服。为肖嘉荣处方。

黄连生脉饮　（《中医杂志》）

治疗早搏 86 例，显效 45 例，有效 30 例，无效 9 例，恶化 2 例，总有效率为 87.2%。

黄连　五味子各5克　党参重症用人参5克　麦冬各12克

加减，日1剂，水煎分3次服。为王金荣处方。

复脉膏　（《湖南中医杂志》）

治疗心动过缓及病态窦房结综合征73例，总有效率90.4%；对照组87例，总有效率为79.3%。两组比较有显著差异。

人参　阿胶各1份　甘草　生姜　桂枝各2份　麦冬　麻仁　大枣各3份　地黄6份

按此比例制成膏剂，每次15克，日服2次。为周祖华等处方。

益气养阴汤　（《湖南中医杂志》）

治疗低血压病27例，服药5～20剂血压都有不同程度的上升，并稳定在102～118/60～80mmHg，症状也随之改善或消失。

党参　黄芪各15克　麦冬10克　五味子4.5克　肉桂1.5克　炙甘草9克　小麦30克　大枣5枚

水煎服。为王淑媛处方。

芪参粉葛汤　（《陕西中医》）

治疗糖尿病51例，其中显效22例，有效26例，无效3例。

天花粉　葛根　黄芪　山药各30克　人参　知母　鸡内金　五味子各10克　水煎服。

此方出自《陕西中医》1991年2期51页。

益脑强神丸　（《悬壶漫录》）

治疗老年痴呆及震颤麻痹等病症。

鹿角胶　五味子　石菖蒲　海马　龟甲胶　燕窝　西红花各10克　玳瑁　枸杞子　何首乌　黄精　豨莶草　生槐米各20克　山茱萸　熟地黄各12克　桃仁5克　麝香1克

加蜜制成丸，每服5克，日服2～3次。

三、阴阳双补，平补阴阳

神仙服蓬蕾法　（《医方类聚》）

神仙服蓬蕾，令人轻身健行不老方。

蓬蘽一名覆盆，江南谓之莓子，味甘无毒。四月五日，候其实熟悉，曝干，捣细罗为散，每服 9 克，水调服之。安五脏，益精强志，倍力轻身不老，服之易颜色也。

按：覆盆子中含有机酸、糖类、少量维生素 C 及维生素 A 类物质，其含量为 0.0586%。药理试验发现其似有雌激素样作用。

平补虚弱汤 （《罗氏会约医镜》）

治气血两虚、脾肾悉亏，身倦神晕、一切不足之症。

人参　白术　茯苓　炙草各 5 克　当归 6 克　白芍酒炒，5 克　杜仲　黄芪蜜炒，各 6 克　甘枸杞　山药各 9 克　五味 15 粒　附子 3 克　姜枣引

如不思饮食，加藿香、元砂仁各 3 克；如气滞作胀，加陈皮 2.4 克，广木香 1 克；如脾虚下泄者，加炮干姜 2.4 克，肉豆蔻 3 克；如血虚发热，加熟地 15 克，或兼用生地亦可。

仙传斑龙丸 （《罗氏会约医镜》）

壮精神，除百病，养气血，补百损，常服延年轻身。

鹿角胶　鹿角霜　菟丝子制　熟地各 240 克　茯苓　柏子仁微炒去油　补骨脂盐水炒，各 120 克

将胶溶化，加酒为丸，盐水酒任下。

益寿地仙丹 （《丹溪心法》）

补五脏，填骨髓，续绝伤，黑髭发，清头目，聪耳听。

甘菊 111 克　枸杞 74 克　巴戟 111 克，去心　肉苁蓉 148 克，醋浸

上为末，蜜丸梧子大，服三十丸，空心盐汤下，温酒亦得。

熟干地黄丸 （《卫生家宝方》）

常服平补，益颜色，填骨髓，去劳倦、膈热、咯血等疾。

熟干地黄 370 克，温汤洗过，焙干，称　枸杞子 185 克，拣，净洗，焙干，称　肉桂 18 克，不见火，去粗皮

上件，先将熟干地黄、枸杞子二味，捣为细末，别捣桂为细末，一处拌匀，炼蜜为丸，如梧桐子大。每服三五十丸，空心食前用温酒或温熟水下，日二服。

芡实散　（《圣济总录》）

河上公益寿延年。

干鸡头实去皮　忍冬茎叶拣无虫污新肥者　干藕各600克

上三味，于甑内炊熟，曝干，捣罗为细散。每日食后，新汲水调下2克。

按：鸡头实即芡实。

不老延年方　（《千金翼方》）

雷丸　防风　柏子仁

上三味，等分。捣筛为散，酒服1克，日三。六十岁以上人亦可服2克。久服延年益精补脑。年未六十太盛，勿服。

不饥耐老丸　（《普济方》）

益气、补虚、长肌肉，延年不老。

胡麻子2升　大豆1升

上熬令香，捣末，蜜丸，日二服。

按：胡麻子即黑芝麻，味甘性平，有补肝肾、润五脏之效。

何首乌丸[2]　（《御药院方》）

主补养五脏六腑，强筋壮骨，黑髭发，坚牙固齿，久服延年益寿，驻颜色。

何首乌用前法制度（见文后二灵丹中的首乌制法），入石杵臼内，捣为细末，炼蜜和丸，如梧桐子大。每日空心，温酒或米饮送下六十丸。服至半月，加七八十丸；又服一月，加至一百丸；服之百日，前疾皆去。一方枣肉为丸，忌猪羊血肉及无鳞鱼。

何首乌圆　（《太平惠民和剂局方》）

补暖脏腑，祛逐风冷，利腰膝，强筋骨，黑髭发，驻颜容。

何首乌1.8千克，用铜刀或竹刀切如棋子大，木杵臼捣　牛膝去苗，锉600克

上件药，以黑豆10千克净淘洗曝干。用甑一所，先以豆薄铺在甑底，然后薄铺何首乌，又铺豆，又薄铺牛膝。如此四重铺。令药豆具尽。安于釜上蒸之，令豆熟为度。去黑豆，取药曝干，

又换豆蒸之，如此三遍，去豆取药，候干为末。蒸枣肉和圆，如梧桐子大，每服三十圆，温酒下。食前服，忌萝卜、葱、蒜。此药性温无毒，久服轻身延年不老。

神仙服大麻子法 （《医方类聚》）

神仙服大麻子，补益驻颜，变鬓发。延年不老方。

大麻子3升，酒浸一宿，九蒸九曝　去壳崖蜜5升　牛膝煎3升　菟丝子5升，酒浸一宿，晒干　地黄煎3升

上件药，先捣罗菟丝子为末，熬麻子令香，以柏木杵臼捣为膏，即和前件药，等作团，内入臼中，捣三千杵……每服一鸡子大，以温酒化破服，日三服。

按：大麻子，即火麻仁，性味甘平，有润肠、活血、通淋功用。动物实验有降血压作用。滑肠者慎用。

松子丸 （《医方类聚》）

松子味甘酸，益精补脑，久服延年不老，百岁以上，颜色更少，令人身轻悦泽方。

松子、菊花等分，以松脂和蜜丸，服如梧子十丸，日三，可至二十丸；亦可药服2克，日三，功能与前同。

枸杞煎[2] （《千金要方》）

补虚羸，久服轻身不老。神验方。

九月十日取生湿枸杞子1升，清酒6升，煮五沸。出取研之，熟滤取汁，令其子极净。暴火令干，捣末和前汁微火煎，令可丸，酒服2克。日二，加至3克。亦可服五十丸。

椒红丸[4] （《本草纲目》）

治元脏伤惫，目暗耳聋，服此百日，觉身轻少睡，足有力，是其效也。服及三年，心智爽悟，目明倍常，面色红悦，髭发光黑。

用蜀椒去目及合口者，炒出汗，曝干，捣取红600克。以生地黄捣自然汁，入铜器中煎至1升，候稀稠得所，和椒末丸梧子大。每空心暖酒下三十丸……四时去烦劳，五脏调元气，明目腰不

痛，身轻心健记，别更有异能，三年精自秘。回老返婴童，康强不思睡，九虫顿消亡，三尸自逃避，若能久饵之，神仙应可冀。

养心丹　（《朱氏集验方》）

服之能宽神，清思全志，通神明，不老。

朱砂　乳香各8克　酸枣仁　茯苓各18克

上为末，枣肉为丸如桐子大，空心，清净水吞下十丸。

交藤丸　（《华佗中藏经方》）

能驻颜长寿，祛百病。

交藤根何首乌也，用600克赤白者　茯苓185克　牛膝74克

上蜜丸，如梧桐子大，每服酒下三十丸，忌食猪羊血。

人参养荣丸　（《太平惠民和剂局方》）

强心健胃，温补气血。主治心脾不足，气血两亏，形瘦神疲，食少便溏，惊悸健忘，病后虚弱。

人参3克　白术麸炒，30克　茯苓28克　甘草炙，30克　当归30克　熟地黄22克　白芍30克　黄芪炙，30克，肉桂30克　橘皮30克　远志甘草水炙，15克　五味子醋蒸，22克　鲜姜15克　大枣45克

将鲜姜、大枣熬成稠膏状，余药粉碎与混合后，炼蜜为丸，每丸重9克。每服一丸，日服一二次，温开水送下。

五味子丸[1]　（《普济方》）

明目下气，除烦止渴，养血活经络，无所不治。

用北五味子一裹，约1.2千克，拣净，用酒10升，浸一伏时取出，或晒或焙，碾为细末。上将所浸药酒熬成膏，搜前件药，丸如桐子大，每服二三十丸，盐汤温酒任下，空心食前临卧。并无所忌，浸药酒不用绿豆面，恐解药力。

草还丹[4]　（《太平圣惠方》）

补虚冷，调元气，壮筋骨，明耳目，进饮食，和脾胃，延年固丹田。

菊花去萼　巴戟去心　枸杞子拣去土及蒂，各74克　苁蓉酒浸，148克，焙干

上为末，炼蜜为丸，如桐子大，以朱砂为衣。空心，温酒或盐汤下三十丸。一方不用朱砂为衣，名益寿地仙丸。

真人服食方 （《医方类聚》）

熟干地黄6千克，细切，以酒2升浸，三日取出曝干　巴戟600克　厚朴600克，去粗皮，微炙　干漆600克，捣碎，炒令微烟出　覆盆子600克

上件药，捣细罗为散，每服以酒调下7克，日三服，加至10克，延年矣。

真人绝粒长生方 （《医方类聚》）

汉椒185克，去目及闭口者，微炒去汗　巨胜子5升

上九蒸九曝巨胜子讫，去黑皮，捣罗为末，次捣罗椒为末，二味相和令匀，炼蜜和丸如梧桐子大。每服三十丸，以冷水下，日三服，自不饥渴，久服长生。

按：巨胜子即胡麻。

定振汤 （《浙江中医杂志》）

益气养血，祛风定痉。主治帕金森综合征。

当归　川芎　黄芪　天麻　秦艽　威灵仙　地龙　生地　熟地　赤芍　白芍各10克　全蝎5克　蜈蚣焙，研末，冲服，3克　僵蚕10克　水煎服。

此方刊于《浙江中医杂志》1982年9期。

琼玉膏[2] （《名医验方类编》）

开心益智，白发返黑，齿落更生，延年。

生地黄6千克，取汁　人参末900克　白茯苓末1.8千克　白沙蜜1.8千克，滤净

拌匀入瓶内，箬封。安砂锅中，桑柴火煮三日夜，蜡封，浸井底一夜，取成再煮一伏时。每以白酒或酒点服一匙。

长春益寿丹 （《慈禧光绪医方选议》）

天冬去心　麦冬去心　大熟地不见铁　山药　牛膝大生地不见铁　杜仲　山萸　云苓　人参　木香　柏子仁　五味子　巴戟以上各74克　川椒　泽泻　石菖蒲　远志以上各37克　菟丝子　肉苁蓉以上各

148克　枸杞子　覆盆子　地骨皮以上各58克

以上共为极细面，蜜丸桐子大。初服五十丸，一月后加至六十丸，百日后可服至八十丸便有功效，每早空心以淡盐汤送下。

保元益寿丹　（《慈禧光绪医方选议》）

人参10克　炒白术10克　茯苓18克　当归14克　白芍7克，炒　干地黄7克　陈皮5克　砂仁3克　醋柴胡3克　香附7克，炙　桔梗7克　杜仲14克，炒　桑枝14克　谷芽14克，炒　薏米18克，炒　炙草3克

共研极细面子，老米汤调服。

七宝美髯丹　（《本草纲目》）

乌须发，壮筋骨，固精气，续嗣延年。

赤白何首乌各600克，米泔水浸三四日，瓷片刮去皮，用淘净黑豆2升，以砂锅木甑，铺豆及首乌，重重铺蒸之。豆熟，取出去豆，曝干，换豆再蒸，如此九次，曝干为末　赤白茯苓各600克，去皮研末，以水淘去筋膜及浮者，取沉者捻块，以人乳十碗浸匀，晒干研末　牛膝8两，去苗，酒浸一日，同何首乌第七次蒸之，至第九次止，晒干　当归296克，酒浸晒　枸杞子296克，酒浸晒　菟丝子296克，酒浸生芽研烂晒　补骨脂148克，以黑芝麻炒香

并忌铁器，石臼为末，炼蜜和丸弹子大，一百五十丸。每日三丸，侵晨（黎明时）酒下，午时姜汤下，卧时盐汤下。

按：《积善堂经验方》中有“乌发蜜膏”，药味同上，但熬成膏时加蜂蜜一倍，功效相同。据《新中医》2006年4期50～51页，李铁铮报道，用此方治老年痴呆40例，服90天，显效8例，有效26例，无效6例，有效率85%。

二灵丹　（《御药院方》）

主补暖脏腑，祛逐风冷，利腰膝，强筋骨，黑髭发，驻颜容。性温无毒，久服轻身，延年不老。

何首乌雌雄各半，采刮捣俱不犯铁，用浓米泔一伏时漉出于银器内，排枣一重各擘开，上铺何首乌一重，又用枣一重，复再铺何首乌一重，令尽，次日清河水于药上，有水药五指，用慢火熬煮，候枣极烂，并何首乌稍软，取出不用枣，只拣何首乌人在清冷水中浸少时，用竹刀刮去黑皮及两面浮沫，令净竹刀切作薄片子，慢火焙

干，取净称，600 克　牛膝拣去芦头并细梢，只取中间粗者，折作 1.5 毫米，用好酒浸二宿，取出焙干净，300 克

上拌和匀，用石杵臼内，捣罗为细末，炼蜜和丸，如梧桐子大，每日空心温酒或米饮下六十丸。服至半月，加至七八十丸。又服至一月，加至一百丸，服至一百日，前疾皆瘥。

一方用何首乌1.8 千克，用铜刀或竹刀，切如棋子大，木杵臼杵捣　牛膝600 克，去苗，锉，以黑豆 10 升，浸，淘洗，曝干

用甑一口，先以豆薄铺在甑底下，然后薄铺何首乌，又铺豆，又薄铺牛膝，如此重重。铺令药豆俱尽，安于釜上蒸之，令豆熟为度。去黑豆，取药曝干，又换豆蒸之，如此三遍，去豆取药，候干为末。枣肉和丸，如梧桐子大，每服三十丸，温酒下，食前服。忌萝卜、葱、蒜。

神仙服灵芝法　（《医方类聚》）

神仙服灵芝，轻身飞行法。

上取石上灵芝3 厘米，八九节者 6 千克，曝干，捣末，蒸一复时，又曝令干，更捣万杵，炼蜜和丸，如梧桐子大，每旦及晚，以酒下二十丸，十日身轻，二十日一切病止，三十日身轻如玉，升度山林，日行千里之外。

按：灵芝为多孔菌科植物紫芝或赤芝的全株。据报道，紫灵芝含麦角甾醇、有机酸、氨基葡萄糖、多糖类、树脂、甘露醇等；赤灵芝含麦角甾醇、树脂、脂肪酸、甘露醇和多糖类，又含生物碱、内酯、香豆精、水溶性蛋白质和多种酶类。动物实验表明，赤灵芝水浸剂对中枢神经有抑制作用，予麻醉狗静脉注射，血压急剧下降，而后很快回升至原水平以上，呈现先降后升的双相作用。灵芝复方对实验性慢性气管炎的大鼠，有促进气管黏膜上皮修复的作用。小鼠口服赤芝酊能减轻四氯化碳中毒性肝炎，提高解毒功能与耐受缺氧的能力。未发现有肾上腺皮质激素、性激素或同化激素样作用。

灵仙散　（《圣济总录》）

轻身延年，却老还童。

白茯苓去黑皮　巨胜子去皮，炊一日　天门冬去心，焙　白术　桃仁去皮尖，炒　干黄精各37克

上六味，捣罗为细散。每于食前水饮下3克，日二服，或以蜜丸如赤小豆大。每服三十丸，温水下。

三黄丸　（《圣济总录》）

平补换骨，延驻神仙。

生地黄18千克，木臼捣取自然汁　生干地黄焙　熟地黄焙，各600克为末　鹿角胶炙燥为末　大麻仁研　干漆捣末，点醋，炒烟尽为度，各148克　甘草炙，锉　杏仁去皮尖、双仁，研　蜜各300克

上九味，各修制捣研，七味为末。先以无灰酒10升，与生地黄汁并蜜，于银器内慢火煎，以柳枝搅。将欲成膏，便入诸药同熬，候可，丸如梧桐子大。每服三十丸，空心食前、面东、酒下，加至五十丸。

猪肾方　（《医部全录》）

老人耳聋，猪肾一对，去膜切，以粳米200毫升，葱白二根，薤白7根，人参0.5克，防风0.3克，为末，同煮粥食。

神仙服食方　（《医方类聚》）

白茯苓37克　陈葵子1克　桂心18克　天门冬37克，去心，焙　川椒18克，去目及闭口者，微炒去汗

上件药，捣细罗为散，以新汲水调3克服之，日再服，至百日耐老延寿。

黄精酒[2]　（《医方类聚》）

主万病，延年补养，发白再黑，齿落更生方。

黄精2.4升　天门冬1.8千克，去心　松叶3.6千克　术2.4千克　枸杞根3千克

上件药，都锉，以水300升，煮取汁100升浸曲6千克，炊米100升如常酿酒法，候热，任性饮之。忌桃李雀肉。

朱丹溪养老方 （《格致余论》）

用参、术为君，牛膝、芍药为臣，陈皮、茯苓为佐。春加川芎；夏加五味、黄芩、麦冬；冬加当归身，倍生姜。一日或一帖或二帖。

神仙八味丸 （《圣济总录》）

主平补壮气，活血驻色，轻身健骨。

牛膝去苗，600克　威灵仙净洗　巴戟天去心，各148克　石斛去根，296克　天麻296克，切，以上四味用好酒20升，浸二宿，焙　何首乌600克，去黑皮，米泔水浸软，切于黑豆中，蒸烂焙干　肉苁蓉去土，1.2千克，洗切，用前浸药酒同于银石器内，慢火熬成膏　海桐皮锉，296克

上除苁蓉膏外，捣罗为末，用苁蓉膏和捣千杵，丸如梧桐子大。每服二十丸至五十丸，空心食前温酒下，日三服，久服辟风邪，调荣卫，顺三焦，乌髭须。

草灵丹[3] （《御药院方》）

主实髓壮筋，轻身益血，久服令人面色光泽，返老为童，齿落更生，发白再黑，补肾益真，滋荣卫，聪耳明目。

生地黄1.2千克，细切，用无灰酒10升，夜浸昼晒，酒尽为度，阴干　鹿茸去毛，酥炙黄　牛膝酒浸七日，阴干　肉苁蓉酒浸七日，研如泥，阴干，各74克　桂心　蛇床子酒浸七日，阴干　菟丝子37克，酒浸七日，研细阴干　远志37克　大枣百枚，煮熟去皮核，阴干

上为末，炼蜜为丸，如梧桐子大，每日空心，温酒下三十丸，服至周年。去三十六风，二十四气，无病不效，有不测之功，一方作酒蜜面糊为丸。

地仙丸[2] （《太平圣惠方》）

治劳伤，头目昏眩，安神延年，乌须黑发，令身体轻健，耳目聪明，宽膈进食，除寒弱，调荣卫。

枸杞子　神曲炒　甘菊　熟地黄干者炒　桂去皮，各74克　苁蓉酒浸一宿，切，焙干，58克

上为末，炼蜜和丸，如桐子大，每服三十丸，酒饮任意下，

空心食前。此药常服，补劳伤，清头目，轻身延年，乌须鬓，悦颜色。

四补丸　（《圣济总录》）

益气血，补元脏，悦颜色。

柏子仁生绢袋盛　何首乌切作小片　肉苁蓉切作小片　牛膝细切，生绢袋盛，各111克

上用酒3升，春夏浸七日，秋冬浸二十七日，取牛膝、柏子仁先捣如泥，次将何首乌、苁蓉同捣得所，为丸如桐子大，每服二三十丸，空心温酒下。

十味肾气丸　（《千金翼方》）

主补虚方。

桂心　牡丹皮　泽泻　薯蓣　芍药各148克　玄参　茯苓　山茱萸各185克　附子111克，炮，去皮　干地黄296克

上十味，捣筛为末，炼蜜和丸如梧子。以酒服二十丸，稍加至三十丸，以知为度。

神仙服饵百花法　（《医方类聚》）

三月三日、五月五日、七月七日、九月九日采百花，阴干，捣细罗为散，每服9克，以水调下，日二服。百日内身轻，面目光泽，轻身长寿。

按：注意不要采毒草之花。

花粉除含有大量的糖、蛋白质、维生素和游离氨基酸外，还具备人类不可缺少的微量元素，其营养价值是鸡蛋、牛奶的7~8倍。其所含生物活性物质，能增强心血管功能，延缓细胞衰老，是一种含有高级营养物质的长寿药物。

龟鹿二仙膏　（《惠直堂经验方》）

治虚损遗泄，瘦弱少气，目视不明。久服大补精髓、益气养神。

鹿角胶120克　龟板胶120克　枸杞子120克　人参30克

先用龙眼肉250克煎浓汁，将二胶化开，入杞子、人参末搅

匀，冷定，打成小块。初服5克，渐加至9克，一日2次，空心酒下。

按： 龟胶、鹿胶，称二仙胶，有阴阳双补的作用。人参补气，枸杞补肾，龙眼肉益心脾、补气血、宁神智。此药滋补面广，为滋补药中之优品。治帕金森氏病及老年痴呆等病症。

异类有情丸 （《韩氏医通》）

滋肾填髓，疗元阳虚损，尤利于老人。

鹿角霜120克　龟板酒浸七日，炙，120克　虎胫骨长流水浸七日，炙，72克　鹿茸酒洗生，锉，72克　猪脊髓去皮膜，九条

上四味，研乳极细，加入猪脊髓及适量炼蜜，同捣丸，如梧子大。服时空心盐汤下五十丸至八十丸，一日服2次。

常服大补益散 （《千金翼方》）

肉苁蓉　干枣肉　石斛各296克　枸杞子600克　菟丝子　续断　远志各185克，去心　天雄111克，炮，去皮　干地黄370克

上九味，捣筛为散。酒服1克，日二，无所忌。

山芋四倍丸 （《圣济总录》）

平补，除风痰，益年寿。

山芋18克　枸杞子37克　甘菊花111克　熟干地黄焙，148克

上四味，捣罗为末，炼蜜丸如梧桐子大。空心食前盐汤下三十丸，温酒亦得。

四金丸 （《圣济总录》）

平补五脏，壮筋骨，益颜色，美饮食。

肉苁蓉酒浸一宿，焙　牛膝酒浸一宿，焙　天麻　青盐细研，各111克

上四味，除盐外，捣罗为末，与盐和匀。用木瓜一枚，除心蒸烂去皮，入臼中与四味药同捣。丸如梧桐子大，若干，少少入酒丸。每服五十丸，空心夜卧暖酒吞下。

五补圆 （《太平惠民和剂局方》）

补诸虚，安五脏，坚骨髓，养精神。

地骨皮　白茯苓去皮　牛膝去苗，酒浸一宿　熟干地黄　人参各

37 克

上为末，炼蜜为圆如梧桐子大。每服三十圆，温酒下，空心食前服，稍增至五十圆，日二服。服至十日及半月觉气壅，即服七宣圆，服七宣圆，二三日，觉气散，即还服五补圆。久服去百病，髭发黑润。

柏子仁丸　（《御药院方》）

能补益元气，充实肌肤。

山茱萸148克　远志去心皮　柏子仁各18克　覆盆子　山药另取末，各37克

上为细末，用山药白面同酒煮糊为丸，如梧桐子大，每服三十丸，温酒下，空心食前服，日进二服。

山甲龙葵汤　（《中西医结合治疗常见肿瘤的良方妙法》）

专治胰腺癌，用本方治疗晚期胰头癌3例，1例生存2年2个月，1例生存3年9个月，另1例健在已4年4个月。

穿山甲　丹参各15克　龙葵　石见穿　红花各30克　香附　青皮　陈皮　八月札各12克　广木香　川楝子各10克　枸杞30克，水煎服，每日一剂。

按：八月札为木通科植物木通、三叶木通、白木通的果实。性温平。《中药大辞典》："疏肝理气，活血止痛，除烦利尿。治肝胃气痛，胃热食呆、烦渴、赤白痢疾、腰痛、胁痛、疝气、痛经、子宫下坠。"

石见穿为唇形科植物紫参的全草。性味苦辛，平。《中药大辞典》："治噎膈、痰喘、肝炎、赤白带、痈肿、瘰疬。"蒋仪《药镜拾遗》云："噎膈翻胃，从来医者、病者咸以为不治之症，余得此剂，十投九效，乃作歌以法之。歌曰：'谁人识得石打穿，绿叶深纹锯齿边……味苦辛平入肠肺，穿肠穿胃能攻坚。采掇茎叶捣汁用，蔗浆白酒使佐全。噎膈饮之痰立化，津液平复功最先。世眼愚蒙知者少，岐黄不识名浪传。丹砂、句漏葛仙事，余爱养生著数言。"

小地黄煎丸 （《圣济总录》）

能平补、益颜色，乌髭发，令人肥健。

生地黄6千克，洗，漉出一宿，后捣绞取汁　鹿角胶600克　紫苏子炒，2升　酥900克　生姜300克，绞取汁　蜜2升　酒4升

上先以文火，煎地黄汁一二沸，即以酒研紫苏子，滤取汁投之，又煎二十沸，下胶，候消尽，下酥蜜姜汁等。同煎稠如饧，收于净瓷器中。每服取一匙，暖酒调化饮之。

沉香鹿茸丸[2] （《太平惠民和剂局方》）

能镇心肾，养肝益五脏，调顺三焦。

沉香37克，锉　川心巴戟去心，74克　菟丝子185克，酒浸一宿，焙　鹿茸去毛，酒炙，去皮，111克　附子148克，炮去皮脐，须熟炮为妙　熟干地黄222克，须是自制好者

上为细末，入麝香5克，别研入，和匀，炼蜜为丸，如梧桐子大，每服四五十丸，好酒盐汤空心吞下。常服调养真气，益精明目，悦颜色。

香茸丸[3] （《普济方》）

滋补精血，益养真元，治下焦阳竭、脐腹绞痛、饮食减少、目视䀮䀮、夜梦鬼交、精泄遗矢（屎），肌肉消瘦。

鹿茸火燎去毛，涂炙　麋茸火燎去毛，酥涂炙，二味，以上各148克　麝香18克，另研　沉香　五味子　白茯苓去皮　白龙骨火煅　肉苁蓉酒浸一宿，切，焙干，五味各37克

上件为细末，和匀，用熟地黄111克，焙干，令为细末。用酒2升熬成膏子，搅药入臼内，杵千百下，如硬更下少酒，丸如桐子大。每服五十丸，温酒盐汤任下，空心食前服。

延寿丹[3] （《刘先生直格方》）

治元脏虚冷，筋骨缓弱，肝肾不足，精神困乏，久服清心益志，和血驻颜，延年益寿。

牛膝去芦，酒浸一宿　菟丝子酒浸一宿　远志去心　地骨皮　石菖蒲　甘菊花　熟干地黄

上七味，各等分，同为细末，用浸药酒熬面糊为丸，如梧桐子大，每服十五丸至二十丸，空心临卧，日进三服，温酒下，百无所忌。

神仙变白延年十精散方　（《医方类聚》）

巴戟天精　云母粉十精　甘菊花月精　熟干地黄地精　菟丝子人精　杜仲山精　五味子草精　钟乳粉水精　石斛石精　人参药精，以上各等分

上件药，捣细罗为散，每服以温酒下 9 克，空心及食前服。久服，发白再黑，齿落重生，充益肌肤，悦泽颜色，腰脚轻健，耳目聪明，补脑添精，延年却老，其功不可具述。

枸杞子丸[2]　（《圣济总录》）

平补心肾，延年驻颜。

枸杞子汤洗　菊花拣净　肉苁蓉酒浸一宿，切，焙　桂去粗皮　黄芪涂酥，炙，锉　牛膝酒浸一宿，焙　生干地黄酒浸一宿，焙　远志去心　山芋各 74 克　柏子仁酒浸，焙炒　人参　白茯苓去黑皮，各 58 克

上十二味，捣罗为末，以浸药酒面糊为丸，如梧桐子大。每服空心温酒下三十丸，盐汤亦得。

太乙护命丸　（《普济方》）

治元脏虚损，兼实脏腑，变白返黑，满骨髓，令风邪不能侵。久服除百病、益精血、延年却老。

甘菊花　麦门冬去心，焙　枸杞子焙　白术　人参　白茯苓　远志　菖蒲石上者　桂去皮，各 222 克　熟干地黄

上择开成日，捣罗为粗末，取春采生地黄 30 千克，绞取汁，同药末于银石器内，遂旋入地黄汁微炒，候入尽汁焙干，再捣为末，炼蜜和丸，更入酥少许，同捣三千下，丸如桐子大。每服空心食前，清酒下二十丸，渐加至五十丸，复渐减至二十丸，周而复始。

无比山药丸　（《圣济总录》）

平补诸虚百损，五劳七伤，头痛目眩，手足逆冷；或烦热有

时，或冷痹骨痛，腰髋不遂，饮食虽多，不生肌肉；或少食而胀满，体无光泽，阳气衰绝，阴气不行。此药能补经脉，起阴阳，安魂魄，利三焦，破积聚，厚肠胃，强筋炼骨，轻身明目，除风去冷，无所不治。

干山药92克　杜仲去皮，锉，炒，111克　五味子拣净，92克　菟丝子酒浸，111克　苁蓉锉，酒浸，148克　牛膝锉，酒浸，37克　泽泻37克　熟干地黄37克　山茱萸37克　茯神去皮并心木，37克　巴戟37克　赤石脂37克

上十二味，捣筛为末，炼蜜和为丸，如梧桐子大。每服二三十丸，食前温酒下，温米饮亦得。服之七日后，令人身轻健，四体泽润，唇口赤，手足暖，面有光悦，消食，身体安和，音声清响，是其验也。十日后，长肌肉。此药通中入脑，鼻必酸疼，勿怪。

翟平薯蓣圆　（《千金翼方》）

补诸虚劳损方。

薯蓣　牛膝　菟丝子　泽泻　干地黄　茯苓　巴戟天　赤石脂　山茱萸　杜仲炙，各74克　苁蓉148克　五味子58克

上十二味捣筛为末，炼蜜和圆如梧子，酒服二十圆，日一夜一。瘦者加敦煌石膏74克，健忘加远志74克，少津液加柏子仁74克。慎食醋、陈臭等物。

泻脾丸　（《外台秘要》）

深师调中利饮食，除胃中积聚寒热，老人将服，长肌肉，令人光泽。

黄芩　杏仁去皮、尖、两仁，煎　泽泻　通草　芎䓖　桂心　白术　干姜各2克　茯苓　黄芪　干地黄各2克　附子0.8克，炮　麦门冬1.9克，去心

上十三味捣筛，蜜和丸如梧子，二丸，日三服。忌猪肉、冷水、桃李、雀肉、生葱、醋、芜荑等物。

太行谐散　（《普济方》）

强中益气，补力不足，长养肌肉，调和百脉，宣利机关，轻身润泽，安定五脏，强识不忘。

白防己74克　菴蕳子185克　猪苓259克　六安石斛74克　钟乳185克，研　占斯148克，一名良无极　苁蓉259克　麦门冬74克，去心　茯苓185克　牡丹皮259克　地肤子185克　泽泻74克　桂心185克　甘草185克，炙　白术259克　胡麻2升，熬令香　当归185克　覆盆子185克　蔷薇185克　牛膝111克　八角茴香111克

上捣筛，将蜂蜜1升，生地黄汁1.8千克，合令相和，微煎以和前药，丸如桐子大，曝干，以酒汤饮下三十丸，又和曝干以作散，服1克。

一方云：作散即不必丸。忌猪羊肉、冷水、海藻、菘菜、生葱、酢（醋）物、胡荽、桃、李、雀肉等。

按：菴蕳子为菊科植物菴蕳的果实，《药性论》：“益气，主男子阴痿不起，治心腹胀满，能消瘀血。”占斯载《本草品汇精要》卷四十二“有名未用”类：“占斯味苦温，无毒，主邪气温痹、寒热疽疮，除水坚积血症、月闭灭无、小儿躄不能行、诸恶疮痈肿，止腹痛，令人有子。一名炭皮，生太山山谷，采无时。”

枸杞子圆　（《太平圣惠方》）

补虚损，益颜色，久服轻身不老，强力倍志，养精气，壮筋骨。

枸杞子74克　熟干地黄　人参去芦头　茯神　附子炮裂去皮脐　覆盆子　五味子　薯蓣　菟丝子酒浸三日曝干，别捣为末　肉苁蓉酒浸一宿，刮去皱皮，炙干　石斛去苗、根，锉　山茱萸　桂心以上各37克

上件药，捣罗为末，炼蜜和丸，捣五七百杵。圆如梧桐子大，每日空心温酒下三十圆，渐加至四十圆。

既济丹　（《是斋百一选方》）

主升降水火，安神益血，久服延年，令人不老。

嫩鹿茸111克，酥炙　牛膝酒浸一宿　肉苁蓉酒浸一宿　熟干地黄酒

浸，蒸　当归去芦，酒浸一宿　枸杞子酒浸一宿　酸枣仁微炒，别研入　沉香别研　山药炒　远志用甘草18克煮，去甘草不用　茯神各58克　附子92克，炮，去皮脐　柏子仁别研入，58克

上焙干为细末，枣肉丸，如梧桐子大，每服五六十丸，空心食前，温酒盐汤送下。

松枝丸　（《太平圣惠方》）

治风冷，强筋骨，补五脏，除风湿，久服轻身耐老，延年益气，补诸不足。

松枝111克，炼成者　松花74克　白茯苓74克　菖蒲37克　桂心18克　生干地黄74克　薯蓣37克　远志37克，去心　鹿角胶37克，捣碎，炒令黄燥　牛膝37克，去苗　甘草37克，炙微赤，锉　槟榔37克　肉苁蓉37克，酒浸一宿，刮去皮，炙令干　菟丝子37克，酒浸3日，晒干，别捣为末　鹿茸37克，去毛，炙微黄

上为末，炼蜜为丸，和捣三五百杵，丸如桐子大，每日空心以温酒下三十丸，渐加至四十丸。

延年丸　（《圣济总录》）

平补五脏，治百病。

菟丝子酒浸259克，炒黄，111克　枸杞子去梗　覆盆子去萼　车前子酒浸　巴戟天去心　远志去心　生干地黄　细辛去苗叶　白术炒　菖蒲锉　何首乌去黑皮　地骨皮　牛膝酒浸一宿　续断　菊花去梗萼，各37克

上十五味，除菊花外，以温水和酒少许洗过焙干，杵罗为末，炼蜜丸如梧桐子大。每日空心常服三十丸，丈夫盐汤下，妇人醋汤下。午食前更一服，服至十服。其人病却有发时，是药动病本，功应也。

荣芝丸　（《普济方》）

治诸虚不足，起阴发阳，安魂定魄，补五脏、和六腑，活血脉，填骨髓，强骨生力，驻颜色，久服轻身，延年不老。

鹿角霜185克　鹿茸去毛，酥炙，111克　麝香研，74克　苁蓉　牛

膝各酒浸一宿　沉香　白术　当归去芦头　川芎　熟干地黄　萆薢蜜炒　五味子　菟丝子酒浸，别研，各37克

上为细末，用面74克，并炼蜜和丸，如梧桐子大，每服三十丸，空心粥饮下，或温酒盐汤亦得，渐加至五十丸。用鹿角6千克以上，每3千克东流水浸四十九日，刷去水渍令净，入大锅，研麻子5升，黄蜡300克，青盐148克，甜水煮两伏时，温汤添，取出刷净，着绢袋子盛，晒干为末，取煮角汁滤滓去，慢火熬成膏。

黄芪丸[2]　（《太平圣惠方》）

补虚乏，长肌肉，调中助力，美颜色，益精志，利腰膝。

黄芪37（74）克，锉　熟干地黄74克　覆盆子　牛膝去苗　石斛去根，锉　泽泻　附子炮裂，去皮脐　鹿茸去毛，涂酥，炙微黄　山茱萸　五味子　桂心　人参去芦头　沉香　肉苁蓉酒浸一宿，刮去皱皮，炙干，以上各37克

上为末，炼蜜和捣二三百杵，丸如梧桐子大，每日空心及晚食前，以温酒下三十丸。

养寿丹　（《御药院方》）

补五脏，散麻痛，驻容颜，黑髭发，壮筋骨，久服不老。

远志去心　菖蒲　巴戟去心　白术　茯苓　地骨皮　续断　枸杞子　菊花　细辛　地黄　车前子　何首乌　牛膝　苁蓉　菟丝子三味酒浸　覆盆子各15克

上为细末，炼蜜和丸，就复臼千杵，丸如桐子大，每日服二十丸，空心酒下。

五味子丸[2]　（《普济本事方》）

主治肝肾俱虚，收敛精气，补真壮阳，充悦肌肤，进美饮食。

五味子　川巴戟　肉苁蓉　人参　菟丝子　熟地黄　覆盆子　白术　益智仁炒　小茴香　骨碎补洗，去毛　白龙骨　牡蛎以上各等分

上为细末，炼蜜杵丸，如梧桐子大，焙干，每服三十丸，空

心食前、米饮下，日二三服。此药补气止汗。

茯苓丹 （《普济方》）

延年益寿，黑髭发，大有补益。

白茯苓去粗皮，淘净阴干，为细末，148 克　头面 144 克　人参末 11 克

上入青盐少许，用滚水和成剂，如指大，以文武火烧热，验数作十日服。一月服 3 次。夏加干莲子肉 37 克，余月加干山药 37 克。

五子丸 （《王氏博济方》）

主通流五脏，润泽血脉，长老成少，补助元阳。

余甘子　覆盆子酒浸，焙　菟丝子去浮者，酒浸，蒸熟，焙　五味子炒　车前子酒浸，焙，各 185 克

上为末，取二三月间枸杞嫩叶，捣研取汁 2 升，和药末，令汁尽为度。又取杏仁 1 升，去皮尖，与无灰酒同研，取汁 5 升，于银石器中，煎令杏仁无苦味，然后下地黄汁 500 毫升，真酥 185 克，鹿角胶末 185 克，同放前汁中略煎过，次下五味子末，以柳枝急搅之，慢火熬，可丸即并手丸，如梧桐子大。每日空心，温酒下三十丸。如热任意加减，此药又治金石药毒。

按：余甘子，《中药大辞典》称“庵摩勒”，为大戟科植物油柑的果实，性味苦甘，寒。有化痰、生津、止咳、解毒的作用。分布于福建、广东、广西、云南、四川、贵州、台湾等地。

真酥，为牛乳或羊乳提炼而成的酥油。

山芋丸[3] （《太平圣惠方》）

补益十二经脉，安魂定魄，还精补脑，开三焦，破积聚，消五谷，调脏腑，除心中伏热，令耳目聪明，强骨轻身，去诸风冷。

山芋 129 克　苁蓉去皮，酒浸，切，焙，148 克　五味子 92 克　杜仲去皮，丝，锉，111 克　牛膝酒浸，148 克　菟丝子酒捣碎，爁焙干　茯苓去皮　赤石脂　泽泻　干地黄焙　山茱萸　巴戟去心，各 74 克　远志去心　石膏各 37 克

上为末，炼蜜为丸，如桐子大，每日空心，酒下三十丸。服七日后，四肢身体光泽，唇口赤色，手足暖，面有光泽，体轻舌厚，通中脑鼻，心酸勿疑，秋夏蜜丸，冬即为散，酒调服。

按：山芋，即山药。

神仙巨胜子丸[2]　（《德生堂》）

用此药安魂定魄，改易容颜，通神仙，延寿命，生骨髓，扶虚弱，展筋骨，润肌肤，补益丹田，接养真气，活血荣颜，百病永除。根本坚固，水火既济。昔有一老人，耳聋目昏，年至七十无子，服此药后，齿落更生，发白再黑，二妻生十三子，寿至一百余岁。常服身体轻健，气力倍，加行走如飞。

生地黄　熟地黄　何首乌各148克　巨胜子九蒸九曝，74克　人参　肉苁蓉酒浸　牛膝酒浸　菟丝子酒浸　天门冬去心，酒浸　破故纸酒浸，炒　巴戟去心，酒浸　干山药　五味子　楮实炙　覆盆子净　鹿茸嫩红色者，生用　柏子仁去壳，另研　酸枣仁去壳，另研　白茯苓　西枸杞各37克　核桃10枚，去壳取仁，另研烂后入药内再研匀

上为细末，用枣600克，去皮核煮熟研烂，与药末和匀，杵千余下，再揉得所，为丸如梧桐子大，每服五七十丸，空心温酒下，盐汤亦可。丸数任意加减，服后干物压之。

沉香永寿丸　（《德生堂》）

大补元阳，滋益脾胃，调顺血气，添补精髓不老，壮少年之人并宜服之，甚有功，不僭不燥。大梁郭文乡尚书常服此药，年至八十精力倍加，得其方者，服之俱效。

莲肉一斤，用酒浸一日后，装入雄猪肚内缝和，将浸莲肉酒添水煮猪肚大一个，小两个，取出晒干，肚不用　茅山苍术600克，分作四份，一份酒浸，一份泔浸，一份盐水浸，一份醋浸，春秋五日，夏三日，冬七日，如无茅山苍术，以好酒煮去粗皮代之　白茯苓148克　沉香　木香　熟地黄各37克　五味子　小茴香　川楝子炮　西枸杞子　山药　柏子仁　破骨纸各74克，用芝麻同纸一处炒香，去芝麻

以上同研细末，入青盐18克，同为末，酒和丸如桐子大。每

服五十丸，加至七十丸，空心温酒或盐汤下，以干物压之。

五精煎丸　（《普济方》）

治上膈多热，下脏虚冷，皮肤不泽，气力乏少，大便秘涩，或时泻痢，头旋痰喘，口干舌强，益寿延年。

白茯苓去黑皮筋取末，干菊花炊一服时，不住洒酒泡干别取末　石菖蒲石上生者，酒浸三日，炊二日焙干别取末　桂去皮，取心，干者另研取末，各四两　白术切作片子，白者佳　天门冬去心，焙　人参　牛膝各1升，捣碎，各以水并酒共10升浸药三日后，绞取汁，滤去滓，于银石器内慢火各熬成膏　生黄精3千克　生地黄3千克，二味各捣取汁，银器内慢火熬成膏

上先将下六味逐味取汁熬至300克可住火，然后将膏六味共合成1.8千克，以前四味药同和匀，曝干，再入膏和搅，直俟入尽1.8千克膏药，再入臼中杵五六千下，丸如桐子大，每服三四十丸，食前用清酒或米饮下，久服有效。

彭祖延年柏子圆　（《千金翼方》）

久服强记不忘方。

柏子仁500毫升　蛇床子　菟丝子　覆盆子各500毫升　石斛　巴戟天各92克　杜仲炙　茯苓　天门冬去心　远志各111克，去心　天雄37克，炮，去皮　续断　桂心各55克　人参　干地黄　山茱萸　菖蒲　泽泻　薯蓣各74克　五味子185克　钟乳111克，成炼者　肉苁蓉222克

上二十二味，捣筛炼蜜和丸如桐子大，先食服二十丸，稍加至三十丸。先斋五日乃服药。服后二十日，齿垢稍去白如银；四十二日面悦泽；六十日瞳子黑白分明，尿无遗沥；八十日四肢偏润，白发更黑，腰背不痛；一百五十日意气如少年。药尽一剂药力周至，乃入房内。忌猪鱼生冷酢（醋）滑。

保真丸[3]　（《普济方》）

补虚羸，接真气，充实骨髓，益寿延年。

肉苁蓉酒浸一宿，切，焙　菟丝子酒浸一宿，焙　茴香炒　川楝子肉锉　威灵仙去土净，锉　菖蒲九节者，锉　五味子　破故纸炒香　胡芦

巴炒　苍术米泔浸一宿，焙干　白龙骨生　独活　木香以上13味各37克　牛膝酒浸一宿，焙　覆盆子拣净　天仙子炒　杜仲去粗皮，细切，炒，去丝　干熟地黄洗，焙　白姜炮　枸杞子　川椒炒去汗　萆薢　赤石脂　巴戟天　青盐　麝香另研，以上13味各37克

上件为细末，将别研者再同研匀，用好酒煮面糊为丸，如桐子大，每服五七十丸，温酒或汤空心食前服。

地金丸　（《普济方》）

补益血脉，乌髭发，调肌肤，祛风冷诸疾。

生地黄10千克，竹刀切，木臼捣烂　木香　菟丝子酒浸一日，蒸，另捣末　牛膝酒浸，焙，各74克　神曲600克，捣末　何首乌　黑豆蒸一伏时，焙干，臼捣末　杏仁去皮尖两仁，研，纸压去油，各148克

以上七味平用新油单盖覆缚定，以白盐5克和灰泥固济，勿令透气，掘深二尺地坑，用慢火烧热，方安药罐子在内，用糠火细细烧三昼夜，开验药如豆汁色即住，如未，更烧一日……取出研细入后药。

鹿茸酥涂，炙　五味子焙　肉苁蓉酒浸一宿，焙　白茯苓去黑皮　覆盆子焙　山茱萸　巴戟天去心，各129克，同用木臼捣末

上和作饼子，捣干山芋600克于盆内。表裹按掩过，安在竹棚子上，用铺盖阴干，用新瓦器中盛贮，旋取用木臼捣末细罗，用白蜜和，更捣一千杵，丸桐子大，空心温酒下三十丸，食后更一服，经一百日后一服，其粘罐子药用酒洗，以瓶子贮，可每日一杯。

壮元丹　（《普济方》）

治肝肾虚，精血不足，眼昏黑花，迎风有泪，头晕耳鸣，服之甚效；或肾风下疰，腰脚沉重，筋骨酸疼，步履无力，阴汗盗汗，湿痒生疮。常服耐寒暑，进饮食，黑髭发，润肌肤，壮筋骨。

牛膝酒浸三日　苁蓉酒浸一日　熟地黄　川芎　覆盆子各74克　石斛55克，去根　菟丝子37克，酒浸三日　当归　续断　巴戟　白茯

苓　山茱萸肉　枸杞子　肉桂　五味子　防风　杜仲炒，各55克

上为细末，用蜜丸，如梧桐子大，每服五十丸，空心食前，用盐汤酒下。

鹿茸丸[5]　（《太平圣惠方》）

主补虚劳，培筋力，治脾胃，祛冷气，润肌肤，悦颜色。

鹿茸去毛，涂酥，炙微黄　肉苁蓉酒浸一宿，刮去皱皮，炙干　熟干地黄　菟丝子酒浸三日，曝干，别捣为末，各74克　薯蓣　石斛去根，锉　桂心研　巴戟　牛膝去苗　山茱萸　枸杞子　五味子　人参去芦头　赤石脂　柏子仁　泽泻　白茯苓　远志去心，各37克

上为末，炼蜜和捣三五百杵，丸如梧桐子大，每日空心温酒下40丸。

补益归茸丸　（《危氏方》）

能滋养肝肾，益心血，利足膝，实肌肤，悦颜血，真男子卫生之良药也。此方专理肝心肾之血，泽泻则引诸药入肾。

熟干地黄酒浸，九蒸　鹿茸去毛，酥涂炙　五味子各148克　山药酒浸　山茱萸去核　大附子炮，去皮脐　官桂去粗皮　川牛膝酒浸一宿，各74克　白茯苓　牡丹皮去骨　泽泻酒浸一宿，各55克　大当归148克，去芦

上为末，用真鹿角胶300克，锉细，入银石器中煮，酒丸，如梧桐子大，每服五十丸，空心温酒盐汤下。

菟丝子丸[5]　（《危氏方》）

能治肾气，面色黧黑，目昏耳鸣，心忪气短，举动乏力，脚膝缓弱，小便滑数，房室不举，股内湿痒，小便涩痛，出血遗沥。久服补五脏，去万病，益颜色，聪耳明目。

菟丝子净洗，酒浸炒，37克　石斛去根，1克　熟地黄去土，酒炒　白茯苓去皮　川牛膝去苗，酒浸，焙干，各1克　五味子18克　鹿茸去毛，酥炙，37克　泽泻37克　山茱萸水浸去核，1克　川续断1克　桑螵蛸酒浸，炒，1克　防风去芦，1克　覆盆子去枝叶并萼，18克　杜仲去粗皮，炒，1克　石龙芮去土，37克　荜澄茄　肉苁蓉酒浸，切焙　补骨脂酒浸，炒

黑角沉香　川巴戟去心，各1克　茴香炒，1克　大川芎18克　肉桂去粗皮　绵附子炮，去皮脐，37克

上为细末，酒糊和为丸，如梧桐子大，每服二十丸，温酒或盐汤下，空心，脚膝无力木瓜汤下，晚食前服。一方无防风。

薯蓣丸　(《太平圣惠方》)

补暖脏腑，强壮，强腰脚，益气倍力，令颜色悦泽。

薯蓣37克　远志1克，去心　白茯苓1克　人参1克，去芦头　苁蓉37克，酒浸一宿，刮去粗皮，炙干　山茱萸1克　附子37克，炮裂，去皮脐　五味子1克　钟乳粉55克　牛膝1克，去苗　蛇床子1克　黄芪1克，锉　萆薢1克，锉　车前子1克　石斛37克，去根　天门冬1克，去心　菟丝子1克，酒浸三日曝干，别捣为末　鹿茸37克，去毛，涂酥，炙令干

上为末，炼蜜和捣三五百杵，丸如桐子大，每日空心以温酒下三十丸，渐加至四十丸，晚食前再服。

雀附丸　(《太平圣惠方》)

补虚冷，暖下元，壮腰脚，祛风气，充肌肤，益颜色，目暗耳鸣，四肢无力。

雀儿四十个，去毛、嘴、足、肠、胃，以酒5升煮令烂，拣去骨烂研并酒俱绞取汁　硇砂111克，细研，以汤化澄漉于银石器中，煎成霜如砂细，即将小瓜籽一枚去皮子切，以酒1.5升煮令烂，同研用　川椒74克，微炒，捣罗为末　菟丝子111克，酒浸三日，曝干，别捣为末

以上硇砂等，并入雀儿煎中相和，搅令匀，以慢火熬成膏，入后药。

附子111克，炮裂，去皮，脐　肉苁蓉37克，酒浸一宿，刮去皮，炙干　鹿茸74克，去毛，涂酥，炙微黄　天麻148克　补骨脂37克，微炒　沉香37克　木香37克　怀香子37克　石斛37克，去根，锉

上件药捣罗为细末，以雀儿膏和捣一千杵，丸如桐子大，每服空心以温酒下三十丸，盐汤亦得。

老君益寿散方　(《医方类聚》)

天门冬185克，去心，焙　白术148克　防风37克，去芦头　熟干地

黄74克　干姜55克，炮裂，锉　细辛1克　桔梗37克，去芦头　天雄18克，炮裂，去皮脐　远志37克，去心　肉苁蓉37克，酒浸，去皱皮　泽泻37克　石斛18克，去根，锉　桂心18克　柏实18克　云母粉18克　石韦18克，去毛　杜仲18克，去粗皮，锉　牛膝18克，去苗　白茯苓18克　菖蒲18克　五味子18克　蛇床子18克　甘菊花18克　山茱萸18克　附子55克，炮裂，去皮脐

上件药捣细罗为散，平旦酒服9克。冬月日三服，夏平旦一服，春秋平旦日暮各一服。服药后，十日知效，二十日所苦觉减，三十日气力盛，四十日诸病除，六十日身轻如飞，七十日面光泽，八十日神通，九十日精神非常，一百日以上不复老也。若能断房，长生矣。

华佗云母九子三仁丸方　（《千金翼方》）

云母粉　石钟乳炼　白石英　肉苁蓉　石膏　天门冬去心　人参　续断　菖蒲　菌桂　泽泻　秦艽　紫芝　五加皮　鹿茸　地肤子　薯蓣　石斛　杜仲炙　桑上寄生　细辛　干地黄　荆花　柏叶　赤箭　酸枣仁　五味子　牛膝　菊花　远志去心　萆薢　茜根　巴戟天　赤石脂　地黄花　枸杞　桑螵蛸　菴蕳子　茯苓　天雄炮，去皮　山茱萸　白术　菟丝子　松实　黄芪　麦门冬去心　柏子仁　荠子　冬瓜子　蛇床子　决明子　菥蓂子　车前子

上五十三味，皆用真新好者，并等分，随入多少，捣下细筛，炼白蜜和为丸，如梧桐子大。每服十丸，可至二十丸，日三，药无所忌，当勤相续，不得废缺。百日满愈疾，久服延年益寿，身体轻强，耳目聪明，流通荣卫，补养五脏，调和六腑，颜色充壮，不知衰老。茜根当洗去土，阴干，地黄、荆花至时多采，曝干，欲用时相接取200升许，乃佳也。吾尝服一二剂，大得力，皆家贫不济乃止，又时无药，足缺十五味，仍得服之。此药大有气力，常须预求，使足服而勿缺，又香美易服，不比诸药。

按：赤箭即天麻。菴蕳子为菊科植物菴蕳的果实，苦辛温，

行瘀去湿药。菥蓂子为十字花科植物菥蓂的种子，辛微温，治目赤肿痛流泪。

琥珀散　(《千金翼方》)

主虚劳百病，阴痿精清力不足，大小便不利如淋，脑间寒气结在关元，强行阴阳、精少余沥。治腰脊痛四肢重、咽干口燥，饮食无味，乏气少力，远视䀮䀮，惊悸不安，五脏气虚，上气闷满方。

琥珀74克　石韦　干姜　滑石　牡丹皮　茯苓　芎䓖　石斛　续断　当归　人参　远志去心　桂心各111克　苁蓉　千岁松脂　牡蒙　橘皮各148克　松子　柏子仁　荏子各3升　车前子　菟丝子　菴蕳子各1升　枸杞子37克　牛膝111克　通草518克　胡麻子　芜菁子　蛇床子　麦门冬各1升，去心

上三十味，各共捣合捣二千杵，重绢下合盛以韦囊。先服食1克，日三夜一，用牛羊乳煎令熟。长服，令人志性强，轻身益气力，消谷能食，耐寒暑，百病除愈。久服，老而更少，发白更黑，齿落更生矣。

按：牡蒙，《中药大辞典》载为王孙，陶弘景将其称牡蒙，为百合科植物四叶王孙的根茎，分布于江苏、安徽、浙江、江西、四川等地。性味苦平，治痹症四肢酸疼、赤白痢疾。

芜菁子，为十字花科植物芜菁的种子。性味辛平，有明目、清热利湿作用。

琼玉膏[3]　(《普济方》)

新罗人参(指朝鲜人参)888克，舂一千下，为末　生地黄9.6千克，净洗，捣取汁　白沙蜜6千克　白茯苓1.8千克，木杵舂捣末

上以人参茯苓为细末，蜜用生绢滤过，地黄取自然汁，捣时不用铁器，取汁尽，去滓用药，一处拌匀，入银石器或好磁器内封，如器物小，分两处盛，用净纸二三十重封闭入汤内，以桑柴火煮六日，如连夜火，即三夜取出，用蜡纸数重，包瓶口，入井内，去火毒，一伏时取出。再入旧汤内煮一日，出水气，取出开

封。取3匙作9克……每日晨以2匙温酒化服，不饮者白汤化下。此膏填精补髓，腐化为精，万神具足，五脏盈溢，髓实血满，发白变黑，返老还童，行步如奔马。日进数服，终日不食亦不饥，开通心志，日诵万言，神识高迈，夜无梦想。人生二十七岁以前，服此一料，可寿三百六十岁；四五十岁以前，服此一料，可寿二百四十岁；六十三岁以前服者，可寿二百一十岁。服此剂，绝其欲，修阴功，成地仙。以一料分五处，可救五人。痈疾分十处，可救十人劳瘵。修合之时，沐浴志心，勿轻示人。每服2匙，温酒化下，空心服之。

麋角鹿茸丸 （《是斋百一选方》）

治真阳不足，脾肾虚寒，下焦惫伤，脐腹疼痛，两胁胀满，手足麻痹，目视䀮䀮，遗泄失精，精神不爽，阳事不举，小便滑数，气虚肠鸣，大便自利，耳内常聋。久服益脾元、壮肾气、助真阳、补虚损、散寒湿、养血滋气，留形住世，此方大补元气。

鹿角饼子 鹿角霜各185克 菖蒲 钟乳 覆盆子 石斛 蛇床子酒煮，炒香 当归 肉桂去皮 金樱子去核，酒浸 山药 泽泻 柏子仁研细，另入 续断 山茱萸去核 附子炮，去皮，以地黄汁煮，焙干 萆薢去须，蜜水涂炙，各74克 杜仲111克，炮，炒去丝 天雄去皮 白茯苓 五味子净洗 人参去芦 槟榔 胡芦巴酒浸，焙 麝香另研 细辛各37克 破故纸酒浸，炒 远志去心 天门冬去心 牛膝酒浸 胡桃去皮，研，另入 巴戟酒浸，焙 苁蓉 茴香炒 熟地黄净洗，焙 防风去叉，37克 菟丝子酒浸，蒸3次，研，各184克

上件如法修制，捣罗为末，用酒煮面糊丸，如桐子大。每服三四十丸，渐加至五六十丸，空心温酒或盐汤任下。

草还丹[5] （《瑞竹堂经验方》）

今夫草还丹者，不用金石，不加燥热，不伤五脏，只以草药为用。全在制度之妙，得水火既济之术，夺丹砂烧炼之功，大壮脾胃，能进饮食，且脾属中央之土，乃五脏之主，一失调养，则五脏俱虚，百病由此而生。此药益精髓，补肾经，固元阳，轻腰

脚，安五脏，通九窍，令人耳目聪明。有一老人年七十以上，常服此药，悦颜容，乌髭发，固牙齿，能夜书细字，延年益寿，乃仙家之良剂，平补大效有验。

苍术148克，酒浸37克，醋浸37克，泔浸37克，盐水浸37克，各一宿　胡芦巴37克，酒浸一宿　破故纸37克，酒浸一宿　覆盆子6克，拣净　茴香3克，肥新者　川楝子37克　木香18克，坚实者　山药坚白者　穿山甲酥炙黄　地龙生，土净　茯苓坚圆者　枸杞子　牛膝各9克，酒浸一宿

上晒干为末，无灰酒糊为丸，如梧桐子大。每服三五十丸，温酒送下，或盐汤亦可，干物压之。空心服毕，须行百步，使药力行，日进二服。瑞竹堂方云：此方得之刑部令史王国宝，字渠人，隸事时，有一僧窝藏强盗，部拟死罪，渠人出之，后僧以此方谢。嘱云：惟西平章有此方，不可乱传，当珍藏之。后渠人于西平章施方册内再得此方，药味分两制度相同，乃平章常服药。

应验打老丹　（《普济方》）

补丹田，安魂魄，壮筋骨，暖下元，添精髓，身轻体健，益寿延年，除百病，长生不老，驻颜色，不问男子妇人，并服无忌。

白茯苓去皮　甘菊花　川芎　干山药　乌药　金铃子　覆盆子　钟乳粉研　山茱萸　云母石火飞过，研　续断去芦头　肉苁蓉酒浸一宿，焙　附子炮，去皮脐　蛇床子　桂心　天雄炮，如无，附子代之　巴戟水浸，去心　鹿茸去毛　远志去心　白术　麦门冬去心　牡蛎煅　生地黄　玄参去芦　独活去芦　柏子仁　五味子　干姜炮　泽泻　丹参去芦　紫菀去芦　黄芪去芦　蔓荆子去萼　枸杞子　牡丹皮　蜜蒙花　芍药　甘草炙　苦参去皮　石斛去根　熟地黄去芦　杜仲炒　人参去头　牛膝　荜茇　赤石脂研　天门冬去心　沙参　菟丝子酒浸一宿　茴香　藁本去毛拣净，以上各等分

上为细末，炼蜜和捣一千下，丸如桐子大。每服三十丸温酒送下，日进三服，不拘时候，服至六十日见效。按方云，薛侍郎使经泥川，见一女子将老人捶之，因问其故，女子曰：乃妾之子

也。薛问汝年几何？答曰：一百六十七岁。昔有伯父，向隐居于华山，一日归，见妾夫妇年老无子，手足不遂，令服此药至一百日，身体轻健，气力加倍，手足顿愈，变为童颜，经一年乃有子。薛曰：愿闻此方，女子遂以授之。

何仙姑庆世丹 （《卫生家宝方》）

世如有人，抱一切危疾及瘫痪痛楚，久在床褥，旦暮斋心服之，灵神必护。一名四神丹，能还精定魂安魄，安五脏和六腑，添智慧，乌发黑髭，去八邪。一名还精丹，能补五脏不安，四肢少力，口干气虚，神乱，骨节疼痛，毛发焦枯。一名护命丹，此药禀天地之气，感得洞府仙岩，间有神仙，降灵居处，立便去邪。一名延灵丹，如有恶疾，居体不安，行履艰难，饮食不进，或寝寐不安，或痛连筋骨，或十生九死，服之是疾皆除，驻颜色，长肌肤，耳目聪明，四体强健，延年益智。

枸杞子，仙经云：此药是星之精，益血海足筋骨，补气安神。菊花，仙经云：是水之精，服之耳目聪明，去头湿手软，利九窍，通三焦，去萼用。远志，疗胃膈痞闷，去惊邪，润肌肤，壮筋骨，须用硬物椎破取去心。车前子，仙经云：是镇星之精，益胃安意魄，驻颜，去夜惊妄想。巴戟，仙经云：是黄龙之精，去心疾补血海，轻身延年不老。生地黄用干者去芦头，仙经云：是太阴之精，开心神，去邪，养脾胃、五千荣卫神。覆盆子，仙经云：是神门之精，助阳轻身安五脏，三万六十神。白术，仙经云：是太阳之精，能正气止吐逆，消食化痰温荣卫。苁蓉用有肉者，其药一百一年一生，入小肠补下元，酒浸七日；菖蒲细小九节者能升智慧，添神明，暖下元、补虚、减小便；牛膝治湿脚气，腰膝疼痛，去芦头，酒浸七日；地骨皮、菟丝子，酒浸七日，昼夜晒干，炒令黄色为度；续断治五劳七伤；细辛疗百病、顺气、益血海，去苗用；何首乌性温无毒。上各用本土所生者等分，逐药择洗，捣罗为末，炼蜜为丸，如梧桐子大。每服二三十丸，空心食前温酒下。服一月百病不生，服一年至二年，返老还童，颜貌若莲花，是病皆除，原是神仙之术。

神仙不老丸　（《经验方》）

主养荣卫，润三焦，悦肌肤，去邪气、恶虫等疾。选奇方云：予幼年劳瘁，衰惫不堪，年方三十，而白发生，三十五而白须生，自是时时，盖去四十九则不胜芟矣，乃听其自然，未几遭丧天之惨，并罹哭子之忧，心志凋耗，其白益多，余者益黄。久之，忽遇金华山张先生，谓予曰：子今半百，容貌衰甚，可不为门户计，进补治气血，以强色身之药乎。慨然传一方，云偶得之户人，余拜而受之，敬合服，逾百日觉前时之白者黄者，皆返黑矣。见者莫不以为异，予遂名曰神仙不老丸。以其药品，概括为歌。

不老仙方功效殊，驻颜全不费工夫。人参牛膝川巴戟，蜀地当归杜仲俱。一味地黄生熟用，菟丝子柏石菖蒲。更添枸杞皮兼子，细末蜜丸桐子如。早午临眠三次服，盐汤温酒任君须。忌飧三白并诸血，能使须乌发亦乌。

川牛膝长而润者，去芦洗净，酒浸一宿，焙燥，称，55克　地黄皮色黄者，去浮皮，37克　川巴戟用黑色紫沉重大穿心者，不用黄细者，去心，酒浸，焙，37克　川当归大者，去芦，74克　地黄以水浸，重者用，以浮者去，捣取汁浸沉令透蒸焙干，如是者三次，色黑者味甘，熟称37克，又用生沉者37克，酒浸各用竹刀切，忌铁器　柏子仁用色红者37克，细研临和时入　石菖蒲37克，去毛节，米泔浸一宿，节密者用　菟丝子以水去浮者，用沉者，酒蒸，焙干，74克　枸杞子色红者用，去蒂净洗，酒浸一宿，37克　杜仲去粗皮，姜炒去丝，55克　人参74克，新者，须是圆者结重实，去芦头，研洗极净，焙干，薄切焙燥称

上件拣选，贵精制之如法，不可晒，只用慢火焙，若太燥则又失药气，只可八分干，即于风前略吹，令冷热相激，便十分燥，取净称分两，磨为细散，炼白蜜，于火日搜和，入木石臼内，捣数百杵，丸如梧桐子大。每日空心、午间、临睡三次服，每服七十粒，盐汤酒任下。忌食葱白、韭白、萝菔、豆粉及藕，诸般血，盖能破诸般血，又解药也。若三白误食亦无他，只令人

须发返白耳……此方非特乌须发而已，且大能安养荣卫，补益五脏，和调六腑，滋充百脉，润泽三焦，活血助气，添精实体。最要节食欲，使药力功效之验速也。

修真神仙方 （《肘后备急方》）

服之令人光泽，三年变老为少。此药治腰膝、去风，久服延年。

菟丝子10升　酒10升

浸良久，漉出曝干，又浸，以酒尽为度。每服6克，温酒下。日二服，后沏三五匙水饭咽之。至三七日，加至3克。

五芝地仙金髓丹 （《慈禧光绪医方选议》）

此药益气生津，调中进食，能生脑气而通目系，故能上清头目而退虚热，服百日后，五脏充实，肌肤润泽。

人参74克　生於术74克　云苓111克　甘菊74克　枸杞74克　大生地222克　麦冬111克　陈皮74克　葛根74克　蔓荆子74克　神曲111克

共为细面，蜜丸如绿豆大，每服9克，白开水送服。

阳春白雪糕 （《寿世保元》）

凡年老之人，当以养之气，健脾胃为主。每日三餐，不可缺此糕也。王道之品，最益老人。

白茯苓去皮　怀山药　芡实仁　莲肉去心皮，各148克，共研细末　陈仓米300克　糯米300克　白砂糖900克

上先将药米二味，用麻布袋盛放甑内，蒸极熟取出，放簸箕内，却入白砂糖同搅极匀，揉作一块。用小木印印作饼子，晒干收贮，男妇小儿任意取食，妙不可言。

双宝素口服液 （《老人保健中成药》）

治未老先衰，毛发脱落，病后体虚，贫血，神经衰弱，肝炎，心脏病，风湿性关节炎等。

鲜蜂皇浆　人参

口服液，每支10毫升。日服1~2次，每服1支。（处方来源

于杭州第二中药厂）

灵芝蜂王精　（《老人保健中成药》）

治病后体虚，用脑过度，神经衰弱，精神萎靡，健忘，代谢机能衰退等症。

鲜王浆　灵芝　何首乌　补骨脂　淫羊藿　党参　多种维生素

为口服安瓿剂，每服10毫升。处方来源于北京营养补剂厂。

灵芝强体片　（《老人保健中成药》）

补益强壮，治神经衰弱及其他慢性病患引起的头昏耳鸣，心烦失眠，食欲不振，贫血萎黄，少气乏力等症。

人参　灵芝

方剂来源于安徽省安庆市第一制药厂。

全鹿丸　（《景岳全书》）

滋肾，益气，固精。

活鹿一只，约重75千克　楮实子　巴戟天甘草水炙　胡芦巴酒蒸　黄芪　牛膝　锁阳酒拌蒸　枸杞子　五味子醋蒸　党参　甘草炙　天门冬　肉苁蓉酒蒸　茯苓　杜仲炒　当归身　麦门冬　菟丝子　补骨脂盐水炒　秋石　熟地黄　芡实麸炒　地黄　川芎　陈皮　山药　覆盆子　白术炒焦　续断各5千克　花椒炒　小茴香盐水炒　大青盐　沉香各2.5千克

以上三十三味，将鹿装罐蒸，然后将其他药粉碎，混合，炼蜜为丸。每服9克，日服2次。

脑灵素　（《老人保健中成药》）

主治诸虚百损造成的神经衰弱等症。

人参　鹿茸　龟板　龟板霜　鹿角胶　鹿角霜　茯神　五味子　枸杞子　苍耳子　羊藿叶　熟地　麦冬　黄精　远志　炒枣仁　枣肉　白糖

每服1~1.5克。处方来源于佳木斯中药厂。

人参蛤蚧精

补血益气，用于气血两亏，精神不振，失眠健忘，津液不足，病后虚弱。

人参　蛤蚧

口服液，每支10毫升，早饭前，晚饭后各服1支。产于吉林柳河长青制药厂。

雪蛤花茸精

主治体虚贫血，阳痿肾寒，神经衰弱等症。

梅花鹿茸　田鸡油　其他辅助剂

口服液，每支10毫升，每日一次，每次1支，睡前服用，必要时加服1支。产于吉林敦化制药厂。

八味黄芪酒　（《圣济总录》）

壮腰膝，祛风湿。

黄芪　五味子各60克　川萆薢　防风　川芎　牛膝各45克　独活　山萸肉各30克

上药共研细末，绢袋装封口，置坛中加入1.8千克白酒浸泡，秋冬五日、春夏三日开封去渣。每日空腹温饮10～15毫升。

平补酒　（《遵生八笺》）

益肾补肝，延年益寿。

肉苁蓉500克　枸杞子　巴戟天　菊花各250克　糯米5000克　酒曲300克

上药研碎放入砂锅中水煎后，待冷时，将糯米蒸者沥半干，与药汁混合倒入坛中，再加入酒曲搅匀，加盖密封，置保温处，待二十一日后开封，用纱布滤去渣滓，贮入瓶中，每次空腹饮15毫升左右，一日2次。

杜仲石斛酒　（《圣济总录》）

平补肾气，强筋骨。

熟地150克　杜仲120克　丹参　石斛各90克　肉桂60克　牛膝15克　白酒4000克

将上药加工碾碎，用绢袋盛，扎紧封口，放入坛中，然后加入白酒，加盖密封。经十四至二十一日后启封，去掉药袋，细纱布过滤，贮入净瓶中。每次服 15 毫升左右，一日 3 次。

十补丸[2]　（《医医偶录》）

治气血大亏之症。

黄芪　白术　萸肉　杜仲　续断　枣仁各 75 克　大熟地 110 克　人参　当归　白芍　远志各 37 克　茯苓　山药各 55 克　北五味　龙骨　牡蛎各 278 克

蜜为丸，每服 7.5 克。

还少丹[2]　（《广嗣要语》）

治右尺命门脉微细，阳事痿弱，精气不足，阳虚之征。

山药　牛膝去芦，酒浸　远志去心　巴戟去心　山茱萸去核　茯苓　五味　苁蓉　杜仲炒，去丝　石菖蒲　茴香各 37 克　枸杞　熟地各 55 克　楮实子 37 克

上药为末，炼蜜和枣泥丸，如梧桐子大，每服三五十丸，温酒或盐汤送下，日三服，食前。

加味虎潜丸[2]　（《广嗣要语》）

治左尺肾脉虚数、精神短少、腰膝无力，补肾养血之剂。

人参　黄芪蜜炙　芍药炒白的　黄柏酒炒，各 37 克　菟丝子酒炒，18 克　当归酒洗　山药各 37 克　锁阳酥炙　龟板酒浸，酥炙　虎颈骨制同　枸杞各 18 克　杜仲酥炙，去丝　五味各 278 克　牛膝酒洗 75 克　破故纸 278 克　熟地 150 克

上药为末，炼蜜和猪脊髓丸，如桐子大，每服百丸，空心温酒或盐汤送下。

草还丹[6]　（《扶寿精方》）

益元阳，补元气，固元精，壮元神。此延年续嗣之至药也。

山茱萸酒浸，取肉 600 克　破故纸酒浸一日，焙干 300 克　当归 150 克　麝香 3.7 克

上药为细末，炼蜜丸梧桐子大，每服八十一丸，临卧酒盐

汤下。

胡尚书壮阳丹 （《扶寿精方》）

滋补元阳，美颜益寿。

莲肉水浸，去皮心，300克　甘枸杞　芡实　干山药　白茯苓去皮　山茱萸去核，各150克

年老人加辽参150克。

上药为细末，熟糯米1073毫升，炒黄色为末，白糖180克、酥油180克，拌匀，磁器贮，每早朝沸米汤酒任调5～6匙下，干物压之。御医颜东溪传。

日用仙酥丹 （《扶寿精方》）

补百损、除百病，返本还童，卓有奇效。

莲肉去皮心，300克　柏子仁去壳，300克　杏仁去皮尖，180克，捣　胡桃仁去皮，150克，捣　枣仁300克煮，去皮捣　砂仁75克碾末　酥油300克　白蜜300克

上药文火炼蜜，次入酥抽搅匀再数沸，方入莲柏末，又数沸入桃杏枣膏，慢熬半炷香，量诸味皆熟，入砂仁末搅匀，用磁罐数个贮置冷水中，浸一日出火气，油纸或脂膜封口，每服3匙，空心卧时温酒1～2杯送之。大参内江邓松坡传。

保命延寿丹 （《扶寿精方》）

治虚损风气、湿积心腹、腹胃膀胱疼痛、淋痔膈噎、肤燥疮癞、一切恶症及妇女赤白癥瘕，久服益精润肌。

胡桃仁　小红枣　白蜜各300克　酥150克　苍术　甘草　厚朴各去皮　生熟地黄　天麦门冬去心　破故纸　川芎　白芍药　白术　牛膝　香附　肉桂　五味子　半夏　枳壳　荆芥　防风　独活　白芷　细辛　麻黄　小茴香　五加皮各37克　虎胫骨酥炙，37克　当归　白茯苓　人参　苁蓉去甲　枸杞子　何首乌　砂仁　干姜煨　杏仁　乌药　川草乌去皮　川椒　木香　沉香各18克

上药各制，洗净，锉片，生绢袋盛推花烧酒一大坛入药固封，锅内水煮三时，木棍不住手顺搅，使水周旋，取起埋地三日

毕，将药晒干为末，本酒糊丸，梧桐子大，每日三十丸。黄酒下，其药酒空心午（中午 11 点 ~1 点）戌（晚上 7 点 ~9 点）任意进 1 ~3 酌。

十精丸[2]　（《医便》）

补虚明目，多用极效。

甘菊花家园者，去梗叶　石斛去根　五加皮去木，洗　柏子仁去壳，炒　菟丝子去砂，酒煮捣饼晒干　白术土炒　肉苁蓉去心膜　川巴戟去心　人参去芦　鹿角胶各 75 克

上药为末，将鹿角胶酒化开，加炼蜜为丸，如梧桐子大，每服九十丸，空心滚白汤下。

还元丹[3]　（《医便》）

养脾补肾最妙，老人尤宜常服，脾泄肾泄俱效。

山药姜汁炒　白茯苓去皮　小茴香　薏苡仁炒　莲肉去皮心　砂仁炒　神曲 300 克　粉草 300 克，二味共炒一时，不可焦

上药为末，用黄牛胎犊一条，600 克以下者佳，熬膏入糯米粉 150 克，和成硬糊样，为丸弹大，每服大人二丸，小儿一丸，饥时饮汤嚼下。

玉柱杖　（《医便》）

填精益肾、乌须黑发、延年益寿，方士以此为服食。

没食子 18 克　沉香 7.5 克　大茴香 11 克　槐子 110 克　五加皮 110 克　枸杞子 110 克　破故纸新瓦炒，110 克　怀熟地黄 110 克

上药共 600 克，胡桃肉 600 克、白糖 300 克，共为末，炼蜜 600 克为丸，如弹子大，每服一丸，空心盐汤化下。

按此补肾为主，须发虽不即黑而润泽不燥：尤为妙也。西北高燥人宜常服。

十珍膏　（《医便》）

补养血气，调理脾胃，清肺滋肾，寻常预服调补及大病后调补要药。

人参去芦，300 克　白术洁白者佳，苍黑不用，净，600 克　北五味子去

梗，150 克　川归身酒洗净，去头尾，烘干净用，300 克　黄芪去芦梢，300 克　天门冬去心，净，300 克　麦门冬去心，净，300 克　怀生地黄肥大沈水不枯者　怀熟地黄肥大沈水不枯者，各 370 克　甘州枸杞子去梗，300 克

上药切片制净，入铜锅内用水浸高于药 6 毫米，文武火熬至药面上无水，以新布绞取清汁，另放。将渣入臼内捣如泥下锅内，仍用水高 6 毫米再熬，候药面上水干，又绞取清汁，将渣又捣又熬，如此三次，以渣无味为度，去渣不用。将前后三次药汁再入锅内，文火熬如稀糊样，下炼蜜 300 克，再熬二三沸收起，隔宿必有清水浮上，亦宜去之。其膏放井水缸内出火毒三日，每服半盏，滚白汤空心食远时调服，一日二次，极有奇效。

开胃炒面方　（《医便》）

驻颜和血延寿。

二两（75 克）白盐四两（150 克）姜，
五斤（3 千克）炒面二茴香。
半斤（300 克）杏仁和面炒，
一两（37 克）甘草蜜炙黄。
枸杞胡桃各半斤（300 克），
芝麻等分最为良。
驻颜和血延寿算，
补药之中第一方。

上药各研末和匀不拘时，白滚汤点服。

延寿获嗣酒　（《惠直堂经验方》）

此青城霍氏家传，能补真阴。素性弱，不耐风寒、劳役，或思虑太过致耗气血，或半身不遂、手足痿痹，或精元虚冷、久而不孕及孕而多女或频坠胎俱宜，服之能添精益髓、乌须明目、聪耳延年，男女俱可服。

生地450 克，酒浸二宿，切片，用益智仁 75 克同蒸一炷香，去益智仁　覆盆子酒浸一宿，炒　山药炒　芡实炒　茯神去木　柏子仁去油　沙苑酒浸　萸肉酒浸　肉苁蓉去甲　麦冬去心　牛膝各 150 克　鹿茸一对，酥炙

上药用烧酒30千克、无灰酒12千克、白酒6千克、桂圆肉300克、核桃仁300克，同入缸内，重汤煮七炷香，埋土七日取起，勿令泄气，每晚男女各饮四五杯，勿令醉，至百日后，健旺无比。忌房事月余，入室即成男胎。有力者加人参150克更妙。

经验广嗣丸　（《惠直堂经验方》）

治男子痨损羸瘦、中年阳事不举、精神短少、未至五旬须发早白，步履艰难，并妇人下元虚冷，久不孕育。

人参　山萸　茯苓　天冬　石菖蒲　车前子　赤石脂另研　当归各37克　生地　熟地　杜仲　地骨皮　川椒　牛膝各75克　枸杞　肉苁蓉　远志各110克　菟丝150克　覆盆子　泽泻　柏子仁　山药　五味子　巴戟天　木香各37克

上药为末蜜丸、梧子大，初服60丸，渐加至100丸，空心盐汤或酒下。

十子奇方　（《惠直堂经验方》）

健脾壮筋。

凤仙花子110克，井水浸一宿，新瓦焙干　金樱子竹刀切开，去毛子，水淘净，舂碎熬膏110克　五味子110克，酒浸，蒸，晒干　石莲子研碎，用茯苓、麦冬各37克煎汁拌蒸，晒干，净，110克　菟丝子110克，酒浸三宿，煮一昼夜，吐丝为度　女贞子110克，酒浸，九蒸九晒　枸杞子150克，一半乳拌蒸、一半酒浸微炒　小茴香37克，微炒为末　白菊花75克，煎汁拌晒干　桑子150克，极黑肥大者，以磁盆盛之，每日晒成膏　大附子一个，重37克蜜煮一日，换水煮半日　人参75克，煎汁拌附子晒干，附子须切片

上药金樱子、菟丝、桑椹三味为膏，入诸药末。用怀山药150克煮糊为丸，梧子大，每空心服5.5克，临卧服7.5克。此药能治九种不育，四般精泄，健脾壮筋、清痰理气，服之十日觉腹中微热、小便微黄，此为精血半周，久之神气加旺，饮食倍进，阳物坚举，精暖能贯，值妇人行经，三日投之，中年验者不可胜指，七十外老人亦验。

龙虎小还丹 （《惠直堂经验方》）

治一切手足拘挛、血气凝滞、阳事不举、齿豁目昏、心神散乱，种子延年，功难尽述。

鹿角胶　虎掌酒炙，虎胫尤妙　川萆薢酒洗　肉苁蓉各150克　熟地300克　牛膝110克，拌蒸　金钗石斛600克　川续断　破故纸研碎，拌胡桃肉蒸炒　龟板酥炙　茯苓人乳拌蒸　山萸肉　山药各150克　天冬去心110克　巴戟肉110克　沉香18克　枸杞220克

上药为末，将石斛酒水煎膏，入鹿胶调化，神曲220克糊丸为梧子大，早晚淡盐汤或酒下百丸。如精薄加龟胶150克，如男妇同服，加当归150克。

大还丹 （《验方新编》）

此丹水火兼补，服之壮元阳、暖丹田、益精神，饮食加增，筋力强健，百病不生，功效难以尽述。

淫羊藿剪去边毛，羊油炒，370克　地黄酒泡，九蒸九晒，450克　金樱去心毛，酒浸　破故纸酒浸　仙茅酒浸，各300克　当归酒洗　石斛酒浸，各220克　菟丝子酒炒，180克　麦冬去心　白菊花各158克　杜仲盐水炒　肉苁蓉酒洗，焙干　山萸肉酒浸　枸杞子酒浸　锁阳酒浸　真山药　白蒺藜炒　沙苑蒺藜炒，各150克　续断炒　青盐各113.7克　巴戟肉酒洗　白茯苓　牡丹皮炒　小茴香酒炒　楮实子酒浸　覆盆子酒浸　怀牛膝酒浸　远志肉甘草水炒　泽泻炒　石菖蒲炒，各110克　天冬93克　北五味炒，75克　胡芦巴酒浸，75克　核桃肉600克　猪腰子12个　羊腰子12个

各药磨成细末，将腰子切开以药塞满，麻线缚定，放蒸笼内蒸熟，晒干，连腰子捣成细末，用白蜜3000克炼熟，和药丸如梧桐子大，每早晚用7.5～11克，淡盐汤送下。腰子内以药末塞满为度，不必尽入其中也。

彭祖接命丹 （《验方新编》）

此丹最能添精补髓、固精不泄、善助元阳、滋润皮肤、壮筋骨、理腰膝。治疗下元虚冷、五劳七伤、半身不遂，或下部虚

冷、膀胱气痛、脚膝酸麻、阳事不举。男子服之，行走康健，气力倍增，奔走如飞。女人服之，能除赤白带下、血崩，兼通二十四道血脉，功效无穷，难以尽述。

何首乌　白茯神　赤茯苓　菟丝子　牛膝　当归　破故纸　覆盆子

以上每味370克，不犯铁器，用石臼杵为细末，炼蜜调黄酒为丸如梧桐子大，每服7.5克，空心黄酒送下，早、午、晚进三服，七日后每服11克。忌服芸苔（油菜）、菜籽油、萝卜。

无价保真丸　（《验方新编》）

治一切劳损诸疾，服至一月，面目光润，半年后返老还童，饮食房事无异。少年百病不生，冬月手足不冷，夏月身体不热，男子须发不白，妇人能多生育，益精补髓、功效无穷。

九制熟地忌铁，150克　全当归酒浸，93克　川芎酒炒，55克　杜仲姜汁炒，去丝，55克　白茯苓人乳拌蒸，55克　甘草37克　金樱子酒浸，去毛子，37克　金石斛110克　淫羊藿去边梗，酥炙，或羊油炒，37克

以上各药均用好烧酒制，惟服药不拘何酒，杜仲另研为末，同各药末加入生白蜜共捣一千杵，丸如桐子大，每服11克，空心服，酒下。

昔四川一刺史，年方壮，患五劳七伤，四肢无力，沉困瘦软，面目无光，交合之时阳痿不举，下元虚冷，夜梦遗精，得此方合药末及服而病卒。有院工戈禹，年七十六，亦患此症，得以此药与之，服至十日，旧症若失，每夜房事不绝。后戈禹以淫行被主处死，折骨视之，果然骨髓充满。方信此药效验。

代参膏　（《验方新编》）

此膏大补气血，可代参用。

嫩黄芪壮嫩而箭样者用，锉片　白归身切去头尾，酒洗，各18克　肥玉竹37克　化州橘红11克，如无真者，用新会陈皮去净白亦可

共入砂锅内，用天泉水熬成膏，每早开水调服。

八珍酒 （《万病回春》）

和气血，养脏腑，调脾胃，解宿醒，强精神，悦颜色，助劳倦，补诸虚，久服百病消除，比他香燥药酒大不同也。

当归全用，酒洗，110克　南芎37克　白芍煨，75克　生地黄酒洗，150克　人参去芦，37克　白术去芦，炒，110克　白茯苓去皮，75克　粉草炙，55克　五加皮酒洗，晒干，300克　小肥红枣去核，150克　核桃肉150克

上药咀片，共装入绢袋内，用好糯米酒24千克，煮二炷香，埋土中五日夜，取出过三十七日，每晨午夕温饮一二小盏。

神仙延寿酒 （《万病回春》）

治症同前，虚人有热者宜此。

生地黄75克　熟地黄75克　天门冬去心，75克　麦门冬去心，75克　当归75克　牛膝去芦，酒洗，75克　杜仲去皮，酒和姜汁炒，75克　小茴盐酒炒，75克　巴戟水泡去心，75克　枸杞子75克　肉苁蓉75克　破故纸炒，37克　木香18克　砂仁37克　南芎75克　白芍煨，75克　人参18克　白术去芦油，37克　白茯苓去皮，75克　黄柏酒炒，110克　知母去毛，酒炒，75克　石菖蒲18克　柏子仁18克　远志甘草水泡，去心，37克

上药锉，用绢袋盛药入坛内，用酒36千克煮三炷香为度，取出埋土中三日夜，去火毒，每随量饮之。

红颜酒 （《万病回春》）

延寿，美颜色。

胡桃肉泡去皮，150克　小红枣150克　白蜜150克　酥油75克　杏仁泡去皮尖不用，双仁煮四五沸晒干，37克

上用自造好烧酒一金华坛，先以蜜油溶开入酒，随将三药入酒内浸三七日，每早服二三杯甚妙。

驻世珍馐 （《万病回春》）

常用补虚。

当归酒洗　南芎　白芍酒炒　熟地黄　菟丝子酒制　巴戟酒浸，

去心　肉苁蓉酒洗　益智仁酒炒　牛膝去芦，酒洗　杜仲姜酒炒，去丝　山药　青盐　大茴　山茱萸酒蒸，去核　枸杞子酒洗，川椒炒　干姜　甘草炙。

上药各等分为细末，用公猪肉不拘多少，切片，酒炒熟，入药再炒，不可用水，磁器收贮，空心食之，好酒送下，忌生冷。

交感丹　（《普济方》）

升降水火，令气血不偏胜。

菟丝子150克　茯神150克，苓亦可用

以上药为末，以好酒煮面作稀糊，丸如桐子大，不拘时，以酒或汤下五十丸。

菟丝子丸[6]　（《普济方》）

治精血不足，筋骨无力，怔忡盗汗，梦遗失精。

鹿角霜　菟丝子酒浸一宿，另捣焙干　熟地黄洗焙　柏子仁另研，180克

以上药为细末，炼蜜丸如桐子大。每服五十丸，温酒下，空心。如元气虚冷，久服此药觉小便少，以车前子18克，略炒至黑末，每服7.5克，水一盏，煎至七分，温服，小便即如常，久服身轻，驻颜益寿。其功不可具述。

秋石丸　（《普济方》）

益精生血，补养心肾。

秋石37克　白茯苓18克　南参18克　山药18克　川当归酒浸，18克　血茸蜜炙，75克　龙骨煅，18克　大附子炮，一双　沉香1.5克　辰砂9.3克，另研，一半为衣一半入药

以上药为细末，鹿角胶煮酒为丸，如桐子大，每服三四十丸，温酒盐汤下。

苁蓉丸[5]　（《御药院方》）

壮元气，养精神。

苁蓉酒浸干，75克　楮实子　枸杞子　地肤子　五味子　金毛狗脊去尾　覆盆子　菟丝子　干山药　补骨脂微炒　远志去心　石

菖蒲　熟地黄　杜仲去粗皮，炒　石斛　泽泻　白茯苓去皮　牛膝酒浸，炒　萆薢　柏子仁微炒，别研，37 克　山茱萸酒浸取肉，600 克

以上药为末，酒和为丸，如桐子大，每服六七十丸，食前温酒下。日可一二服。

滋补丸　（《普济方》）

治下元虚弱。

白芍药110 克　人参37 克　白茯苓去皮　阿胶锉碎，面炒　当归　地黄生熟皆可　半夏生用　鹿茸盐炙　黄芪盐炙　五味子以上各37 克

以上药为细末，酒和丸，如桐子大。每服七十丸，空心温酒下，宜常服。

十精丸[3]　（《普济方》）

大补虚冷，接引真气。

巴戟天之精　人参药之精　苁蓉地之精，酒浸焙干　菟丝子人之精，酒煮另研　五加皮草之精　石斛山之精，金丝色者　柏子仁木之精　菊花日之精　鹿茸血之精　白术目之精，各37 克

以上药为细末，炼蜜为丸，如桐子大，每服三十丸，温酒下，空心食前米饮送下。

木香金铃子丸　（《普济方》）

补虚益气，壮下元，坚筋骨，治腰脚痛，筋脉拘。

木香　茴香　甘草各37 克　金铃子肉　知母　白茯苓各75 克　川芎　当归　麝香1.8 克

以上药为细末，酒和丸，如桐子大，每服五十丸，空心盐汤或温酒任意下，以干物压之。若人虚弱者，更加鹿茸37 克，海马一对，补肾，和前药丸服。

三仙丸[2]　（《仁存方》）

诗曰：一乌二术三茴香，更加椒楝牡香姜。善治耳聋并目暗，又调荣卫壮元阳。元阳壮后精神妙，久服令人天命长。能疗妇人脾血疾，空心午用盐汤良。

首乌37 克　苍术75 克，米泔浸一宿用　茴香37 克　香附子75 克

椒37克，炒　川楝子肉37克　牡蛎37克，煅　白姜37克，炒

以上药为细末，丸如桐子大，每服三十丸，用盐汤下，空心服，小肠气，用霹雳酒下。

牛膝丸[2]　（《余居士选奇方》）

治诸虚百损。久服壮元阳，益精髓。身体轻健，有非常之效。

牛膝酒浸3日，焙干　泽泻　干地黄　茯神　山茱萸　川巴戟　赤石脂各37克　杜仲炒，110克　五味子110克　干山药110克　菟丝子110克，酒浸3日，炒干　苁蓉酒浸3日，焙干，150克

以上药为细末，炼蜜和丸，如桐子大。每服二十丸，加至三十丸，空心食前温酒下，忌醋、蒜、陈臭之物。服至七日后，手足暖，面色泽悦，消饮食、壮元阳，其效不可具述。

通经丸　（《御药院方》）

益血明目，通经络，壮筋骨。

生地黄　白茯苓去皮木　白芍药　当归去芦　巴戟油炒，焙干用　楮实子　五味子　远志去心，各37克　覆盆子　地肤子　枳壳去瓤，麦炒　川芎　苁蓉酒浸，焙干　木香各75克　山茱萸110克　川楝子18克

以上药为细末，酒麦糊为丸，如桐子大，每服五十丸，温酒空心送下，米饮下晚食前亦得。

四神丸　（《普济方》）

治肾经虚损，眼目昏花，补虚益损，及两眼云膜遮睛。

枸杞子600克，甘州者，择去枝梗青者，分作四分，先用好酒一盏润过，不然空炒过药性也。150克用川椒37克炒，去椒；150克用青盐37克炒，去盐；150克用小茴香37克炒，去茴香；150克用芝麻107毫升炒，去芝麻。只用杞子

以上药为细末，炒过，将加地黄、白术、白茯苓各37克，同杞子为末，炼蜜和丸，如桐子大，每服五七十丸，空心温酒送下。加甘菊花37克，炒。

虎骨酒 （《普济方》）

养肝肾，调顺血气，补虚排邪。理腰膝风痹，皮肤不仁，或下注，步履艰难。久服去健忘，益心气，清头目，定神魂。

虎胫骨（用代用品）37克，酥炙　黄芪锉　桔梗炒　酸枣仁炒　茯神去木　羌活去芦　石菖蒲　远志去心　芎䓖　牛膝酒浸一宿，切焙　熟地黄焙　萆薢　苁蓉酒浸一宿，切焙　附子去皮脐，以新汲水浸半日，又破作2片，换水浸一日，焙干　石斛去根，各一两　防风去叉　羚羊角镑，各18克

以上药锉细，以生绢袋盛，入醇酒10.7升浸之，密封瓶口，春夏三日，秋冬七日，每服温饮一盏，日二，如服尽，添酒5升浸之，又服尽，取渣焙干为末，每服3.7克，酒调下，或以蜜丸如桐子大，每服三十丸，空心温酒下。

平补枸杞子丸[1] （《普济方》）

滋阴养肾。

枸杞子汤洗　菊花拣净　肉苁蓉酒浸一宿，切焙　桂去粗皮　黄芪涂酥炙，锉　牛膝酒浸一宿，焙　远志去心　生干地黄酒浸一宿，焙　山芋各75克　柏子仁酒浸，焙炒　人参　白茯苓去黑皮，各55克

以上药为末，以浸药酒煮麦糊丸，如梧桐子大，每服空心，温酒下三十丸，盐汤亦得。

复春丹 （《医方大成》）

平补五脏，益寿延年。

穿心巴戟酒浸　萆薢酥炙　破故纸酒浸一宿，芝麻同炒，熟　去芝麻拣净　杜仲酥炙，去丝

以上各等分，以上药为细末，胡桃仁15个，煎水去皮，另研如泥。兴前药用酒打麦糊为丸。如梧桐子大。每服三十丸，至四十丸，空心好酒下，忌油腻之物、猪羊血、绿豆粉、芫荽，浆水冷物俱忌。服之大效。

平补枸杞子丸[2] （《圣济总录》）

石斛一根，37克　鹿茸去毛酥炙　地骨皮各0.37克

上药焙，捣罗为末。以红枸杞子自然汁207毫升，无灰酒107毫

升，白蜜18克，熬成膏，丸如梧桐子大。每服三十丸，空心，温酒或生姜汤下。

平补仙术丸　（《圣济总录》）

平补脾肾。

苍术1800克，米泔浸一宿，切，炒为末　生干地黄切，焙为末，600克　枸杞子为末，1200克

以上药为末，用好酒214毫升，先调枸杞子末成膏，次将苍术地黄二药，同捣三百杵，丸如梧桐大，每服三十丸，空心新汲水下，又外用枸杞子为末，600克，同苍术、地黄二药，成膏为度。

三才丸　（《御药院方》）

能滋补养血，润补不燥，养气和神。

天门冬去心　生地黄各110克，二味用柳甑箅以酒洒之，九蒸九曝干用　人参去芦，75克

以上药为末，以枣肉为丸，梧桐子大，每服三十丸，食前温酒下，日进三服，岁久为验，一方用蜜麦糊为丸，或米饮亦可服。

固真丸[2]　（《御药院方》）

专治肾经虚损，真元不足。

以鹿角一对，用杀者，去顶骨，截作10毫米长短，解作两半，称准斤两。用河水浸七日，每日一换新水，浸候日数足。每角600克，入好黄蜡37克，用瓷缸子内，以河水用桑柴火煮三伏时，不得住火，如水少渐添浸着角，后煮得角软，削去黑皮，只取霜，晒干，将煮角汁，再以慢火熬成清胶，每用鹿角霜600克，入上好者雪白茯苓180克，刮去黑皮，二味同捣为细末，将鹿角胶水搜和为丸，如梧桐子大，每服五十丸，空心用温酒下，渐渐加至一百丸，亦得，若不吃酒，以清水饮下亦可。常服暖丹阳，补真气，活血脉，健筋骨，添精固气，延年助阳。

养真丸[2]　（《余居士选奇方》）

能治内补腑脏，外充百脉，资血平气，调筋强力，进食养

精，更宜常服。功不可述。

当归去芦，酒浸一宿，汤洗过，焙干　熟地黄洗净，焙干，各称 110 克　北五味子去梗，37 克　川芎　人参　茯苓　白术　黄芪各 37 克

以上药为细末，炼蜜丸，如梧桐子大，每服三十丸，食前米饮吞下。

平补苁蓉煎　（《十便良方》）

能补虚填精髓。

苁蓉　五味子　山茱萸　杜仲　茯苓　牛膝酒浸，切焙　菟丝子　薯蓣　巴戟

上药等分，捣罗为细末，以酒煮面糊为丸，如梧桐子大，每服三十丸，空心米饮下。

大补丸　（《宣明论》）

专治男子脾肾不足，不问久新者。

陈萝卜　陈韭子并炒　蕤仁去皮，各 18 克　麝香少许　穿山甲 4.2 千克，酒浸

上药研为细末，蜜和丸，如樱桃大，每服一丸，温酒送下，食前空心服。

心率减速汤　（《江西中医药》）

滋阴潜阳，健脾益肾。治疗窦性心动过速 50 例，取得较好疗效。

伏龙肝 100 克　沙参　首乌各 20 克　枸杞　丹参各 15 克　山药 30 克　菟丝子 18 克　牡蛎 20 克　厚朴 8 克　水煎服，日 1 剂。为林素筠处方。

大薯蓣丸　（《千金方》）

治男子妇人，虚损伤绝，头目晕眩，骨节烦痛，饮食微少，羸瘦百病。

薯蓣　附子　人参　泽泻各 3 克　天门冬　干地黄　黄芩　当归各 3.7 克　干漆　杏仁　阿胶各 1.1 克　白术　白蔹《古今录验》作防风　芍药　石膏　前胡　桔梗 1.5 克　干姜　桂心各 1.8 克　大黄 22

克　五味子2.2克　甘草7.5克　大枣100枚　大豆卷1.8克，《古今录验》作黄芪

以上药为末，蜜和枣膏捣三千杵。丸如梧桐子大，酒服五丸，日进三服，渐增至十丸。

卫真汤　（《普济本事方》）

治丈夫妇人，元气衰惫，荣卫怯弱，真阳不固，三焦不和；上盛下虚，夜梦鬼交，觉来盗汗，面无精光，唇口干燥，耳内蝉鸣，腰背倦痛，心气虚乏，精神不宁、惊悸健忘；饮食无味，日渐瘦悴；外肾湿痒，夜多小便，腰重冷痛，牵引小腹，足膝缓弱，行步艰难。妇人血海久冷，经候不调，或过期不至，或一月两来，赤白带下，漏分五色，子宫感寒，久不成孕，并皆治之。此药大生气血，遇夜半子时，肾水旺极之际，仗药肾收摄，男子摄血化精，实丹田，填五脏。诸病未萌之前，皆能制治，使不为梗，是此药也。每服多寡，具列在后。

川当归110克，酒浸一宿　人参55克　金钗石斛180克　白茯苓　木香　肉豆蔻　山药以上各110克　生地黄128克　丁香37克　熟地黄温水洗，110克　青皮37克，去白　川牛膝75克，童子小便、酒各半，浸一宿

以上药为细末，每服11克，温酒调下，盐汤亦得，空心食前一服。妇人诸疾，用童子小便，同温陈酒调，空心下。

金刚丸[2]　（《保命集方》）

能治肾损骨痿。不能起于床，宜益精。

萆薢　杜仲炒去丝　苁蓉酒浸　菟丝子酒浸，等分

以上药为细末，酒煮猪腰子为丸，每服五七十丸，空心酒送下。

八卦长寿方　（《古今图书集成·人事典·养生部》）

昔巢居士事东海青童君，苦心屈节奉师，溽暑沍寒，无懈无怠，仅二十年乃口授八方，使八节制服，以应八卦。若人未能跨鹤腾霄、优游于乾坤之内，守浩然之气，容色不改，寿满百年，

须服此药。

☶艮卦东北　王君河车方：紫河车一具，首生并壮盛胞衣是也，挑血筋洗数十遍，仍以酒洗，阴干，煮和各药，生地300克，补髓血；牛膝150克，主腰膝；五味110克，主五脏；覆盆子150克，主阴不足；巴戟75克，欲多世事加37克，女子不用；诃黎勒110克，主胸中气；鼓子花即旋花，75克，腻筋骨；苦耽即酸浆草，75克，治诸毒药；泽泻110克，补男女人虚；甘菊花110克，去筋风；菖蒲110克，益精神；干漆110克，去肌肉五脏风，炒黄；柏子仁110克，添精用仁；白茯苓110克，安神；黄精75克，补脾胃；苁蓉75克，助下元，益心力不足；杏仁150克，炒黄去皮尖，去恶血气；巨胜子150克，延年驻形。一方有云石英缩肠，余曰不必如此。上药二十二味共捣为末，炼蜜丸如桐子大，酒下或盐汤下，服三料颜如处子。

☳震卦正东　青精先生糯米饮方：白粱米60千克，南浊汁浸，九蒸九曝，干可有30升以上，每日服一匙饭，过一月后服半匙，两月后服三分之一，尽一剂则风寒不能侵，须发如青丝，颜如冰玉。

☴巽卦东南　龟台王母四童方：辰砂150克，胡麻150克，净，九蒸九晒，炒微黄，天门冬150克，去心，茯苓180克，茯神180克，黄精180克，桃仁150克，去皮尖。上药合为末，炼蜜为丸，捣万余下，夏月丸服，余热散服，如桐子大，每二十丸。能服八年，颜如婴童，肌如凝脂。

☲离卦正南　彭君麋角方：每用麋角，取用37克，具解为寸段，去心中黑血色污物，用米泔浸之，夏三日、冬十日一换泔，浸约一月以上，似欲软即取出，入甑中蒸之，覆以桑白皮，候烂如蒸芋，晒干粉之。入伏火硫黄3克，以酒调11克一服……有人于鹄鸣山石洞中得石刻方，与此同也。

☷坤卦西南　风后四扇散：五灵脂110克，延年益命；仙灵脾110克，强筋骨；松脂75克，去风痛；泽泻75克，强肾；白术75克，益气力；干姜75克，益气；生地黄150克，补髓血；石菖蒲110克，益心神；肉桂37克，补不足；云母粉110克，长肌肥白。上药十物，如法捣洗一万杵，炼蜜为丸桐子大，每服30～40丸。

☱兑卦正西　夏姬杏金丹：杏仁60升，煮水滚三四沸，放下杏子，以手或棍槌摩令皮去，火煮半晌，漉起放盆中，去核，清汁得若干，取铁锅放糠火上，以羊脂油2.4千克擦入釜中，擦之不已，尽此2.4千克脂为止，下杏釜中熬之，糠火细细不断，三四日药成如金光五彩色。每服一二匙。

☰乾卦西北　天地父母七精散：竹实110克，九蒸九曝，主水气日精；地肤子150克，太阴之精，主肝明目；黄精150克，戊己之精，主脾脏；蔓荆子110克，九蒸九晒，主邪鬼明目；松脂110克，炼令熟，主风狂脾湿；桃胶150克，五木之精，主鬼忤；巨胜180克，五谷之精，九曝。上药为末，炼蜜为丸，每服二三十丸，妙不可述。

☵坎卦正北　南岳真人赤松子枸杞煎丸：枸杞子根18千克，取皮，九蒸九曝，捣为粉，取根骨清水煎之，添汤煮去渣，熬成膏，和粉为丸。桐子大，每服三五十丸，寿增无算。

魏氏大补黄芪汤　（《景岳全书》）

治虚弱自汗。

人参　白茯苓　肉苁蓉　熟地各3.7克　黄芪　白术　当归　山茱萸　防风各3克　炙甘草　肉桂各1.5克　五味子11粒　水一盅半

加姜3片　枣1枚，水煎，不拘时服。

黄芪益损汤　（《景岳全书》）

治男妇诸虚百损、五劳七伤、骨蒸潮热、百节烦疼、盗汗惊惕、咽燥唇焦、瘦少力、咳嗽多痰、咯吐衄血、寒热往来，颊赤昏倦少食，服热药则热烦躁满，服寒药则膈满腹痛，及大病后荣卫不调或妇人产后血气未足，俱宜服此。

人参　黄芪　当归　熟地黄　白术　川芎　芍药　麦冬　甘草　茯苓　山药　五味子　木香　石斛　肉桂　丹皮等分

上药每服37克，水一盅半、姜5片、枣2枚、小麦50粒、乌梅1个，水煎食前服。

仲景酸枣汤 （《金匮要略》）

治虚劳虚损不得眠。

酸枣仁0.4升　甘草13克　知母　茯苓　川芎各26克（深师方仍有生姜26克）

上五味，以水1.6升，煮酸枣仁得1.2升，内诸药再煮取0.6升，分温三服。

养心汤 （《景岳全书》）

治体质素弱或病后思虑过多，心虚惊悸不寐。

归身　生地　熟地　茯神各3.7克　人参5克　麦冬5克　枣仁　柏子仁各1克　炙甘草0.5克　五味子15粒

加灯心莲子，水煎后服。

益气聪明汤 （《景岳全书》）

治目中内障初起、视觉昏花、神水淡绿色或淡白色，久则不睹，渐变纯白，或视物成二等症，并治耳聋耳鸣。

人参　黄芪各18克　升麻　葛根　炙甘草各11克　芍药　黄柏各7.5克　蔓荆子5.5克

上药每服15～18克，水2盅煎1盅，临睡热服，五更再服。

蔓荆子汤 （《景岳全书》）

治劳倦饮食不节、内障眼病，此方如神。

蔓荆子9克　人参　黄芪各37克　炙甘草30克　黄柏酒拌炒四遍　白芍药各11克

上药㕮咀，每服15～18克，水2盏，煎1盏，临卧温服。

人参平补汤 （《景岳全书》）

治肾虚声哑不出。

人参　川芎　当归　熟地黄　白芍药　白茯苓　菟丝子制　杜仲制　北五味子　白术　巴戟去心　半夏曲　橘红各18克　牛膝酒洗　破故纸炒　益智仁　葫芦巴炒　炙甘草各9克　石菖蒲5克

上药每服18克，姜5片、枣2枚，水煎服。

神仙六子丸[2]　（《景岳全书》）

男子三十岁后服此药，一岁二单制服不息，永不白须发；四十以上或见微白及少年发黄不润者，服此百日自然漆黑，其效如神。

菟丝子制　金铃子　覆盆子　五味子　枸杞子　蛇床子炒，各37克　何首乌酒浸，蒸极熟，焙　牛膝酒浸，蒸　熟地酒浸，蒸　地骨皮各110克　舶上茴香盐炒　川木瓜各75克

上十二味为细末，用浸菟丝酒作糊为丸梧子大，每服五七十丸，食前温酒或白汤送下。

一方加人参、白术、白茯苓各37克，尤有神效。服此大忌三白。

二仙汤　（《新中医》）

治疗因冲任不调引起高血压的女性患者，有显著效果。

仙茅　仙灵脾各9～15克　当归　巴戟天各9克　黄柏　知母各5克

水煎服。

按：本书主编孙溥泉曾在《新中医》杂志1976年第3期报道用此汤治疗妇女冲任不调型高血压26例，获得显著疗效。以4周为一疗程，26例患者中有效21例，无效5例。其中舒张压下降20毫米汞柱以上者15人，下降10毫米汞柱以上者6人；收缩压下降10～20毫米汞柱者5人，下降10毫米汞柱以下者16人。

壮阳起痿丸　（《新中医》）

治疗阳痿150例，治愈96例，好转36例，无效18例，总有效率为88%。

党参　炒白术　枸杞　冬虫草　熟地黄　阳起石　韭菜子各12克　炙鳖甲　生龟板各30克　杜仲　锁阳　仙灵脾　当归　川断　肉苁蓉　补骨脂　紫河车　炙甘草各9克，菟丝子各15克

共研细末，炼蜜为丸如桐子大，每次服3～5克，日服3次。

为蒋瑞峰处方

自拟地龙汤 （《新中医》）

治疗阳痿38例，愈33例，好转5例。

干地龙 山药 山萸肉 菟丝子 天门冬 枸杞 龟板胶烊，各10克 熟地 生牡蛎各12克 丹皮6克

水煎，日1剂。

巩固期用丸剂：干地龙 龟板胶 熟地各40克 生牡蛎70克 山药 枸杞 菟丝子各30克 鹿角胶 山萸肉 丹皮 巴戟天 锁阳 肉苁蓉 牛膝 枣仁各20克 蛤蚧1对

制蜜丸，每丸9克，日服2次，每次一丸。为熊健处方。

龟鹿补肾汤 （《广西中医药》）

治疗阳痿14例，痊愈11例，好转1例，无效2例。

鹿角胶烊化 龟板胶烊化 枸杞 肉苁蓉各12克 炙黄芪18克 熟地20克 淫羊藿 益智仁各9克 巴戟天 阳起石先煎，各15克

日一剂，水煎服。为韦佩廷处方。

疏肝益精汤 （《内蒙古中医药》）

治疗阳痿68例，愈26例，显效19例，好转15例，无效8例，总有效率88.24%。

柴胡 当归 菟丝子 肉苁蓉 香附各15克 白芍 白术 茯苓 杜仲 熟地黄各12克 补骨脂 枸杞子 淫羊藿 山萸肉 甘草各10克

日1剂，水煎服。为姬云海处方。

附桂麦味汤 （《老友》）

治老年人糖尿病阴阳两虚型。

熟地黄10克 制附子6克 枸杞子10克 杜仲10克，桂枝10克 菟丝子10克 怀山药10克 麦冬10克 五味子6克 玄参10克

水煎服。

升压汤 （《福建医药》）

治疗低血压症34例，治愈31例，好转2例，无效1例。

黄芪　党参各30克　五味子20克　麦冬10克　柴胡3克

水煎服。为李以松处方。

升压基本方　（《江苏中医》）

治疗低血压31例，显效21例，有效10例。

熟地　山药各24克　丹皮　泽泻　茯苓　麦冬　五味子各10克　山茱萸　黄芪各15克　人参6克（或党参12克）

加减，水煎服。为天兆奎处方。

二仙地黄汤　（《山东中医》）

治疗阳痿130例，其中脾肾不足型38例，愈21例，显效12例，有效3例，无效2例；肾虚肝郁型21例，愈13例，显效5例，有效2例，无效1例；阴虚火旺型35例，愈19例，显效10例，有效4例，无效2例；心肾脾虚型28例，愈17例，显效6例，有效3例，无效2例；虚实夹杂型8例，愈4例，显效2例，有效1例，无效1例。

仙茅9克　淫羊藿10克　熟地黄12克　山药15克　枸杞12克　黄芪15克　山茱萸9克　蛇床子10克　茯苓12克

水煎服，每日1剂。

为李淑玲处方。

骨仙片　（《中成药》）

治疗各处骨质增生200例，愈33例，显效69例，有效81例，无效17例，总有效率91.5%。

熟地、女贞子、仙茅、骨碎补、怀牛膝等药，制成片剂，每次2~4克，日服3次。为张荣处方。

芪桂参麦饮　（《辽宁中医杂志》）

治疗窦性心动过速54例，愈46例，好转5例，无效3例，总有效率94.4%。

黄芪　肉桂（或桂枝）　人参　麦冬　五味子

药量根据病情酌定，水煎服。为彭元成处方。

更年Ⅱ号丸　（《中国医药学报》）

治更年期综合征114例，有效率84%。

生地黄　枸杞子　补骨脂　鸡血藤　女贞子　怀山药各10克　淫羊藿　丹皮　山茱萸各12克　珍珠母30克

水煎服。为罗元恺处方。

第四章　其他活血、通窍、祛风、消癌方

丹参酒　（《太平圣惠方》）

丹参酒通九窍，补五脏，令人不病。

丹参3千克　清酒50升

上洗净，曝去水气，切，以绢袋盛纳于酒中，浸三日，量力饮之。

菖蒲　（《本草纲目》）

根，辛温无毒。主治风寒湿痹，咳逆上气，开心孔，补五脏，通九窍，明耳目，出音声。主耳聋痈疮，温肠胃，止小便利，久服轻身，不忘不迷惑，延年，益心智，高年不老。

服食法：甲子日（初一），取菖蒲，毫米九节者，阴干百日，为末。每酒服1克，日三服，久服耳目聪明，益智不忘。（《千金方》）

蒺藜　（《本草纲目》）

服食法：蒺藜子100升，七八月熟时收取，日干，舂去刺，杵为末，每服6克，新汲水调下，日三服，勿令中绝，断谷长生。服之一年后，冬不寒夏不热；二年老者复少，发白复黑，齿落更生；服之三年，轻身长生。

菊　（《本草纲目》）

久服利血气，轻身耐老延年。

白菊，苦辛平。主治风眩，能令头发不白，染髭发令黑。和巨胜、茯苓蜜丸服之。祛风眩，变白不老，益颜色。

服食甘菊，王子乔变白增年方：用甘菊，三月上寅日采苗，名曰玉英；六月上寅日采叶，名曰按客成；九月上寅日采花，名曰金精；十二月上寅日采茎，名曰长生。四味并阴干百日，取等

分，以成日合捣千杵为末，每酒服 1 克，或以蜜丸梧子大，酒服七丸，一日三服。百日身轻润泽；一年发白变黑；服之二年齿落更生；五年，八十岁老翁变成儿童也。

南烛煎方 （《太平圣惠方》）

治一切风疾。若能久服，轻健，明目，黑髭，驻颜。

南烛树春夏取枝叶，秋冬取根及皮拣，择细锉 3 千克。

上以水 50 升，慢火煎取 20 升，去滓。别于净锅中。慢火煎如稀汤，即以瓷瓶盛之。每服，以温酒调下一茶匙，日三服。

注：南烛为杜鹃花科植物乌饭树。其叶酸涩平，有益精气、强筋骨的作用；其根有散瘀消肿的作用。

丹七片 （《老人保健中成药》）

活血化瘀。主治冠心病、心绞痛、神经衰弱。

三七　丹参

处方来源于同仁堂中药提炼厂。每瓶 100 片，日服三次，每服 3 片。

按：三七中含有多种三萜皂苷及黄酮苷。药理实验证明三七皂苷甲、乙有强心作用，高浓度时对血管有扩张作用；三七黄酮有明显的增加冠脉血流量、降低动脉压、减少心肌耗氧量等作用，临床用于治疗冠心病心绞痛有较好疗效。丹参对改善微循环，扩张冠状动脉，增加冠脉血流量，改善心肌收缩力等有作用。

神仙服芍药法 （《医方类聚》）

安期生云：炼芍药 2 种，一者金芍药，二者木芍药。救病金芍药，色白多脂肉，木芍药色紫瘦多脉，若取审看，勿令差错。炼法：采得任多少，净刮去皮，先称满 9 千克，以东流水 400 升，煮百沸，出阴干，停三日。然后于木甑蒸，上以净黄土覆，可一日夜熟，出阴干，捣罗为末。每服 9 克，以麦饮或酒调服之，日三服，三百日，能登山岭，绝谷不饥。

按：芍药有镇静、镇痛、解痉、解毒等作用，并有活血、化瘀、补阴的功效。

海松子　（《本草纲目》）

甘，小温。主治骨节风，头眩，去死肌，变白，散水气，润五脏，不饥。逐风痹寒，治虚羸少气，补不足，润皮肤，肥五脏。久服轻身延年不老。

服法：七月取松实（过时即落难收也），去木皮，捣如膏收之。每服鸡子大，酒调下，日三服。百日身轻，三百日行五百里，绝谷，久服神仙。渴欲饮水，亦可以炼过松脂同服之。

按：海松子为松科植物红松的种子。有养液、息风、润肺、滑肠作用。

神仙服乳香法　（《医方类聚》）

神仙服乳香，入口不死法：

上取乳香上好者1.8千克，白蜜3升，于银器或瓷器中合煎。如无蜜，好酒亦得，以柳木篦数搅，令如饧，每日空心及晚食前服一栗壳，祛风益颜色，神效。

卫生汤　（《普济方》）

治虚劳，强五脏，除烦闷，退邪热，顺血脉，宽中，安和神志，润泽容色。常服通畅血脉，不出疮疡，养胃益津。

当归　白芍药各148克　黄芪296克　甘草炙，37克

上为锉散，每服14克，水一盅半，煎七分，去滓，不拘时服，入少盐。

补骨脂丸[3]　（《太平圣惠方》）

暖下元，补筋骨，久服令人健壮，悦泽颜色，及因感湿，阳气衰。

补骨脂185克，微炒，捣罗为末　胡桃仁74克，研如脂　蜜148克　诃黎勒皮　没药　细辛去苗叶，洗焙　天麻　独活去芦　赤石脂　当归　芎䓖18克　防风去叉，各1克

上为细末，酒煮面糊为丸，如桐子大。每服二三十丸。温酒下，米饮亦得。空心食前服。如呼吸冷气，心腹疼痛，里急后

重，亦宜温酒下二服。

脑得生片　(《老人保健中成药》)

活血化瘀，疏通经络，醒脑开窍。主治脑动脉硬化，缺血性脑中风（脑血栓、脑栓塞、脑供血不足所致的半身不遂），脑出血后遗症等。

葛根　川芎　山楂　红花　三七

处方来源于黑龙江中医药大学附属药厂，糖衣片，每片重0.5克，日服3次，每服4片，白开水送服。

神仙饵桃胶法　(《医方类聚》)

桃胶1.2千克，以绢袋盛，内栎木灰汁100升中，煮三五沸住火，即出袋子，高悬候冷，即更煮之，如此三度即止，晒干。

上捣罗为末，炼蜜和丸，如梧桐子大，每日空心，酒下二十丸，若欲断谷，日三服，一百日内，百病愈。

按：桃胶为蔷薇科植物桃等树皮中分泌出来的树脂，主要组成为半乳糖、鼠李糖、α-葡萄糖醛酸等。性味甘苦、平、无毒，临床上用来治疗石淋、血淋、痢疾及糖尿病。

史国公药酒　(《扶寿精方》)

至元十七年（公元1280年），奉仙驿偶值异人，授以此方。因浸酒6升，初患手足拘挛，起伏不便，服酒3升，手能栉洗；3升半，屈伸渐有力；5升后，言语清爽，步履轻便，百病通畅，宿疾脱落矣。遂题请颁示天下，传以拯患。

苍耳子炒香碾碎，150克，治风湿骨节顽麻　当归一方用100克，补血生血　牛膝治手足麻痹，补髓行血　羌活一方只用37克，治风湿百节疼痛　防风治肢体拘急　川萆薢色白，酥炙，一方只110克，治骨节疼痛　松节壮筋骨　秦艽治四肢拘急、言謇　干茄根蒸熟，一方用300克，治风湿骨节不能屈伸　晚蚕砂炒黄，一方用110克，治瘫痪、百节不遂、皮肉顽麻　虎胫骨酥炙，去内毒气、壮筋骨　鳖甲九筋者佳，酥炙，各55克，治瘫痪　甘枸杞37克，一方180克，治五脏风邪，并明目　脚中湿，步艰者加威灵仙37克

上药锉片，生绢袋盛无灰酒一坛浸，固泥坛口，二十七日方

启坛，早暮服二三杯，渣晒干为末，酒糊丸，梧桐子大，空心三五十丸，酒下。一方加杜仲锉，姜汁拌，炒，去丝，110克，白术75克，用酒21千克。一方加白花蛇一条，风藤75克。

按：茄根为茄的根和茎。《分类草药性》："治风湿筋骨瘫痪，洗痔疮。"

仙酒方　（《扶寿精方》）

世传前监察御史，兼两京留守窦文炳，患手足拘挛、半身不遂，延访医至奉化县，县尉李能传此方。依合浸酒107升，饮及2146毫升能运手足，至3219毫升能伸腰背，至4292毫升脱如释负，因具开奉，敕送御医院附灵宝上方议加。

天麻300克　当归110克　枳壳275克，正方见下　枸杞2146毫升　牛蒡子300克　牛蒡根600克　天麻子1073毫升　牛膝　秦艽　苍术去皮，米泔浸，瓦器蒸熟　羌活　防风　桔梗　晚蚕砂各75克

上药为粉末，无灰酒2146～3219毫升，瓦坛浸七日，勿令面近酒，恐气触目有伤，每日空心午夜，各温进一杯，忌鱼面三个月。

还童酒[2]　（《回生集》）

久饮能添精补髓，强壮筋骨，祛风活经络，大补气血，如加蕲蛇、虎骨更妙。

熟地110克　生地150克　全当归150克　川萆薢75克　羌活37克，独活37克　怀牛膝75克　秦艽110克　苍术75克　广陈皮75克　川断75克　麦冬110克　枸杞75克　川桂皮18克　小茴香37克　乌药75克　丹皮37克　宣木瓜37克　五加皮150克

上药十九味，绢袋盛贮，用陈酒30千克，好烧酒亦可，汤煮三炷香，埋土中七日，早晚饮三五杯。

回生再造丸　（《验方新编》）

治男妇中痰、中风、口眼㖞斜，手足拘挛、言语不清、左瘫右痪、筋骨疼痛、半身不遂、步履艰难。初起气绝者服之即可回生，久病者平复如常，功同再造故名。孕妇忌服。

真水安息150克　人参75克　真蕲蛇小者为佳，去骨并头尾，酒浸，炙取净末，150克　当归　川芎　川连　羌活　防风　元参以上酒炒　藿香　白芷　茯苓　麻黄　天麻　川萆薢　片子姜黄以上炒　甘草炙　肉桂研　首乌料豆水蒸九次　白蔻仁研　西琥珀研　黄芪蜜炙　大黄酒蒸　草蔻仁研　雄鼠粪两头尖者是　熟地以上十三味各75克　穿山甲前后四足各用18克，麻油浸、炙，共75克，全蝎去头尾足　灵仙酒炒　葛根　桑寄生各93克　北细辛　赤芍　乌药酒炒　青皮酒炒　於术土炒　姜蚕炒　乳香去油　没药　辰砂　骨碎补酒炒　香附去皮毛，酒炒　天竺黄　制附片　生龟板火炙，熬过者不用　沉香　母丁香　胆星以上十七味各37克　红花酒浸、烘干　犀角（水牛角代）尖各30克　厚朴　地龙炙干　松香煮九次，各18克　广木香15克，不见火　梅花冰片　犀牛黄各9.3克　血竭3克　虎胫骨一对，炙研

共为末，炼蜜和匀，捣数千捶为丸，每丸重3.7克，金箔为衣，蜡壳封固，每服一丸，生姜汤下。

五香丸　（《验方新编》）

此方仙传秘于《道藏》，善能消食、消积、消痞、消痰、消气、消滞、消肿、消血、消痢、消蛊、消膈、消胀、消闷，药料寻常，功效甚大。并治痰迷心窍，每服3～3.7克，姜汤送下。临睡先一服，次早一服，其效如神。

五灵脂600克　香附子去净毛，600克，水浸一日　黑丑　白丑各75克

共研细末，以一半微火炒熟，以一半生用，和匀醋糊为丸如萝卜子大。此药费小功大，愿同志者修合济人，功德无量。再黑丑、白丑性虽猛烈，服之不多，并不碍事。

何首乌丸[3]　（《普济方》）

治风和血，壮筋骨，润肌体。

何首乌600克，米泔浸一宿，用竹刀去皮，切作片子，焙干　赤芍药　牛膝去苗，用醇酒浸一宿，切，焙干　熟地黄焙干，各150克

上药木臼中捣罗为末，以酒煮面糊丸，如桐子大，每服三十

丸，空心温酒米饮下。

万安丸[2]　（《普济方》）

治虚损，大补益，调气除风。

干蝎炒，75克　白花蛇酒浸，取肉，炙　桃仁去皮尖、双仁，炒、研，各150克　槟榔锉　苁蓉酒浸，切　木香当时切焙　茴香子炒　羌活去芦头　川芎　天麻　桂去粗皮　沉香锉　白附子炮　阿魏米醋研用　安息香研，各55克

上药为末，用蜜600克拌和为丸，如鸡头子大，每服温酒或茶嚼1丸。

黄芪丸[3]　（《太平惠民和剂局方》）

治丈夫腰肾亏，虚风上攻，头面虚浮，耳内蝉声、头目昏眩、项背拘急、下注腰脚、脚膝生疮、行步艰难、脚下隐疼，不能踏地，筋脉拘挛，不得屈伸，四肢少力，百节酸疼，腰腿冷痛，小便滑数，及瘫痪风痹、遍身顽麻。又疗妇人血风、肢体痒痛、脚膝缓弱，起坐艰难，并宜服之。

黄芪　杜蒺藜炒，去刺　川楝子　茴香炒　赤小豆　川乌炮，去皮、脐　地龙去土，炒　防风去芦、叉，炙，各37克　乌药75克

上药为细末，酒煮面糊为丸，如梧桐子大，每服五十丸，温酒盐汤亦得。妇人醋汤下，空心服。

又一法，更加川狼毒、海桐皮、川椒、威灵仙各37克，唯赤小豆加倍用之。

枸杞防风酒　（《圣济总录》）

补肝祛风，治中风肢体拘挛。

枸杞子　晚蚕砂　牛蒡子炒　苍耳子　防风　茄子根　牛膝　牛蒡根各75克　大麻子仁55克　桔梗　羌活　秦艽　菖蒲各37克

上药研碎末，白绢袋盛，置于坛中，用好酒3千克浸之，密封口勿通风，经七日后开坛取用。每食前温饮一二小盅，常服有酒气相接，久病风疾一月可愈。

加味养生酒 （《惠直堂经验方》）

主治手足麻木疼痛。

牛膝　枸杞　生地　杜仲　菊花　萸肉　白芍各75克　五加皮　桑寄生各150克　龙眼肉300克　木瓜　归身各37克　火酒18千克

浸七日，酌量服用，或每次服10～15毫升。

瓜蒌薤白半夏汤合冠心Ⅰ号方 （《难治病的良方妙法》）

主治急性心肌梗死中期痰湿痹阻症，症状为胸闷不舒，气喘多痰，嗜睡、纳差，四肢无力。本方具有化痰宣痹通阳及益气活血的功用。

瓜蒌　薤白　丹参各30克　党参　郁金各15克　半夏　桂枝　厚朴　赤芍　生大黄各10克

每日一剂，水煎服。

小陷胸汤合冠心Ⅰ号方 （《难治病的良方妙法》）

主治湿郁化热型心肌梗死患者，本方具有清热涤痰与益气活血之功用。

竹茹15克　半夏　枳实　川芎　红花各10克　丹参30克　黄连6克

每日一剂，水煎服。

生脉散合冠心Ⅰ号方 （《难治病的良方妙法》）

主治心肌梗死恢复期心慌气短、倦怠乏力、心烦易怒、自汗盗汗、头昏腿软、夜寐不安等症。本方具有益气养阴、活血化瘀之功用。

丹参30克　党参　郁金各15克　麦冬　赤芍　川芎各10克　五味子6克　降香3克

水煎服，每日一剂。

脑立清 （《老人保健中成药》）

主治肝阳上亢而致的头晕目眩、头胀脑痛、失眠健忘、高血压等症。

生磁石　生代赭石　半夏　冰片　珍珠母　牛膝　薄荷脑

生熟酒曲

剂型为小粒丸剂，每服10粒，日服2次。处方来源于上海中药制药一厂。

新降片　（《老人保健中成药》）

主治肝阳上亢型高血压。

杞子根　珍珠母　车前子　夏天无　利血平　血压达静　硬脂酸镁　生绿豆粉　淀粉

将枸杞根、珍珠母、车前子提取较精制的浸膏，夏天无、生绿豆制成生药原粉，共制颗粒，然后加入利血平及血压达静原粉及其他辅料，压制成片。日服3次，每服3片。处方来源于《上海市药品标准》。

降压冲剂　（《老人保健中成药》）

主治高血压。

臭梧桐根　罗布麻　钩藤　野菊花　吴茱萸　槐米

为冲服剂，每服一袋（18克），日服2～3次。处方来源于上海中药制药三厂。

血府逐瘀汤　（《医林改错》）

适用于高血压气滞血瘀型，证见头晕目眩、胸闷气短、头痛胸痛、急躁梦多、心悸怔忡、肢麻体软。

当归　生地各11克　桃仁15克　红花11克　枳壳7.5克　赤芍7.5克　柴胡3.7克　甘草7.5克　桔梗5克　川芎5克　牛膝11克

水煎服。

按：血府逐瘀汤除了治瘀血引起的高血压外，还治疗血瘀引起的冠心病心绞痛、老年痴呆及震颤麻痹等病症。

镇肝熄风汤　（《医学衷中参西录》）

育阴潜阳、平肝息风，适用于阴虚阳亢、肝风内动型高血压及中风先兆症。

生龙骨　生牡蛎各30克　钩藤20克　菊花　生地　丹参各15克　白芍　赤芍　当归　白蒺藜各12克

水煎服，每日服一剂。

补阳还五汤 （《医林改错》）

此方主治脑血栓形成引起的半身不遂、口眼㖞斜，语言謇涩，口角流涎，大便干燥、小便频数、遗尿不禁。

黄芪生，150 克　归尾7.5 克　赤芍5.5 克　地龙3.7 克　川芎3.7 克　桃仁3.7 克　红花3.7 克　水煎服。

初得半身不遂，依本方加防风3.7 克，服四五剂后去之。如患者先有入耳之言，畏惧黄芪，只得迁就人情，用 37 ~ 75 克，以后渐加至 150 克，至微效时，日服两剂，岂不是 300 克，两剂服五六日，每日仍服一剂。如已病 2 ~ 3 个月，前医遵古方用寒凉药过多，加附子 15 ~ 18 克。如用散风药过多，加党参 15 ~ 18 克；若未服，则不必加。

解语丹加减方 （《难治病的良方妙法》）

主治中风前兆，平素聪明忽然无记性者，忽然说话少头无尾，语无伦次、眼睛发直等症。

郁金　丹参　鸡血藤各 15 克　赤芍 10 克　天麻　全蝎　胆南星　天竺黄　远志　菖蒲各 6 克

水煎服，每日一剂。

牵正散加减方 （《难治病的良方妙法》）

治疗脑血栓形成而致的突然口眼㖞斜、口角流涎、肌肤麻木、手足拘挛、言语不利，甚则半身不遂。

白附子　全蝎　红花　胆星　橘络各 6 克　僵蚕　丹参各 12 克　半夏 9 克

水煎服，每日一剂。湿盛加茯苓、薏仁各 15 克；热象明显者，加龙胆草、栀子各 12 克。

天麻钩藤饮加减方 （《难治病的良方妙法》）

主治脑血栓形成（肝肾阴虚、肝阳上亢、风阳挟痰横窜经络）所致的头晕头痛、耳鸣眼花，突然舌强语謇、口眼㖞斜、半身不遂证。

钩藤　益母草　丹参　桑寄生各15克　天麻6克　川牛膝　赤芍　黄芩各12克，栀子　茯神　杜仲各9克

水煎服，每日一剂。

痰盛者加胆星、竹沥各10克；心中烦热者，加生石膏15克，黄连6克。

知柏坤草汤　(《前列腺疾病临床荟萃》)

主治前列腺肥大而致的急性尿潴留、排尿困难等症。

黄柏　知母　牛膝　大黄　益母草等

水煎服，每日一剂。观察160例，服药时间在2～4周的30例患者获得显效。处方来源于齐齐哈尔市中医医院张守谦等报道。

通癃汤　(《前列腺疾病临床荟萃》)

治疗老年性前列腺增生症引起的进行性排尿困难、夜尿增多症等。

熟地12克　山药15克　菟丝子30克　桑寄生15克　牛膝15克　泽泻15克　丹皮12克　菖蒲15克　益母草30克　肉桂2克　生草3克

水煎服，每日一剂。属肾阴不足、心烦躁者，减肉桂，加旱莲草或枸杞；心悸失眠，加炒枣仁或柏子仁；两下肢浮肿加生芪、木防己；舌苔腻者加车前子。服药一周即可见效。治疗32例，痊愈28例，好转3例，无效1例。处方来源于陕西省纺织医院中医科罗爱珍报道。

通关散结汤　(《前列腺疾病临床荟萃》)

主治前列腺增生症。

萆薢　知母　黄柏　牛膝　泽泻各20克　丹参　益母草各30克　木通　车前子各15克　甘草5克

水煎服，每日一剂，日服3次。

湿热重加金钱草、虎杖；气滞血瘀甚者加王不留行、山甲、黄芪；若偏肾阳虚者，选加山甲、肉桂（山甲与肉桂用量之比为6:4）；若肾阴虚者选加枸杞子、鳖甲、黄精；直肠指检前列腺肿

大甚而具有硬度者加乳香、没药；前列腺检查见硬性结节者加莪术。治37例愈29例，好转7例，无效1例。此方来源于湖北省枣阳市第四医院肖礼贞等报道。

壮阳通闭汤 （《前列腺疾病临床荟萃》）

主治老年性前列腺肥大症。

生黄芪15～24克　肉桂3～10克　炮姜6～10克　仙灵脾10～20克　熟地10～30克　当归尾10～15克　地龙10～15克　川牛膝10克　炮山甲6～15克　炒王不留行15～30克　车前子10～30克

水煎服，每日一剂。小便痛者加滑石、瞿麦；少腹胀痛不适者加木香、乌药；尿道流白浊物者加蒲公英、泽泻、薏苡仁。

此方来自山东省临沂市第一人民医院康复科马沂山报道。

前通汤 （《前列腺疾病临床荟萃》）

治疗前列腺肥大引起的排尿困难和小便闭塞不通。

大黄　赤芍　炮山甲　嫩桂枝　生甘草　桃仁　川牛膝　琥珀

方中大黄宜与诸药同煎。小便淋涩，或尿常规检查有白细胞者加瞿麦、丹皮、生山栀；喘咳气逆或两肺有哮鸣音者加石韦、川朴、杏仁；腹胀甚、大便坚结者加川朴、枳实，或冲服元明粉；肾阴虚加生地、黄柏、丹皮；肾阳虚加淫羊藿。治疗50例，24小时癃闭缓解，1～7天后，小便完全通利；其中38例前列腺肿大消失。此方来源于宁波市第一医院徐义潮等论文，为吴源生自拟方。

清阳汤 （《医宗必读》）

治口眼㖞斜、颊腮紧急、胃中火盛、汗出而小便数。

黄芪　归身　升麻各7.5克　葛根5.5克　甘草炙　红花　黄柏　桂枝各3.7克　苏木　生甘草各2克

酒三盏，煎一盏服。炒香附熨磨紧急处即愈。

秦艽升麻汤 （《医宗必读》）

治口眼㖞斜、四肢拘急、恶风寒。

升麻　葛根　甘草炙　芍药　人参各18克　秦艽　白芷　防风　桂枝各11克

每服37克，水二盏、葱白三茎，煎一盏服。

顺风匀气散　（《医宗必读》）

治中风半身不遂，口眼㖞斜。

白术7.5克　人参　天麻各2克　沉香　白芷　紫苏　木瓜　青皮　甘草炙，各1克　乌药5.5克　生姜3片

水煎服。

虎骨散　（《医宗必读》）

治半身不遂、肌肉干瘦为半枯，忌用麻黄发汗，此方润筋去风。

当归7.5克　赤芍药　续断　白术土炒　藁本　虎骨（用代用品）各37克　乌蛇肉18克

为末，每服7.5克，食后温酒调下。骨中烦疼，加生地黄37克；脏寒自利，加天雄18克。

加味转舌膏　（《医宗必读》）

治中风舌强不能语。

连翘　远志去心　薄荷　柿霜各37克　菖蒲22克　栀子炒　防风　桔梗　黄芩酒炒　玄明粉　甘草　酒大黄各18克　犀角（水牛角代）　川芎各11克

上药为末，炼蜜丸弹子大，朱砂18克为衣，食后临卧，薄荷汤送下一丸。

铁弹丸　（《医宗必读》）

治中风昏愦、口噤、直视、瘈疭、口眼㖞斜、涎潮语涩、筋挛骨痛、瘫痪偏枯，或麻木、或瘙痒，此药极止疼痛、通经络、活血脉。

乳香另研　没药另研，37克　川乌头55克　五灵脂淘净，150克　麝香3.7克。先将乳香、没药阴凉处细研，次入麝，次入药，再研匀，清水和丸，如弹子大，每服一丸，食后临卧，薄荷酒磨服。

十味锉散 （《医宗必读》）

治中风，血弱，筋骨疼痛，举动艰难。

附子110克，炮　黄芪炙　白芍药　当归各75克　川芎　防风　白术各55克　肉桂37克　茯苓　熟地各285克

每服15克，水一碗，姜8片、枣3枚，水煎临卧服。

六神丸[2] （《中国医学大辞典》）

清心透窍、解毒消炎。可增强心室收缩和舒张功能，使心脏冠状动脉舒张，改善心肌缺血。可治疗心脏病、慢性支气管哮喘发作合并心力衰竭。

珍珠粉4.5克　牛黄45克　麝香4.5克　雄黄3克　冰片3克　蟾酥3克。

治疗心力衰竭，一般每次服20～30粒，每日1次，病势能化险为夷。

亦有报道用独参汤配六神丸治疗心阳式微、心脉闭阻、阳虚欲脱的冠心病，可取得一定疗效。另报道，初服六神丸15粒，15分钟后服10粒，心绞痛即可缓解。

七厘散 （《良方集腋》）

活血化瘀、消肿止痛，可治疗冠心病。

红花　乳香　没药各9克　血竭30克　儿茶6克　朱砂3.6克　麝香　冰片各0.36克

有人根据七厘散具有活血化瘀止痛作用，将其试用于治疗冠心病心绞痛100例，疗效满意。还有人介绍对冠心病气滞血瘀型，用血府逐瘀汤送服七厘散有显著疗效。

柴胡疏肝散加味方 （《江苏中医杂志》）

治疗气机乘逆、阴阳失调所致的急性心肌梗死。

柴胡15克　葛根24克　丹参30克　白芍12克　炒枳实　红花　川芎　丹皮　香附　郁金各9克　瓜蒌18克

水煎服，每日1剂。本方系邵念方经验。

人参桂枝汤加减方　(《江苏中医杂志》)

治疗气阳两虚、血脉瘀阻型急性心肌梗死。

丹参　黄芪各30克　人参　桂枝　檀香各10克　川芎　炙甘草各6克

水煎服，每日1剂。配服复方甘草片6克，每日3次。本方系邵念方经验。

桃仁承气汤加味　(《江苏中医杂志》)

治疗高年正气亏损、血脉瘀阻、脏气秘结型急性心肌梗死。

红参另煎兑服　桃仁各10克　川桂枝7克　丹参30克　全瓜蒌25克　生甘草10克　广郁金12克　元明粉分冲　生大黄后下，各9克

水煎服，每日1剂。本方系何止湘经验。

通冠汤　(《新中医》)

治痰湿瘀阻型心肌梗死。

丹参30克　全瓜蒌　薤白各15克　茯苓　黄芪各20克　枳壳　陈皮各12克　乌药　桂枝各10克　炙甘草　法半夏各9克

水煎服，每日1剂。本方系房栋等经验。

当归饮子　(《济生方》)

治老年性瘙痒症（干燥性皮肤病）。

当归5克　芍药3克　川芎3克　蒺藜3克　防风3克　地黄4克　荆芥1.5克　黄芪1.5克　何首乌2克　甘草1克

水煎服，每日1剂。

按：据〔日本〕矢数道明著《汉方临床治验精粹》一书记载，此方用于有贫血症，皮肤枯燥、无分泌物，皮肤很少发红，以夜间瘙痒为主诉的老年性瘙痒症，可获奇效。一般服1周后，痒感半减，2周后减轻80%，再续服2周后可痊愈。

通气防风汤　(《万病回春》)

主治因风湿所致老年肩背疼痛，严重到“肩背痛而不能回顾”者。

藁本　防风　川芎各3克　羌活　独活各4克　甘草　蔓荆子各

1克

水煎服，每日1剂。

按：据〔日本〕矢数道明著《汉方临床治验精粹》一书记载，一55岁女性患者，两肩及背部酸痛，夜间不能翻身，“服此方1周后，患者感到身心均非常爽快，肩背痛完全缓解，其好转之快令人惊异不已，甚至怀疑‘药剂怎能如此神效’”。

二术汤 （《万病回春》）

治痰饮双臂痛者，又治手臂痛，是上焦湿痰横行经络中作痛也。

苍术米泔浸炒，5.5克　白术去芦　南星　防风　茯苓去皮　香附　酒芩　威灵仙　羌活　甘草各3克　半夏姜制，7.5克

上锉一剂，水煎服。

按：据〔日本〕矢数道明著《汉方临床治验精粹》一书记载，此方应用于“五十肩”及风湿引起的肩关节痛（体质肥胖者），疗效很好。

提肩散 （《寿世保元》）

治风热乘肺、肩背强直作痛。

防风　羌活　藁本各3克　芍药　川芎各3克　黄连　黄芩　甘草　生姜各1克

水煎服，每日一剂。

按：据〔日本〕矢数道明著《汉方临床治验精粹》一书记载，此方应用于风热乘肺而致的胸膜炎、胆石症的肩背酸痛效果很好。

白芍木瓜汤 （《千家妙方》）

治肝肾亏损、筋脉拘急引起的骨质增生症。

白芍30克　木瓜12克　鸡血藤15克　威灵仙15克　甘草12克

水煎服，每日1剂。

颈椎增生加葛根12克，胸椎增生加狗脊12克，腰椎以下部位骨质增生加杜仲、怀牛膝各12克。观察治疗160例，痊愈109例，

服药最少者3剂，最多者100剂，平均服药21剂。此方来源于北京王之术经验。

增损逍遥散 （《千家妙方》）

治疗风寒导致的肩关节周围炎。

白芍 陈皮各15克 柴胡 清半夏 当归 羌活 桂枝 白芥子 附片 秦艽 云苓各10克

以白酒作引，水煎服，每日1剂，于饭后分2次服。

治此类型者210例，用上方配合手法治疗，疗效达99%，治愈率达93%。此方来自于青海郭焕章经验。

加味黄芪桂枝五物汤 （《千家妙方》）

主治寒湿阻滞经络而致的肩关节周围炎。

黄芪60克 当归20克 桂枝12克 白芍20克 炙甘草16克 威灵仙 羌活 防风各12克 大枣 生姜各10克 穿山甲6克 蜈蚣2条

水煎服，每日1剂。冷痛者，加制川草乌各10克；兼痰湿者，加法半夏12克，南星10克；病久三角肌萎缩者，加马钱子0.3克，局部可配合针灸治疗。用上方治疗20余例，一般服药2～4剂见效，10～20剂可治愈。此方来自四川胡国栋经验。

内障三奇丸 （《千家妙方》）

主治早期老年性白内障。

蕤仁霜20% 甘菊花40% 车前草、子40% 研细水泛为丸，一日2次，每次5克

气虚者用党参、白术、茯苓、甘草各15克，煎汤送服；血亏型者，用当归、生地、麦冬、龙眼肉各15克，煎汤送服；精衰型者，用菟丝子、枸杞子、覆盆子各15克，北五味子3克煎汤送服。

外用斗障散眼药：威灵仙液 九制炉甘石500克 飞辰砂5克 牛黄3克 麝香1.5克 冰片50克 研为极细末，每晚点1次。

用上法治疗1612例，视觉功能改善者80%，晶珠中软性混浊吸收者14%。此方来自浙江柏超然经验。

颈椎汤 （《千家妙方》）

主治肾气虚衰、挟有寒湿的颈椎综合征。

虎杖24克　鹿筋18克　蕲蛇15克　桑寄生24克　川木瓜9克　炒苡仁24克　女贞子18克　杜仲18克　党参　续断各18克

水煎服，每日1剂。此方来自广东朱卓峰经验。

通化调理汤 （《千家妙方》）

治疗脉络瘀阻而致的颈椎综合征。

黄芪　丹参　葛根各18克　赤芍　当归　羌活各12克　地龙9克　白芷9克　桂枝　炙草各6克　大枣18克

水煎服，每日1剂。此方来自广东胡肇基的经验。

颈椎方 （《千家妙方》）

治疗脾虚痰湿瘀血阻络而致的颈椎综合征。

葛根30克　生磁石20克　钩藤　川芎各15克　半夏　橘红　云苓　炒枳壳　菊花各12克　炒栀子12克　丝瓜络9克　甘草6克

水煎服，每日1剂。此方来自山东高志君的经验。

温下清上方 （《千家妙方》）

主治阴阳失调的更年期综合征。

珍珠母30克　仙灵脾15~20克　当归10克　栀子10克　紫草15克，后入

水煎服，每日1剂。

失眠加酸枣仁、夜交藤；头晕耳鸣加磁石、石菖蒲；多汗加浮小麦、麻黄根。此方来自河南张三合的经验。

豁痰汤 （《万病回春》）

治肩背疼痛。

半夏制　栀子炒，各3.7克　陈皮　海桐皮　枳壳各3克　桔梗　赤芍　苍术制　香附各3克　茯苓去皮，2克　川芎　姜黄各2克　甘草1克

上药锉、生姜煎，食远热口服。如痛甚，头剂加朴硝7克。

降脂饮　(《千家妙方》)

主治肝肾阴虚、气滞血瘀而致的高脂血症。

丹参20克　首乌　草决明　山楂各15克　枸杞子10克

文武火煎，取汁约1500毫升，储于保温瓶中，作茶频饮(患感冒或消化系统疾病时可酌情暂时停用)。此方来自河南石景亮的经验。

失笑散加味　(《千家妙方》)

治疗气血瘀阻、心脉不通型冠心病心绞痛。

葛根30克　瓜蒌　丹参各15克　五灵脂　蒲黄　降香各10克　赤芍12克　川芎12克　三七粉3克，冲服

水煎服，每日一剂。

偏阳虚者可加入附片、肉桂；偏阴虚者可加入首乌、寸冬；偏气虚者可去灵脂，加人参或党参、黄芪；有痰湿者可加入陈皮、半夏。此方来自于河南宁选经验。

复方丹参饮　(《千家妙方》)

治疗阳气郁闭型冠心病心绞痛。

丹参　降香各15克　木通　王不留行各12克　三七6克　通草3克　水煎服，每日一剂。

此方来自四川余胜吾经验。

加味益心汤　(《千家妙方》)

主治心阳不振、心血瘀阻型冠心病心绞痛。

山楂　决明子各30克　党参　黄芪　丹参各15克　葛根　川芎　赤芍各9克　菖蒲4.5克　降香3克　三七粉1.5克　血竭粒1.5克，和匀分2次冲服

水煎服，每日一剂。此方来自于上海颜德馨经验。

黄芪甘草汤合滋肾通关丸　(《千家妙方》)

治疗气阴两亏型前列腺肥大并尿潴留。

黄芪30克　甘草10克　肉桂6克　黄柏6克　知母6克

水煎服，每日1剂。此方来自江西戴会禧经验。

桃仁承气汤合抵当汤加味 （《千家妙方》）

主治血结于下焦，湿热交阻、水道不通而导致的前列腺炎并前列腺肥大急性尿潴留。

车前子　瞿麦各30克　桃仁　三棱　莪术　王不留行　荔枝核　橘核各15克　大黄15克　芒硝　牛膝各10克　水蛭　虻虫各6克　肉桂5克　甘草3克

水煎服，每日1剂。此方来自于湖南李映权经验。

巩堤汤加减 （《千家妙方》）

主治肾阳衰微、膀胱失约引起的尿失禁。

补骨脂　菟丝子　巴戟　熟地各20克　韭子　白术　茯苓　附子　党参各15克　桂枝　益智仁各10克　砂仁8克

水煎服，每日1剂。此方来自于吉林夏洪生经验。

加味补阳还五汤 （《千家妙方》）

主治气虚脉络瘀滞引起的脑血栓症。

黄芪30克　赤芍12克　当归　地龙　桃仁　红花　白附子各9克　川芎6克　僵蚕15条　全蝎15条

水煎服，每日1剂。此方来自甘肃窦伯清的经验。

活络消瘀汤 （《千家妙方》）

主治中风入络、瘀阻血脉而致的脑血栓。

赤芍　白芍各30克　生地18克　枳壳12克　丹参15克　当归　川芎　生蒲黄各9克　琥珀9克，冲服　乳香　没药　甘草各3克　菖蒲9克

水煎服，每日1剂，饭后服，初期服用可日进两剂。如加服七厘散半支（每日3次服），对于脑震荡后遗症也有较好效果。此方来自贵州吴奎龙经验。

脑栓通汤 （《千家妙方》）

主治气虚血瘀型脑血栓。

葛根21克　生黄芪15克　地龙　赤芍各12克　桃仁　胆星各6克　化橘红9克　水蛭1克　虻虫0.1克　红花9克　酒大黄5克　通

草0.5克　红糖15克　葱白一根，为引

水煎服，每日1剂，饭后服。此方为河南乔保钧经验。

小肠疝气方　(《古今录验秘方大全》)

主治小肠疝气。

青木香150克　酒1.8千克

煮过，每日饮3次。

又方：茎缩囊肿，浮石为末，每服7.5克，木通、赤苓、麦冬煎汤调下。

又方：浮石、香附等分为末，每姜汁调下7.5克。

老人小便不通方　(《古今录验秘方大全》)

治老人心气闭塞小便不通。

琥珀研末，3.7克　浓煎人参汤下。

老人冠心病方　(《中医杂志》)

治疗年高正虚、气弱血涩之冠心病。

炙黄芪　孩儿参　麦冬　当归　黄精　生地　首乌　白芍　丹参　红花　炙甘草

根据病情酌量用药，水煎服，每日1剂。此方为吴圣农经验。

转律汤　(《中华老年医学杂志》)

治疗老年心房颤动，转复成功率高于西药奎尼丁对照组。

小剂量奎尼丁联合中药转律汤：红参、丹参、苦参、酸枣仁、车前子、琥珀。根据病情酌量用药，水煎服，每日1剂。此方为崔极贵经验。

清肺化瘀健脾汤　(《浙江中医杂志》)

主治老年慢性气管炎继发感染。

鱼腥草　败酱草　薏苡仁　黄芩　贝母　杏仁　桑白皮　丹参　茯苓　炒白术　桔梗　炙甘草

根据病情酌量用药，水煎服，每日1剂。此方为余国飓经验。

八味养亲汤 （《上海中医药杂志》）

专治老年痰喘。

苏子　白芥子　莱菔子　生山药　玄参　熟地　焦白术　甘草

根据病情酌量用药，水煎服，每日 1 剂。此方为刘长天经验。

三种敛肺汤 （《浙江中医杂志》）

治疗老年性肺气肿。

猪肺　诃子　五味子　葶苈子

根据病情酌量用药，水煎服，每日 1 剂。此方来自梁诚经验。

益元开闸汤 （《湖北中医杂志》）

治疗前列腺肥大引起的老年癃闭。

巴戟　熟地　乌药　桃仁　山药　白芍　黄芪　肉桂　橘核

根据病情酌量用药，水煎服，每日 1 剂。此方来自陈杰经验。

双虎通关丸 （《中医杂志》）

治疗前列腺肥大引起的老年癃闭。

琥珀粉　虎杖　大黄　当归尾　桃仁　地鳖虫　石韦　海金沙

根据病情酌量用药，水煎服，每日 1 剂。此方来自张锡君等人的经验。

老年糖尿病方 （《新中医》）

治疗老年糖尿病。

荔枝核　扁豆　桑叶　冬瓜皮　黑芝麻　冬瓜子　带叶南瓜藤

胃热阳亏型，合叶氏养胃汤加味；肝肾两虚型，加滋阴养肝益肾之品；肾阳虚弱型，加温阳填精药；痰瘀互结型，自拟祛痰化瘀汤。此方来自陈晓平等人的经验。

老年糖尿病养阴活血方　(《福建中医药》)

黄芪　黄精　生地　麦冬　石斛　玉竹　仙茅　丹参　蒲黄　当归　虎杖　茺蔚子

根据病情酌量用药，水煎服，每日1剂。此方来自邵启惠等人的经验。

老年皮肤瘙痒症方　(《上海中医药杂志》)

治疗老年皮肤瘙痒症。

何首乌　干地黄　山药　黄柏　五味子　菟丝子　沙苑子　生龙骨　生牡蛎　茯苓

以此为基本方，根据病情随症加减，酌量用药，水煎服，每日1剂。此方来自徐宜厚经验。

疏肝散结方　(《新中医》)

治疗老年性前列腺肥大。

柴胡　牛膝　生牡蛎　丹参　当归　赤芍　海浮石　海藻　昆布　夏枯草　川贝粉　肾精子

根据病情酌量用药，水煎服，每日1剂。此方来自印会河经验。

柴胡清肝汤　(《逆症汇录》)

可治郁怒伤肝而致眼部癌肿自鼻蔓延颧骨。

当归7.5克　柴胡　生地　赤芍　牛蒡子炒，研，各5.5克　连翘去心，7.5克　川芎　黄芩　生栀子研　天花粉　甘草节　防风各3.7克

水2盅，水煎，食远服。

防风散结汤　(《目经大成》)

可治湿热上攻而致的眼部癌肿。

防风　白芷　黄芩　黑参　桔梗　前胡　陈皮　赤芍药　浙贝母　苍术　天花粉各3克

上药为粗末，以水2盏，煎去1盏，食后去渣温服。

清凉甘露饮 （《医宗金鉴》）

可治心脾失郁而致的口腔癌肿。

犀角（水牛角代） 石斛 银柴胡 淡黄芩 枳壳 生地 茵陈 知母 甘草 枇杷叶 麦冬

根据病情酌情用药，水煎服，每日1剂。

九味败毒汤 （《外科症治全书》）

可治因心脾火郁而致的口腔癌肿。

黄芩 黄连 荆芥 连翘 牛蒡子 薄荷叶 木通 山栀子各3.7克 甘草生，1.5克

上药加灯心一撮，水煎去渣温服。

搜风解毒汤[1] （《外科真诠》）

可治心肝郁火化痰而致的口腔癌肿。

土茯苓37克 薏米仁 银花各7.5克 槐米3.7克 防风 木瓜各2.5克 木通1.8克

用猪肉150克炒服。总以多服为妙。

柳花散 （《马培之外科医案》）

可治心脾之火夹痰上升而致的舌癌。

黄柏净末，37克 青黛11克 肉桂3.7克 冰片0.7克

各为细末，共再研，磁罐收贮，每用少许吹之。

定痛降气汤 （《疮疡经验全书》）

可治木火上乘、湿火生疮而致的鼻腔癌肿。

紫苏 厚朴 陈皮 甘草 半夏 前胡 川芎 防风 芍药 白芷 当归 黄柏 知母 乳香 小柴胡

根据病情酌量用药，用生姜3片、大枣1枚，水煎服不拘时。

栀子清肝汤 （《外科真诠》）

可治脾虚血热而致的鼻腔癌肿。

栀子 当归 白芍 丹皮 石膏 牛蒡子 黄芩各3.7克 生地7.5克 川芎 柴胡各2.5克 甘草1.8克

水煎服，每日1剂。

凉膈散　（《图注喉科杓指》）

可治郁火结毒而致的喉癌。

大黄11克　黄芩　黑山栀各5.5克　连翘　芒硝　甘草　薄荷各3.7克

一方加竹叶。研极细末，吹喉中。

甘遂散　（《囊秘喉书》）

可治郁火结毒而致的喉癌。

甘遂1.8克，面裹煨黑，存性研末　食盐炒　薄荷各7.5克　蒲黄　提净牙硝各3.7克　硼砂3克　冰片1.1克

上七味研末，吹喉中。

喉痹饮　（《医碥》）

可治郁火生痰而致的喉癌。

桔梗　元参　贝母　牛蒡子　荆芥　薄荷　僵蚕　甘草　前胡　忍冬花　花粉　灯心

根据病情酌量用药，水煎服，每日1剂。

八宝珍珠散　（《医宗金鉴》）

可治湿热郁蒸上攻所致喉癌。

官粉　琥珀　鱼脑石　黄柏各3.7克　儿茶　川连　青黛　川贝母各1.8克　硼砂3克　牛黄1.8克　珍珠1.8克，入豆腐内煮毕炷香久，取出为末　麝香1克

研极细末，吹喉内腐烂者，杨梅喉禁用。

千金内托散　（《喉科指掌》）

可治喉癌。

人参　黄芪　白芷　当归　川芎　陈皮各2.2克　桔梗　元参　牛蒡子　花粉各3.7克　瓜蒌仁　赤芍各1.8克　甘草0.7克

水煎服，每日1剂。

当归连翘散　（《疮疡经验全书》）

可治喉癌。

当归　连翘　甘草　前胡　枳壳　桔梗　元参　黄芩　生地

黄　牛蒡子　天花粉　白芍药

根据病情酌量用药。水煎服，每日1剂。

连翘桔梗汤　（《外科集腋》）

可治心脾抑郁生痰而致的喉癌。

连翘　桔梗　黄连　薄荷　黄芩　元参　陈皮　防风　牛蒡子　茯苓　防己　白芷　枳壳　青皮　甘草　黄芪　淡竹叶　灯心

根据病情酌量用药，水煎服，每日1剂。

十六味流气饮　（《医学入门》）

可治甲状腺癌肿。

当归　芍药　川芎　人参　防风　黄芪　肉桂　木香　桔梗　白芷　槟榔　厚朴　乌药　甘草　紫苏　枳壳

上药㕮咀，水煎服，每日1剂。

神效开结散　（《医学入门》）

可治肝郁生痰所致的甲状腺癌肿。

陈皮150克　木香11克　沉香　海藻各7.5克　珍珠49颗，炒、内泥封口　猪厌肉子生雄猪项，红色，49个，瓦上焙下

末之，服7.5克。

六军丸　（《外科问答》）

可治甲状腺癌肿。

蜈蚣　虫蜕　全蝎　山甲　夜明砂　僵虫

共为末，神曲糊丸，朱砂为衣，每服1克，黄酒送下。

破结散　（《名医指掌》）

可治甲状腺癌肿。

麦曲1.5克　海蛤　通草　昆布　海藻洗　胆草　枯矾　松萝各1克　半夏　贝母各0.7克

末之，酒调服，每次1克，一日3次。忌鲫鱼、猪肉。

海藻玉壶汤　（《外科正宗》）

可治甲状腺癌肿。

海藻　海带　贝母　陈皮　青皮　川芎　当归　半夏　连翘　独活各3.7克，昆布3.7克

水煎服，每日1剂，量病上下，食前后服之。凡服此药者，应先断厚味大荤，次宜绝欲虚心者为妙。

陷肿散　（《洞天奥旨》）

可治甲状腺癌肿。

干姜　乌贼鱼骨　琥珀末　大黄各3.7克　胡燕屎　石矾各3.7克　丹参3克　白石英　石硫黄　紫石各0.7克　钟乳　附子各1克

水煎服，每日1剂。

芩连二母丸　（《外科大成》）

可治甲状腺癌肿。

黄连　黄芩　知母　川芎　当归　白芍　生地　熟地　地骨皮　羚羊角　蒲黄各等分　甘草减半

上药为末，用侧柏叶煎汤，打寒食面为丸，梧子大。每服70丸，用灯心汤送下，或作煎剂用，效果亦佳。

泽漆汤　（《金匮要略》）

可治肺癌。

半夏50克　泽漆270克，先煎取汁　紫参一作紫菀　生姜各65克　白前65克　甘草　人参　黄芩　桂枝各39克

以上九味药，㕮咀，内泽泻汁中煮取900毫升，温服每服30毫升（根据病情考虑用量），一日服3次。

射干麻黄汤　（《金匮要略》）

可治肺癌。

射干十三枚，一作39克　麻黄　生姜各50克　细辛　紫菀　款冬花各39克　五味子90毫升　大枣七枚　半夏八枚，一作90毫升

上药九味，先以水2.2升煮麻黄两沸，去上沫，内再入他药同煎，煮取汁600毫升，服30毫升（根据病情考虑用量），一日服3次，温服。

清燥救肺汤 （《医门法律》）

可治肺癌。

桑叶11克　煅石膏9克　麦门冬4.4克　甘草　炒胡麻仁各3.7克　阿胶烊化，3克　炒杏仁　人参各2.5克　枇杷叶去毛、蜜炙，1片

水煎服，每日1剂。

人参五味子汤 （《幼幼集成》）

可治肺癌。

白术5.5克　人参　茯苓　麦门冬各3.7克　炙甘草3克　五味子1.8克　生姜3片，大枣3枚

水煎服，每日1剂。

知母茯苓汤 （《丹溪心法》）

可治肺癌。

甘草　茯苓各37克　知母　五味子　人参　薄荷　半夏　柴胡　白术　款冬花　桔梗　麦门冬各18克　川芎7.5克　阿胶11克

加生姜3片，水煎服，每日1剂。

人参利膈丸 （《寿世保元》）

治食管癌、胃癌。

厚朴姜汁炒　枳实麦炒　大黄酒蒸，各37克　人参11克　当归7.5克　藿香　木香　槟榔各5.5克　甘草炙，11克

上药为末，滴水为丸，如梧子大，每服五十丸，温水送下。

当归活血润肠汤 （《寿世保元》）

可治食管癌。

当归酒洗，5.5克　桃仁去皮尖　川厚朴姜炒　片白术盐水炒　黄连吴茱萸炒　大腹皮甘草汤洗，各3.7克　广陈皮青色者，3克　红花2.5克　炙甘草1克

善饮酒者，加葛根水煎服，每日1剂。

利膈豁痰汤 （《四大症治》）

可治食道癌。

橘红　半夏　枳实　瓜蒌　黄连　栀子　香附　细茶　槟榔

沉香　石膏　白芥子

根据病情酌量用药，初服 2～3 帖，加麻黄、苏叶同煎服，每日 1 剂。

香砂宽中汤　(《四大症治》)

可治食道癌。

木香磨　陈皮　白术　白豆蔻　香附　砂仁　青皮　槟榔　半夏曲　茯苓　厚朴　甘草

用量根据病情加减，加姜蜜少许煎服。

旋覆代赭汤　(《伤寒论》)

可治食道癌、胃癌。

生姜 15 克　旋覆花包　党参　代赭石打，先煎　制半夏各 11 克　炙甘草 3.7 克　大枣三枚

水煎服，每日 1 剂。

滋阴清膈饮　(《四大症治》)

可治食道癌。

黄连姜汁炒　黄柏盐水炒　黄芩　栀子　当归　白芍　生地　甘草

入童便、竹沥、姜汁水煎服（用量根据病情加减），每日 1 剂。

太仓丸　(《寿世保元》)

可治食道癌。

丁香　砂仁　白豆蔻去壳，各 37 克　陈仓米黄土炒米熟，去土不用，225 克

上药为细末，生姜自然汁为丸，如梧子大，每服百丸，食后用淡姜汤送下。有怒气，加香附子 37 克，姜汁炒。

五君子煎　(《景岳全书》)

可治食道癌。

人参 7.5～11 克　干姜炒黄，3.7～7.5 克　炙甘草 3.7 克　白术　茯苓各 7.5 克

水一盅半，水煎服，每日1剂。

五福饮 （《景岳全书》）

可治食道癌。

人参 熟地随病情适量用药 当归7.5~11克 白术炒，3.7克 炙甘草3.7克

水2盅，煎，远温服。或加生姜3~5片，每日1剂。

玉烛散 （《景岳全书》）

可治食道癌。

当归 川芎 赤芍 熟地 大黄 朴硝 甘草各5.5克

上药作一服，水煎，食前温服。

搜风顺气丸 （《景岳全书》）

可治食道癌。

大黄半生半熟，18克 炒火麻仁 牛膝酒浸 郁李仁 菟丝子酒浸 枳壳麸炒 山药各7.5克 车前子55克

上药为粗末，炼蜜为丸，梧桐子大，每服二十丸，空腹白汤送下。

嘉禾散 （《卫生宝鉴》）

可治食道癌。

枇杷叶去毛，炙 薏苡仁炒 白茯苓 人参 缩砂仁 白术各37克 大腹子 随风子 杜仲 石斛 藿香叶 沉香 木香 丁香 陈皮各11克 谷柏 槟榔 五味子 白豆蔻 青皮 桑白皮各18克 神麦曲 半夏曲各3.7克 甘草炙18克

上药为细末，每服7.5克，水一盏，姜2片，枣3个，水煎温服不拘时。

汉防己散 （《卫生宝鉴》）

可治食道癌。

杏仁浸汤，去皮尖 官桂去皮 陈皮去白，各37克 紫苏 羚羊角镑 细辛各24克 汉防己18克

以上七味为粗末，每服11克，水一盏，生姜3片，水煎去粗，

温服。忌酸味生冷滑物，一日两服。

木香匀气散 （《医学入门》）

可治食道癌。

甘草150克 砂仁75克 丁香 檀香 藿香 木香 沉香各37克 白豆蔻仁37克

上药为末，每服7.5克，加生姜3片，苏叶5片，食盐少许，水煎，不拘时热服，或者用炒茴香煎汤入盐酒调下。

分心气饮 （《医学入门》）

可治食道癌。

木香 炒桑白皮 炮大腹子 炒桔梗 麦门冬去心 炙大腹皮 厚朴去粗皮、姜汁制 白术 人参 草果仁各18克 炙甘草 丁香皮各37克 紫苏叶 炒香附 陈皮去白 藿香各55克

为粗末，每服7克，加生姜3片，大枣1枚，灯心十茎，水煎服。

五膈丸[1] （《医学入门》）

可治食道癌。

麦冬75克 甘草 蜀椒炒，去汗 远志肉 桂心 细辛 干姜炮，各37克 人参37克 附子炮，一枚

上药为细末，炼白蜜丸弹子大，先食噙一丸，细细咽之，喉中胸尚热，药丸稍尽，再噙一丸，日三夜二服。

导滞通幽汤 （《医学入门》）

可治食道癌，

桃仁泥 升麻各3.7克，炙甘草 红花各1克 生地 熟地各1.8克

水二盅煎一盅，调槟榔末1.8克，稍热服。

阿魏撞气丸 （《医学入门》）

可治食道癌。

丁香皮炮 茴香炒 青皮去白 甘草炒 莪术炮 陈皮 川芎各37克 白芷 缩砂仁 肉桂去皮，各18克 生姜150克，切作薄片，

用盐18克腌一宿炒黑色　胡椒　阿魏醋浸一宿，以面同为糊，各5.5克

上药捣为末，用阿魏和丸，如鸡子大，用朱砂25克为衣，男子气痛炒姜盐汤下一二粒，妇人血气醋汤下，常服一粒烂嚼，茶酒下。

挝脾汤　（《证治要诀》）

可治食道癌。

麻油150克　高良姜555克　炒茴香277克　甘草410克

用炒盐600克同炒，为细末，每服3.7克，白汤点下。

丁沉透膈汤　（《证治要诀》）

可治食道癌。

白术75克　炙甘草55克　人参　香附炒　缩砂仁各37克　丁香　麦蘖　木香　肉豆蔻　白豆蔻　青皮各18克　沉香　厚朴姜制　藿香　陈皮各27克　神曲炒　半夏　草果各5.5克

每服15克，水一盏、姜3片、枣1枚，水煎，不拘时热服。

四磨饮　（《兰台轨范》）

可治食道癌。

人参　槟榔　沉香　乌药各等分

四味各浓磨水，和作七分盏，煎三五沸，放温服。

消痞丸　（《脾胃论》）

可治食道癌。

人参　陈皮　枳实　黄连　黄芩　姜黄　白术　干姜　炒六曲　炙甘草　猪苓　泽泻　厚朴　砂仁　半夏

根据病情，酌量用药，水煎服，每日1剂。

五磨饮子　（《世医得效方》）

可治食道癌。

木香　沉香　乌药　大黄　枳壳　槟榔

各磨汁半盏，和匀温服。

木香流气饮　（《外科正宗》）

可治食道癌。

当归 川芎 桔梗 紫苏 陈皮 青皮 黄芪 乌药 枳实 茯苓 半夏 防风各3.7克 大腹皮 甘草节 木香 槟榔 枳壳 泽泻各1.8克 下部牛膝3.7克

水煎服，每日1剂。

五膈宽中散 （《太平惠民和剂局方》）

可治食道癌。

甘草炙，180克 木香110克 白豆蔻去皮，75克 厚朴去皮，姜汁炙熟 香附子炒，各600克 丁香 缩砂仁 青皮去白 陈皮去白，各150克

上药为末，每服7.5克，姜3片、盐少许，不拘时沸汤下。

和中畅卫汤 （《医学从众录》）

可治食道癌。

香附醋炒 神曲炒 沙参各3.7克 苍术 川芎 贝母各3克 桔梗 连翘各2.2克 紫苏梗1.8克 木香1.5克 砂仁1克 生姜3片

水煎服，每日1剂。

调中汤 （《医学心悟》）

可治食道癌。

北沙参 陈仓米炒熟，各110克 丹参75克 荷叶去筋，净 广陈皮去白 茯苓 川贝母去心，黏米拌炒 五虫各37克

共为细末，每用米饮调下7.5克，日二服。

滋阴救焚汤 （《医学从众录》）

可治食道癌。

麦门冬 生地黄各7.5克，并取汁 胡麻仁炒，研 真阿胶 紫石英敲碎 寒水石敲碎 炙甘草 滑石敲碎，各3.7克 柏子仁炒，2.5克 五味子1.5克 生犀1克，研汁 生姜汁2茶匙

上药除四汁及阿胶，共八物，用名山泉水四茶杯，缓火煎至一杯半，去滓入四汁及阿胶，再上火略煎，至胶烊化斟出，调牛黄细末0.18克，日中分二三次热服，空心先服崔氏八味丸11克。

启膈散 （《医学心悟》）

可治食道癌。

丹参　沙参各11克　川贝母去心，5.5克　茯苓3.7克　郁金　杵头糠各1.8克　砂仁壳1.5克　荷叶蒂二个

上药研末，每服1～3克。

九仙夺命丹 （《东医宝鉴》）

可治胃癌。

枳壳7.5克　白矾枯，37克　人参　甘草各3.7克　豆豉研过，37克　半夏姜制　厚朴姜制，各18克　木香　南星姜制，各7.5克

上药为末，夜晴露过，以人参、厚朴煎汤调糊作饼，如小钱大，慢火焙干，每一饼嚼碎以姜汤调平胃散送下，忌生冷酒面。

回生养胃丹 （《东医宝鉴》）

可治胃癌。

苍术换泔浸六日　莲肉酒浸，各150克，取馈猪肚一个以壁土揉擦洗净，入苍术、莲肉，线缝好，酒煮烂捣细捏作小饼烘干　南星细切，姜汁浸一宿，伏龙肝同炒去土　半夏汤洗，醋浸七日，蒸熟　橘红伏龙肝同炒去土　粟米姜汁浸蒸焙，各150克　白术　白茯苓　人参　厚朴　蓬术　三棱二味并醋炒　荜澄茄　白豆蔻　缩砂仁　谷芽炒　麦芽炒　甘草各37克　木香　沉香　丁香各18克

上药为末，稀面糊和丸梧子大，米饮吞下六七十丸。

六味回阳饮 （《景岳全书》）

可治胃癌。

人参18～75克　熟地黄18～37克　制附子　炮姜各7.5～11克　炙甘草3.7克　当归身11克，泄泻或血动者用白术易之

水煎服。若肉振汗多，加炙黄芪15～37克，或白术7.5～18克；泄泻加乌梅二枚，或五味子二十粒；阳虚上浮，加茯苓7.5克；肝经郁滞，加肉桂7.5～11克。

葛花解酲汤 （《景岳全书》）

可治胃癌。

白豆蔻仁 砂仁 葛花各18克 青皮11克 炒神曲 泽泻 干姜 白术各7.5克 橘皮 人参 猪苓 茯苓各5.5克 木香1.8克

上药为细末，每服6克，白汤调下，取微汗。

九伯饼 （《证治汇补》）

可治胃癌。

豆豉37克 半夏姜汁洗七次 枯矾 枳实麦炒七次 厚朴姜炒 甘草各18克 木香15克 人参 南星姜汁制，服七次，各11克

上药为末，老米打糊为饼如钱大，瓦上焙干露过，每服一饼细嚼，以姜煎平胃散下。

丁香透膈汤 （《证治要诀》）

可治食道癌及胃癌。

白术75克 人参 砂仁 香附各37克 半夏 神曲 草蔻各9克 丁香 麦芽 木香 肉豆蔻 青皮 沉香 厚朴 藿香 陈皮各25克 炙草55克

上药研末，每服9～15克。

五膈宽中饮 （《证治要诀》）

可治食道癌及胃癌。

厚朴 香附子各5.5克 青皮 陈皮 甘草 丁香 朱砂各1.5克 木香1克 白豆蔻0.7克

上药为粗末，入姜3片，盐少许，水煎服。

谷神嘉禾散 （《证治要诀》）

可治胃癌。

炙甘草93克 人参 茯苓 砂仁 苡仁 枇杷叶各37克 沉香 杜仲各25克 白术 桑皮 槟榔 白蔻 青皮 谷芽 五味子各18克 橘红 丁香 藿香 随风子 石斛 半夏 大腹子 木香各27克

加姜、枣研为细末，每服11克，水一盏。

大营煎 （《罗氏会约医镜》）

可治胃癌。

当归7.5～11克　枸杞7.5克　熟地11克　炙草3.7克　杜仲5.5克　牛膝酒蒸，5.5克　肉桂3.7～7.5克　肉苁蓉酒洗，11克

水煎服，每日1剂。

如气虚者，加人参；若中气虚寒呕恶者，加炒干姜3.7克；如干燥之甚者，加蜜糖11～15克，生沙参27～30克。

千金润下丸　（《罗氏会约医镜》）

可治胃癌。

沙参蜜蒸　大黄酒蒸，各75克　肉苁蓉酒洗，93克　大麻仁微炒，37克　郁李仁泡，去皮　菟丝子酒蒸　枳壳麸炒　牛膝酒蒸　山药　车前子各25克　陈皮去白　桃仁去皮，各18克

先将沙参、大黄杵成膏，后加药末，炼蜜为丸，白汤送下四十丸，早晚各一服。

润肠化瘀汤　（《罗氏会约医镜》）

可治胃癌。

沙参15克　当归11克　干漆炒烟尽，7.5克　大黄酒煨，5.5克　陈皮　枳壳炒　桃仁去皮尖，各3.7克　红花酒炒，2.5克

水煎，入酒、韭汁服。

按：本方剂中应用了干漆。《参考消息》1997年4月29日7版刊登了《漆树树汁含强有力抗癌成分》一文：韩国山林厅研究所成功地自漆树树汁主成分漆醇中提炼出含有强力抗癌成分的MU2物质，它卓越的抗癌效果，不仅不会产生过敏反应，且无任何剧毒性……在抑制动物血液癌细胞、人体肺癌细胞及胃癌细胞的生长方面，具有极优越的功效。

五膈丸[2]　（《医学从众录》）

可治胃癌。

麦门冬110克　人参　甘草各75克　蜀椒炒，去汗　远志肉　桂心　细辛　干姜炮，各37克　附子炮，一枚

上药为细末，炼白蜜丸弹子大，先食噙一丸，细细咽之，喉中胸尚热，药丸稍尽，用噙一丸，日三夜二服。

五噎丸　（《医学从众录》）

可治胃癌。

人参　川椒　吴茱萸　桂心　干姜炒，各1.8克　白术去芦　白茯苓　陈皮　细辛　大附子煨去皮脐，各1.5克

上药为末，炼蜜为丸，如梧子大，每服三丸，酒送下，日服3次。

吕纯阳降笔　（《古今医鉴》）

可治胃癌。

人参　赤茯苓　半夏　陈皮　藿香　白豆蔻　苏子　厚朴　槟榔　枇杷叶　沉香　白芥子　良姜　官桂　丁皮　杵头糠

将上药锉，药量根据病情酌量加减，生姜3片，枣1枚，水煎服。

沉香降气丹　（《古今医鉴》）

可治胃癌。

黑牵牛取头末，110克　大黄酒拌蒸　槟榔　当归酒浸　苍术　青皮　乌药　枳壳　香附　黄连姜炒　黄芩酒炒，各37克　陈皮　砂仁　枳实麸炒　半夏姜汁浸，各18克　良姜　沉香　三棱火煨　木香不见火　莪术火煨，各11克

上药为末酒糊为丸，如梧桐子大，每服六七十丸，淡姜汤送下。

按：日本东京药科大学系川秀治等1979年用老鼠肿瘤进行试验，筛选了中草药112种，其中12种姜科植物抗癌活性较高，其中一味就是本方及以上各中药中应用的莪术。

疡余化毒丹　（《外科医镜》）

可治外阴及阴茎癌肿。

陈胆星　滴乳石各3.7克　血竭3.7克　天竺黄2.2克　川连1.8克　珍珠　灯心灰各1.5克　朱砂0.37克

上药研为细面，每服1克，金银花汤下。治疗疽余火未清，难于收口、难敛者以此化之。

西黄化毒丹 （《外科医镜》）

可治外阴及阴茎癌肿。

上血珀1.8克　真珍珠　胆南星　上辰砂各1克　西牛黄0.37克

共研细面，均作三服，灯心汤下。治疗疔疽、火毒内陷、神识模糊、不省人事者。

搜风解毒汤[2] （《外科真诠》）

可治外阴及阴茎癌肿。

土茯苓37克　金银花　白鲜皮　薏苡仁　防风　木通　木瓜各1.8克　皂角子1.5克

水二盅，煎一盅服之，一日三服。气虚加人参2.5克，血虚加当归2.5克。忌清茶、牛、羊、鸡、鹅、鱼、肉、烧酒、房事等。

治乳癌方 （《窦太师外科》）

可治乳腺癌。

柴胡　青皮　香附　川芎各75克　元胡　甘草　陈皮　桔梗　黄芩　栀子　枳壳　天花粉　乌药　白芷　贝母　炒蔓荆子各37克　砂仁55克

同研细末，水泛为丸，如梧桐子大，每服3克，日服3次。

清肝解郁汤 （《医宗金鉴》）

可治乳腺癌。

醋制香附11克　当归　生地　白芍　川芎　陈皮　半夏9.5克　贝母　茯神　青皮　远志　桔梗　苏叶各7.5克　生栀子　木通　生甘草各5.5克

水煎，加姜3片。

化岩汤[1] （《外科集腋》）

可治乳腺癌。

白术土炒，75克　茜草根　白芥子各3.7克　人参　忍冬藤　黄芪　当归各37克　茯苓11克

水煎服。

醒消丸　（《外科全生集》）

可治乳腺癌。

犀牛黄1克　麝香5.5克　乳香　没药各37克

先将乳香、没药各研细末，再加犀牛黄、麝香共研，用煮烂黄米饭37克，入药粉捣和为丸，如莱菔子大，晒干，每日服3～9克，用温开水或陈酒送下。

蟹壳散　（《外科辑要》）

可治乳腺癌。

蟹壳全者不拘数，水酒洗净腥气，炒脆磨细末，每服7.5克

酒送、水送皆可，勿间断。

按：据报道，蟹壳的成分50%为钙等无机盐类，20%为蛋白质，剩下约30%为甲壳质。现代工业可以从甲壳质中生产出壳糖胺（几丁聚糖），壳糖胺作为食物纤维的一种，具有抑制癌肿、降低胆固醇、降低高血压、防治糖尿病等作用，在治疗烧伤、烫伤、外伤时，可加速愈合并改变体内酸性环境。

化坚汤　（《医门补要》）

可治乳腺癌。

党参　当归　玉竹　青皮　僵蚕　香附　白芍　佛手　郁金

根据病情，酌情用药，水煎服，每日1剂。

蠲毒流气饮　（《疮疡经验全书》）

可治乳腺癌。

柴胡　青皮　抚芎　香附各75克　砂仁55克　元胡　甘草　陈皮　桔梗　黄芩　栀仁　枳壳　天花粉　乌药　白芷　贝母各37克　蔓荆子37克

上药为米小丸，每服7克，日进三四服。

和荣散坚丸　（《外科正宗》）

可治恶性淋巴瘤。

当归身　熟地　茯神　香附　人参　白术　橘红各75克　贝母　南星　酸枣仁　远志　柏子仁　丹皮各37克　龙齿煅，无龙齿用

鹿角尖75克，煅，代之，一对　芦荟30克　朱砂22克，为衣

上药为细末，炼蜜为丸，桐子大，每服八十丸。食后用合欢树根皮煎汤送下。

阳和汤　（《外科证治全生集》）

可治骨癌。

熟地37克　鹿角胶11克　白芥子7.5克，炒，研　肉桂　生甘草各3.7克　麻黄　炮姜炭各1.8克

水煎服，每日1剂。

没药丸　（《医宗金鉴》）

可治骨癌。

桃仁37克　当归37克　乳香去油　没药净油　川芎煅　川椒各18克　赤芍18克　自然铜9克

共研细末，用黄蜡75克，火化开，入药末搅匀，丸如弹子大，每服一丸，以热酒送下。

香贝养荣汤　（《医宗金鉴》）

可治骨癌。

夏枯草　僵虫　片姜黄各7.5克　石决明5.5克，当归　白芍　川芎各3.7克　陈皮　柴胡　红花　甘草各2.5克　山甲1片

水煎服，以灯心为引，每日1剂。

托里消毒散　（《医宗金鉴》）

可治皮肤癌。

人参　黄芪盐水拌炒　当归酒拌　川芎　芍药炒　白术炒　茯苓各3.7克　金银花　白芷各2.5克　甘草炙，1.8克　连翘1.8克

水煎服，体弱者去白芷、倍人参。

化岩汤[2]　（《外科问答》）

可治皮肤癌。

人参　白术　黄芪　当归　忍冬藤各37克　茜草　白芥子　茯苓各7.5克

水煎服。

肝癌丸　（《中西医结合治疗常见肿瘤的良方妙法》）

用于肝癌手术后，肝胆湿热、津液不足和气血两亏、邪气尚存者。

麝香　牛黄　熊胆各3克　人参　三七　乳香　没药各15克　银耳　苡仁各60克　土茯苓30克

共研细末，做成胶囊，每日3次，每次1.5克，连服4个月为一疗程。

扶正抗癌汤　（《中西医结合治疗常见肿瘤的良方妙法》）

治疗肝癌。

Ⅰ号方：紫草根　白毛藤　当归　野菊花　贯仲　太子参　苡仁　红花　佛手　柴胡　木香　夏枯草

Ⅱ号方：蛇舌草　半枝莲　当归　丹参　平地木　莪术　佛手　八月札　党参　白术　甘草　柴胡　木香　牡蛎

Ⅲ号方：党参　龟板　鳖甲　当归　白术　白芍　茯苓　生地　蚤休　陈皮　泽泻　蛇舌草

肝癌饮　（《中西医结合治疗常见肿瘤的良方妙法》）

主治肝癌瘀结兼气阴已虚者。

黄芪　党参　丹参　牡蛎各30克　白术　穿山甲各12克　茯苓20克　柴胡　桃红　莪术　蚤休　鼠妇各10克

每日一剂，水煎服。

柴胡龙胆汤　（《中西医结合治疗常见肿瘤的良方妙法》）

治疗中晚期胰腺癌42例，屡有效验。5年生存率为4.8%，2年生存率为50%，1年生存率为90.5%。

柴胡12克　龙胆草6克　山栀9克　黄芩9克　黄连3克　茵陈15克　生地15克　丹参12克　大黄9克　白花蛇舌草30克　蒲公英15克　土茯苓30克　苡仁30克　茯苓12克　郁金12克

每日1剂，水煎服。

抗癌8号　（《中西医结合治疗常见肿瘤的良方妙法》）

用于直肠癌，有清热攻下、化瘀散结之功。

八角金盘12克　山慈菇30克　蛇莓30克　八月札30克　石见穿　败酱草　苡仁各30克　黄芪　鸡血藤　丹参各15克　大黄8克　枳壳10克

水煎服，每日1剂。

治大肠癌代表方　（《中西医结合治疗常见肿瘤的良方妙法》）

治疗大肠癌70例，单纯服中药者18例，配合手术治疗者50例（其中29例术后加用不规则化疗，4例加用放疗），配合化、放疗者各1例。生存10年以上者7例，生存5年以上者11例，生存3年以上者17例，生存2年以上者14例，生存1年以上者21例。

苦参　草河车　白头翁　白槿花　红藤　无花果　半枝莲　生薏苡仁　白花蛇舌草。

适合于大肠癌热证、实证、术后，或放、化疗后的患者。

消肿清肠汤　（《中西医结合治疗常见肿瘤的良方妙法》）

治直肠癌、结肠癌，并适用于肝癌、胃癌。

八月札　红藤　苦参各15克　木香9克　白花蛇舌草　菝葜　野葡萄藤　生薏仁各30克　丹参　凤尾草各15克　地鳖虫　青梅各9克　瓜蒌仁　白花藤　贯仲炭　半枝莲各30克　壁虎4.5克，研粉分3次吞服

每日1剂，水煎服。

野藤凤莲汤　（《中西医结合治疗常见肿瘤的良方妙法》）

治疗11例直肠癌患者，临床治愈2例，有效3例，无效6例，总有效率45.5%。

藤梨根60克　黄药子　白茅根各30克　野葡萄根　水杨梅根　凤尾草　蚤休　半枝莲　半边莲　贝母各15克

每日1剂，水煎服。陕西中医药大学附院肿瘤科。

膀胱癌方　（《中西医结合治疗常见肿瘤的良方妙法》）

治疗膀胱癌多例，有较好疗效。

1 号方：鲜天芝麻90克　鲜黄花刺60克　半边莲30克　沙氏鹿茸草　酢浆草各15克　山佩兰9克

2 号方：藤梨根90克　仙鹤草　忍冬藤各60克　白毛藤　虎杖　半枝莲各30克　半边莲　凤尾草各15克　川楝子12克　乌药9克　苦参　白芷各6克

每日一剂，水煎服，为浙江省杭州肿瘤医院方。

加味龙蛇羊泉汤　（《中西医结合治疗常见肿瘤的良方妙法》）

治疗膀胱癌多例有较好疗效。

龙葵　白英　土茯苓　海金沙　灯心草各30克　蛇莓15克

水煎服，每日 1 剂。

莲蓟地花汤　（《中西医结合治疗常见肿瘤的良方妙法》）

治疗膀胱癌 32 例，存活 5 年以上者 3 例，存活 4 年以上者 4 例，存活 3 年以上者 6 例，存活 2 年以上者 11 例，存活 1 年以上者 19 例。

半枝莲　大蓟　小蓟　六一散　车前子各30克，五苓散　蒲黄炭　藕节炭　贯仲炭　槐花炭各15克　生地12克　黄柏　知母各9克

乏力较甚，加党参、孩儿参、黄芪各 15 克，水煎服，每日 1 剂。上海中医药大学附属曙光医院方。

抗癌 I 号　（《中西医结合治疗常见肿瘤的良方妙法》）

主治宫体癌。

马钱子另用油炸后去皮　参三七　水蛭各60克　全蝎　蜈蚣各30克　马齿苋　海藻各90克

以上诸药共研细，每次 1 克口服，每日 3 次，一般服药 1 年。服药期间忌服甘草，如感冒发烧或恶心呕吐者应停用。

按：马钱子有毒，此方必须在医师指导下才能应用。

二虫昆藻汤　（《中西医结合治疗常见肿瘤的良方妙法》）

主治宫颈癌。

蜈蚣3条　全蝎6克　昆布　海藻　当归　续断　半枝莲　白花蛇舌草各24克　白芍　香附　茯苓各15克　柴胡9克

水煎服，每日1剂，服汤剂同时可服用云南白药，每日2克。

外阴白斑内外合治方　（《中西医结合治疗常见肿瘤的良方妙法》）

对癌前病变之外阴白斑疗效较好。

内治方：何首乌　玄参　麦冬　女贞子　旱莲草　丹皮　覆盆子各9克　益母草15克　每日1剂，水煎服。

外洗方：淫羊藿　鹿食草各30克　蝉蜕9克　水煎熏洗外阴部。

外擦方：复淫鹿软膏：覆盆子　鹿食草　淫羊藿等量研末　鱼肝油调成软膏外擦。

慈菇消瘤汤　（《中西医结合治疗常见肿瘤的良方妙法》）

用于恶性淋巴瘤，有清热消瘀、软坚散结之功。

白花蛇舌草30克　山慈菇　三棱　莪术　炒白术各15克　僵蚕　夏枯草　昆布　煅瓦楞子　煅牡蛎各30克　炮山甲　黄药子各9克　全蝎6克

水煎服，每日1剂。

加味补肾生髓汤　（《中西医结合治疗常见肿瘤的良方妙法》）

用于治疗慢性粒细胞白血病。

生地　熟地各18克　枸杞15克　杜仲24克　五味子6克　怀山药21克　枣皮18克　生晒参12克　茯苓21克　公英18克　地丁15克　半枝莲15克　白花蛇舌草30克　青黛6克　当归12克　雄黄3克　菟丝子15克　女贞子15克　甘草6克

水煎服，每日1剂。本方以补肾为主，辅以解毒驱邪。

慈菇化瘀汤　（《中西医结合治疗常见肿瘤的良方妙法》）

用于治疗急性白血病。本方治疗急性白血病患者36例，以

16 例单纯化疗患者作对照观察，结果中药治疗组的有效率为 80.5%，高于对照组的 68.5%。治疗急性淋巴细胞型白血病的有效率为 90%，治疗非急性淋巴细胞型白血病的有效率为 76%。

当归20克　丹参　赤芍　沙参各20克　川芎10克　麦冬15克　板蓝根50克　山豆根30克　山慈菇50克

热毒血瘀者加银花、连翘各20克，黄芩、黄连、黄柏各15克；血热妄行者并用犀角地黄汤加减，每日 1 剂，水煎服，具有活血化瘀、养阴清热之功效。

丹参苡仁汤　（《四川中医》）

治疗前列腺增生症。用本方治疗 50 例患者，治愈 25 例，好转 9 例，无效 7 例，有效率 86%。

丹参　冬瓜仁各20克　丹皮　桃仁　知母　黄柏各10克　官桂　三七粉分吞，各5克　薏苡仁30克　王不留行子15克　川牛膝2克

水煎服，日 1 剂。为宋力伟等处方。

前列通补汤　（《江苏中医》）

治疗前列腺增生症 17 例，显效 6 例，有效 9 例，无效 2 例。

黄芪　海藻各20克　党参　丹参各15克　枸杞　菟丝子　怀牛膝各10克　白花蛇舌草　半枝莲各20克　王不留行12克　甘草5克

每日 1 剂，水煎服。为牟重临处方。

知母黄连汤　（《河北中医》）

治疗前列腺增生症 30 例，治愈 18 例，有效 12 例。

知母30克　黄柏　黄连各12克　肉桂10克　炮山甲15克　鱼腥草　金银花　地丁　千里光各30克

水煎服，每日 1 剂。为汤一鹏处方。

启癃汤　（《现代名中医男科绝技》）

治疗老年前列腺增生症。

熟地18克　肉桂6克　车前子　海金沙各15克　川牛膝12克

半枝莲30克　水蛭粉分2次冲服　胡桃肉　郁金　石菖蒲各10克

水煎服，每日1剂，为临床好处方。

补敛提汤　（《现代名中医男科绝技》）

治疗老年前列腺增生症。

炙黄芪　党参各30克　麦冬10克　五味子　乌梅　炙升麻各10克

每日1剂，水煎服。为吴敬农处方。

活络寒通汤　（《广西中医药》）

治老年前列腺增生症13例，显效8例，有效3例，无效2例。

当归　丹参　乳香　没药各15克　白芍　滑石各30克　知母　黄柏各24克

水煎服，每日1剂。为杨昌成处方。

补肾导湿方　（《中医杂志》）

治疗前列腺增生症18例，其中14例无炎症患者服中药3剂后见效；4例炎症患者服6剂后见效。

川萆薢　菟丝子　生山药各15克　芡实10克　益智仁　车前子　云苓各15克　石菖蒲　黄柏　丹皮各10克　甘草5克

水煎服，每日1剂。为王更生处方。

消癃散　（《江苏中医》）

治疗前列腺增生症80例，愈57例，有效17例，无效6例，总有效率92.5%。

桃仁　牛膝各5克　穿山甲　蜣螂各3克　琥珀　肉桂各2克

水煎服，每日1剂。为黄晨昕处方。

乌药黄芪汤　（《上海中医药杂志》）

治疗前列腺增生症63例，显效28例，有效21例，无效4例。

乌药　党参　山药　车前子各15克　黄芪20克　桔梗5克　茯苓　泽泻　丹皮各10克

水煎服，每日1剂，为任朴安处方。

芪龙三苓汤　（《新疆中医药》）

治疗前列腺增生症36例，愈13例，显效12例，有效8例，无效3例。

黄芪10～20克　地龙9～15克　白茯苓　猪苓　冬葵子　王不留行各10～15克　土茯苓10～30克　车前子15～30克　琥珀3克，冲　生甘草梢5～10克

日1剂，水煎服，为丁宝光处方。

前列回缩汤　（《云南中医杂志》）

治疗前列腺增生症30例，愈9例，显效14例，有效5例，无效2例。

黄芪30～60克　肉桂　川木通各6克　肉苁蓉　川牛膝　王不留行　鹿角片　海藻各15克　地龙　䗪虫　山甲　莪术各12克　牡蛎　虎杖　紫茉莉根　穿破石　南瓜子各30克

日1剂。水煎服。为李继贵处方。

补肺丸[2]　（《广西中医药》）

治疗肺心病80例，症状改善率为58%，心电图改善者40例，脑血流图改善者28例。部分患者血清免疫球蛋白有明显增加，75%的患者感冒次数减少。

黄芪　党参各200克　白术150克　防风30克　蛤蚧5对

共研细末，炼蜜为丸，每丸6克，日服2丸。为齐幼会等处方。

小青龙汤　（《黑龙江中医药》）

治疗肺心病，有效率为86%。

麻黄3～9克　桂枝3～6克　细辛3～4.5克　干姜3～6克　制半夏9克　五味子3～6克　白芍9克　甘草3克

水煎服。为黑龙江省祖国医药研究所气管炎研究组经验。

清热宣肺行水方　（《辽宁中医杂志》）

治疗肺心病心力衰竭46例，显效18例，好转24例，无效

4例。

麻黄3~9克　杏仁9克　生石膏30~60克　甘草3克　鲜芦根60克　薏苡仁15~30克　冬瓜仁15~30克　桃仁9克　桑白皮9~12克　陈皮6~9克　生姜皮3~6克　大腹皮6~9克　茯苓皮12~30克

水煎服，为杨明均处方。

清气化痰汤　（《黑龙江中医药》）

治肺心病痰热型，有效率86%。

陈皮9克　制半夏6克　茯苓9克　黄芩9克　瓜蒌15克　胆星　枳实　杏仁各6克

水煎服。为黑龙江省祖国医药研究所气管炎研究组处方。

葛根棱莪术芎归方　（《中国中医药报》）

治瘀阻宗脉型耳鸣、耳聋。

葛根30克　川芎　当归　赤芍　石菖蒲各15克　三棱　莪术　香附　红花　郁金各10克　路路通　威灵仙　地龙各12克

水煎服。

红灵汤　（《四川医学》）

治疗多发性早搏10例，服药5 ~7剂早搏消失。两年未复发者4例，复发者再服原方6剂后早搏又消失。

红花　阿胶各10克　菌灵芝　鸡血藤　党参各30克　五味子15克　麦冬　熟地各12克

水煎服，日1剂。为贾河先等处方。

五参饮　（《江西中医药》）

苦参　党参　丹参　元参　北沙参各15克，日1剂，水煎服。

治疗病毒性心肌炎、频发室性早搏1例，3剂后症状减轻，5剂后心律转齐、心电图恢复正常。为陈栋等处方。

参松寄生汤　（《新中医》）

治疗室性早搏取得疗效。

太子参12~20克　丹参15~30克　桑寄生15~20克　甘松12~30克

水煎服。如气阴两虚，可与生脉散同用；气滞血瘀，可与冠心Ⅱ号方同用；胸痹、胸阳不振，可与瓜蒌薤白半夏汤同用。为李伯处方。

按：甘松为败酱科植物甘松香或宽叶甘松的根茎及根。性味甘温。《中药大辞典》："理气止痛，醒脾健胃。"

健心复脉灵　（《北京中医》）

治疗早搏60例，显效30例，有效23例，无效7例。

黄芪　丹参　甘松各30克　川芎12克　桂枝6克

制成流膏，每次服15毫升，日服3次。为山东中医药大学附属内科心血管病研究组等处方。

调律片　（《浙江中医杂志》）

治疗早搏45例，显效15例，有效17例，无效13例。

红花　苦参　炙甘草

按1∶1∶1.6比例制成浸膏片，每片0.5克，日服3次，每次服3片。为洪秀芳处方。

复方甘松汤　（《浙江医学》）

治疗心律失常（房室传导阻滞、房性早搏、室性早搏、阵发性室上心动过速）55例，显效16例，有效30例，无效9例，总有效率83.6%。

甘松　大青叶各9克　党参　元参各15克。桂枝3克　甘草5克　枳壳10克

水煎服，日1剂。为钟达锦等处方。

四参复脉汤　（《黑龙江中医药》）

治疗冠心病频发性室性早搏39例，显效20例，有效16例，无效3例。

人参　三七参研，冲服，各2～5克　丹参　苦参各20～40克　麦冬　五味子　生地　当归　瓜蒌　茯苓各12～15克　炙甘草6～12克

水煎服。为蒋森处方。

调心汤 （《中医杂志》）

治疗早搏18例，愈16例，有效、无效各1例。

丹参　党参各15～30克　紫石英20～30克　生地15～20克　麦冬　川芎各10～15克　炙甘草9克　连翘10克　桂枝3～6克

水煎服。为薛中理处方。

养心复脉汤 （《天津中医》）

治疗早搏50例，愈35例，显效8例，有效7例。

党参　麦冬　五味子　当归　生地　桂枝　炙甘草　五加皮　鹿衔草　鸡血藤　合欢皮　生龙骨　磁石　琥珀　炒枣仁　夜交藤　茯苓　连翘

水煎服，日1剂。为纪秀兰处方。

瓜蒌薤白牡蛎汤 （《北京中医》）

治疗心律失常38例，显效21例，有效12例，无效5例。

瓜蒌　生牡蛎　生龙骨各30克　薤白　川芎　当归　陈皮　半夏　远志　枣仁各10克　黄芪　太子参各20克

水煎服，日1剂。为黄津焕处方。

甘草黄泽汤 （《陕西中医》）

治疗室性早搏20例，全部获临床治愈。

炙甘草　生甘草　泽泻各30克　黄芪15克

水煎服。为季春承处方。

心脑活血汤 （《吉林中医药》）

治疗病态窦房结综合征20例，愈2例，显效15例，好转3例。

生芪30～60克　鸡血藤20克　丹参　玉竹各30克　瓜蒌　茯苓　桃仁各15克　川芎　麦冬各15～30克　红花15～20克　赤芍12～15克　生蒲黄10～12克　桑寄生24克　麝香0.15～0.3克，分3次冲服

日1剂，水煎服。为赵棣华处方。

苦参汤 （《四川中医》）

治疗心动过速36例（其中窦性心动过速11例，室上性心动

过速 8 例，室性心动过速 7 例），一般服药 2～8 剂后，症状即可消失。

苦参 30 克　黄连　炙甘草各 5 克　丹参　酸枣仁各 20 克　另和服朱砂 1 克　珍珠粉 3 克

水煎服，日 1 剂。为胡明宁处方。

三参二子方　（《上海中医药杂志》）

治疗室上性心动过速 31 例，愈 16 例，显效 10 例，有效 3 例，无效 2 例。

党参　丹参　苦参　茶树根　菟丝子　枸杞子各 15 克　淮小麦　炙黄芪　龙骨　牡蛎各 30 克　瓜蒌 20 克　麦冬 12 克　五味子 9 克　炙甘草 6 克　大枣七枚

制成冲剂，每服 3～6 克，日服 3 次，同时口服异搏定。为王文华处方。

精参草方　（《中级医刊》）

治疗低血压 10 例，均获近期痊愈。

黄精　党参各 30 克　炙甘草 10 克

日 1 剂，水煎服。为叶济苍处方。

甘味苓方　（《人民军医》）

治疗低血压 45 例，服药 3 ～10 剂后获近期治愈。

甘草　五味子各 6～12 克　茯苓 15 克

日 1 剂。该方刊于《人民军医》1976 年 2 期。

参芪精萸方　（《浙江中医杂志》）

治疗低血压 66 例，治疗后 58 例患者血压均有不同程度升高，无效 2 例。

人参 8～10 克，或党参 30 克　黄芪 30 克　黄精 30 克　山萸肉 25 克　五加皮 15 克　当归 15 克　炙草 10～30 克　附皮 6～9 克

日 1 剂，水煎服。为李志峰处方。

参精桂枣方　（《广西中医药》）

治疗低血压 30 例，有效 28 例，疗效不明 2 例。为潘祥生

处方。

党参15克　黄精12克　肉桂10克　大枣10枚，日1剂，水煎服，15日为一疗程。

参黄甘杞汤　（《浙江中医杂志》）

治疗低血压25例，愈13例，好转11例，无效1例。

党参　黄精各30克　炙甘草　枸杞子各15克

水煎服，日1剂。为吴权国处方。

茯苓泽泻汤加味　（《山西中医》）

治疗低血压54例，显效28例，有效24例，无效2例。

云茯苓　白术　生姜　川芎各12克　泽泻18克　桂枝　炙草各9克　黄芪15克

水煎服，日1剂。为王守杰处方。

兴阳宝丸　（《江西中医药》）

治疗阳痿613例，愈538例，好转62例，无效13例。

当归120克　熟地90克　山药15克　仙灵脾90克　蜈蚣5条　露蜂房30克　九香皮15克　远志60克　菖蒲30克　肉苁蓉30克　覆盆子40克　巴戟天60克　韭子30克　乌贼骨30克　鸡内金90克　柴胡50克　赤芍90克　牛膝15克　水蛭10克　白花蛇舌草60克

共研细末，炼蜜为丸，每丸重6克，早晚各服一丸，日服2次。

此方刊于《江西中医药》1991年2期67页。

地龙蜈蚣散　（《名老中医效验秘方精选》）

治疗10余例阳痿患者，皆有一定效果。

狗脊15克　地龙40克　蜈蚣20条　淫羊藿50克

研细末分为40包，每次1包，日2次，为张丰强等处方。

燥湿愈阳汤　（《现代中医药文库·男科卷》）

治疗阳痿24例，都有一定效果。

1号方：苡仁20克　龙胆草　栀子　金钱草　淫羊藿各15克

柴胡　黄芩　黄柏　木通　通草各10克　水煎服

2号方：破故纸　淫羊藿　菟丝子　枸杞子　益智仁　续断　苡仁各15克　当归　栀子　黄精　锁阳　五加皮各10克　水煎服

先服1号方1～3剂（不可多服），改服2号方，可长期服用。为李怀夫处方。

四逆散加味　（《湖北中医杂志》）

治疗肝郁型阳痿25例，愈18例，显效4例，无效3例。

柴胡9～12克　枳实6～9克　白芍15～30克　炙甘草9～12克　蜈蚣3条

共研细末，每服3～5克，日服2次。

加减应用：口苦咽干加枸杞、丹皮各10克；腰膝痠软加枸杞20克，益智仁30克，紫河车粉10克（冲服），巴戟天12克；失眠加炒枣仁、夜交藤各12克，熟地黄15克，远志9克。为张宽智处方。

内服外熨药　（《浙江中医药大学学报》）

治疗骨质增生110例，愈67例，显效30例，有效11例，无效2例，总有效率98.2%。

内服汤剂：独活　秦艽　防风　川芎　甘草　茯苓各9克　桑寄生　赤芍　熟地各12克　细辛3克　党参　当归各10克　黄芪20克

热熨药：乳香　没药　生川乌各15克　生马钱子6克　花椒7克　白菜籽20克

共研细末，醋调装布袋内，蒸热外敷增生处。为杜见斌处方。

芍药甘草汤　（《河南中医》）

治疗跟骨骨刺（骨质增生）106例，服药4～8剂，大部分有效。

生白芍　炒白芍　生赤芍　炒赤芍　生甘草　炙甘草各30克

病重者加元胡30克，年老体弱者加生地、熟地各15克，日1剂，水煎服。为王耀东处方。

仙灵熟地方 （《湖南中医杂志》）

治疗骨质增生 88 例，显效 53 例，有效 35 例。

仙灵脾　鹿衔草　鸡血藤各 30 克　骨碎补　木瓜各 15 克　熟地　当归　鳖甲　龟板　甘草各 10 克　桂枝　细辛各 5 克

病在颈椎者，加葛根 10 克；在腰椎者，加附片 5 克；在膝关节者，加牛膝 10 克。为刘其浩处方。

山甲牛膝木瓜方 （《山东中医杂志》）

治疗跟骨骨刺 59 例，愈 35 例，显效 16 例，好转 8 例。

熟地 30 克　木瓜 18 克　薏苡仁　牛膝各 15 克　当归　川芎　五加皮各 12 克　川木通　穿山甲各 10 克

水煎服，日 1 剂。为陈秀琴处方。

白芍木瓜灵仙方 （《陕西中医》）

治疗骨质增生 50 例，愈 40 例，好转 10 例。

白芍 30 克　木瓜　威灵仙　当归各 15 克　甘草　五加皮各 6 克

颈椎增生者，加羌活 10 克；腰椎增生者，加川断 20 克，跟骨增生者，加牛膝 10 克。水煎服，日 1 剂。为翁树风处方。

补肾通络法 （《江苏中医》）

治疗骨质增生 34 例，显效 20 例，有效 12 例，无效 2 例，总有效率 94.1%。

熟地　杜仲　骨碎补　白芍　狗脊　五加皮　木瓜　秦艽　牛膝　姜黄各 10 克　甘草 6 克

日 1 剂，水煎服。为周斌处方。

骨刺丸 （《陕西中医》）

治疗骨质增生 320 例，显效 21 例，好转 259 例。无效 8 例，不详 29 例。总有效率 87.5%。

骨碎补　熟地　炙马钱子　鸡血藤　肉苁蓉各 60 克　三七　乳香　没药　川芎各 30 克

共研细末，炼蜜为丸，每丸 6 克，早晚各服 1 丸。为边全禄处方。

骨刺散 （《湖南中医杂志》）

治疗骨质增生86例，显效26例，有效58例，无效2例，总有效率97.7%。

乌梢蛇60克 透骨草 当归 防风 土鳖各36克 威灵仙72克 没药 降香各20克

共研细末，每次服3克，日3次，饭前服。为曾祥华处方。

当归四逆汤加味 （《湖南中医杂志》）

治疗肥大性脊椎炎24例，显效12例，有效11例，无效1例，有效率95.8%。

当归 桂枝 白芍 细辛 川木通 狗脊 伸筋草 甘草 大枣

适量加减，水煎服。为任志翔处方。

助阳化瘀汤 （《江苏中医》）

治疗腰椎骨质增生108例，愈84例，显效20例，好转4例。

杜仲15克 羊藿叶 鹿衔草 当归各12克 肉苁蓉18克 丹参30克 补骨脂 红花 莱菔子各10克

水煎服，日1剂。为王志月处方。

伸筋丹 （《山东中医杂志》）

治疗骨性关节病126例，有效率95.6%。

炒地龙500克 制马钱子 红花各350克 汉防己 醋炒乳没 骨碎补 五加皮各15克

制成丸剂，每丸0.15克，每次2丸，日服3次（马钱子有毒，此方必须在医师指导下服用），为姚洪海处方。

青娥丸[2] （《中成药研究》）

治疗骨质增生多例，均获良效。

补骨脂 胡桃仁 杜仲

共研细末，大蒜蒸熟与上药混匀，炼蜜为丸，每服3~6克，日服2次。为邓来送处方。

荣筋活血汤 （《江苏中医》）

治疗颈椎病21例，愈11例，显效5例，有效4例，无效1例。

当归 白芍 生地 丹参 乳香 没药 枣仁 桂枝 木瓜各10克 川芎 甘草各6克 葛根30克

水煎服，为管洛生处方。

颈椎散 （《四川中医》）

治疗颈椎病84例，愈61例，显效19例，无效4例，有效率95.2%。

当归 红花 三七粉各等分

共研细末，每次3克，日3次。为齐彦文处方。

定眩汤 （《陕西中医》）

治疗颈椎病60例，愈36例，显效18例，有效4例，无效2例，有效率96.7%。

天麻 半夏 全虫 僵蚕各9克 白芍 夜交藤各24克 钩藤20克，另包后下 茯苓15克 丹参30克

水煎服。为杨笃权处方。

颈椎Ⅱ号 （《中西医结合杂志》）

治疗颈椎病232例，效果优者83例，良者71例，有效61例，无效17例，总有效率92.7%。

白芍240克 甘草30克 伸筋草90克 葛根 乳香 没药 桃仁 红花各60克

共研细末后成片剂，每片0.5克，每次服5片，日服3次。为殷华符处方。

颈痛灵水酒合剂 （《中医杂志》）

治疗颈椎病305例，效果优者87例，效果良者150例，效果尚可者53例，无效15例。

人参 鹿茸 熟地 黑芝麻 蛇蜕 黄芪 枸杞 葛根 黑豆 甘草 核桃 白酒 老酒

每日饮5～10毫升，日服2次。为张万芳处方。

骨科合剂　（《北京中医药大学学报》）

治疗颈椎病268例，愈148例，基本治愈92例，有效30例，无效16例，总有效率94.1%。

苍术　炒白芍　茯苓各20克　川芎15克　桔梗　甘草　厚朴　干姜各10克

制成合剂，每次服10毫升，日服3次。为张继昌处方。

抗骨痛　（《辽宁中医杂志》）

治疗颈椎病100例，愈31例，显著好转37例，好转19例，无效13例。

狗脊　穿山龙　红花　甘草各500克　独活　防风　桂枝各250克

制成针剂共500毫升，以颈部压痛点或病变部位为治疗点，每个痛点注射0.5～1毫升，每日或隔日一次，20次为一疗程。为安雅民等处方。

萸葛杞牛汤　（《陕西中医》）

治疗颈椎病20例，全部治愈。

山萸肉　葛根　骨碎补　枸杞子各15克　首乌　牛膝　当归　黄芪　生姜黄　桑枝各10克

水煎服。为姚树棠处方。

通督除颤汤　（《中医药临床杂志》）

治疗震颤麻痹患者33例，基本痊愈25例，好转3例，无效5例。

威灵仙　天麻　当归　淫羊藿　熟地黄　生地黄　鹿角片各15克　白芍　钩藤　珍珠母各30克　川芎9克　全蝎　乌梢蛇　白术　秦艽各12克　黄芪60克

水煎服。为赵永生处方。

养血息风汤　（《浙江中医杂志》）

治疗震颤麻痹24例，愈13例，显效8例，无效3例。

白芍　钩藤各16克　山茱萸10克　全蝎　鹿角胶烊化，各8克　枸杞子　生地黄　白附子　当归各12克　蜈蚣焙干研末冲服，1条　甘草6克

隔日1剂，水煎服。同时用75%的乙醇1000毫升，盛在密闭的容器中，浸泡鸡蛋5～6枚，待浸泡48小时后备用。每天清晨取1枚打入开水中煮熟，空腹吃蛋喝汤。为徐尚华、宋淑卿处方。

补阳还五汤加减　（《湖北中医杂志》）

治疗瘀血型老年性震颤麻痹12例，总有效率83%。

黄芪40克　丹参30克　党参　钩藤各15克　当归　赤芍　地龙　桃仁　香附各12克　红花6克　全蝎5克

水煎服，每日1剂。为熊成熙处方。

健脑化瘀汤　（《上海中医药杂志》）

治疗老年期痴呆69例，总有效率为88.4%。

仙茅　淫羊藿　熟地黄　山药　黄精　菟丝子　丹参　川芎　当归　牛膝　地龙　远志　桃仁各15克　石菖蒲10克

水煎服。为施海处方。

复智胶囊　（《河南中医》）

治疗瘀血性老年痴呆症50例，有效率为96%。

山萸肉　黄芪　葛根　熟地黄　桃仁　远志　川芎各25克　石菖蒲20克

水煎服。为马云枝处方。

菖龙丹　（《湖南中医杂志》）

治疗老年痴呆症35例，总有效率为88.6%。

石菖蒲　地龙　三七　远志　丹参　淫羊藿　菟丝子　枸杞子各25克

研为细末，装入胶囊，每服3～6克，日服2次。为周小青处方。

天麻钩藤饮　（《中医内科杂病证治新义》）

用于治疗肝阳上亢、风阳上扰，以致头部疼痛、眩晕的老年痴呆症。

天麻　栀子　黄芩　杜仲　益母草　桑寄生　首乌藤　茯神各18克　川牛膝　钩藤各30克　石决明30克

水煎服。

黄连解毒汤　（《外台秘要》）

治疗心火亢盛型老年痴呆症。

黄连　栀子各9克　黄芩　黄柏各6克

水煎服。

补阳还五汤加味　（《湖北中医杂志》）

治疗动脉硬化性眼底出血（瘀阻型）55例，愈27例，显效5例，进步2例，无效1例。

黄芪30～50克　当归　桃仁　红花　赤芍　地龙各10克　川芎　鸡血藤各15克　丹参30克

水煎服，日1剂。为王林珍处方。

血府逐瘀汤加减方　（《中国中医药信息杂志》）

治疗眼底出血50例，有效率91.07%。

当归　红花　牛膝　生地黄各9克　桃仁12克　枳壳　赤芍　甘草各6克　柴胡3克　桔梗　川芎各5克

水煎服。为马冰松等处方。

眼底出血方　（《辽宁中医药大学学报》）

治高血压眼底出血35例，总有效率为85.7%。

桑叶　生石膏　茜草　珍珠母　石决明各30克　丹皮　茺蔚子各20克　香附　钩藤　枳实各10克　三七粉3克　甘草5克　夏枯草　牛膝各15克

水煎服。此为张中兴运用张望之自制眼内出血方。

蚕蛹煮酒 （《中药大辞典》）

治消渴或心神烦乱。

蚕蛹　水 400 毫升　米酒 200 毫升

同煮，去渣留液，口服，每日 2 次，每次服 25～30 毫升。

抵痒汤 （《山东中医杂志》）

治疗皮肤瘙痒症 240 例，愈 88 例，显效 104 例，有效 45 例，无效 3 例，总有效率 98.75%。

防风　生地　地肤子各 30 克　黄芩　白鲜皮　柴草各 15 克　蚕蜕　枣仁　僵蚕各 10 克　甘草 6 克

水煎服，为蒋利处方。

荆防黄芩草方 （《赤脚医生杂志》）

治疗皮肤瘙痒症 50 多例，疗效满意。

公英　黄芩各 12 克　地丁 18 克　豨莶草　荆芥　麻黄　地骨皮各 9 克　双花 30 克　白芷　防风各 6 克

水煎服，并用此药渣加铜绿 9 克煮水蘸洗患处，每天 1～2 次。

变通归脾汤 （《浙江中医杂志》）

治疗皮肤瘙痒症 55 例，愈 28 例，好转 20 例，无效 7 例。

党参　黄芪　胡麻仁　秦艽各 12 克　蝉蜕　白术　当归　远志各 9 克　茯神　炒枣仁　桂圆肉各 15 克　制首乌 25 克　生龙牡各 18 克　大枣 4 枚　炙甘草 6 克

水煎服，日 1 剂。为陈敦涵处方。

麻黄连翘赤小豆汤加味 （《陕西中医》）

治疗皮肤瘙痒症 130 例，愈 78 例，好转 49 例，无效 3 例，总有效率 97%。

麻黄 9 克　连翘　荆芥　防风各 15 克　桑白皮 15～30 克　枣仁 12 克　赤小豆 30～60 克　生姜 6 克　甘草 6～30 克　地肤子 30 克

水煎服，第三煎作外洗用。为朱国平处方。

益肾养血方　（《中医药学报》）

治老年性皮肤瘙痒症 25 例，愈 14 例，显效 4 例，有效 5 例，无效 2 例。

生地或熟地 12～15 克　首乌 12～30 克　菟丝子　白芍　枸杞子各 15 克　川芎 6 克　当归 10 克　丹参　白鲜皮各 15～30 克

水煎服。外用淡盐水或艾叶、川椒、白矾、炉甘石煎汤熏洗。为周静处方。

抵当汤加味　（《国医论坛》）

治疗脑血栓形成 68 例，愈 29 例，显著好转 23 例，好转 14 例，无效 3 例，总有效率 97%。

水蛭　山药　大黄各 15 克　虻虫 3 克　桃仁 12 克　甘草 10 克

水煎服或鼻饲。为蒋翃处方。

蛇蝎蜈蚣散　（《吉林中医药》）

治脑血栓形成 47 例，愈 24 例，有效 17 例，无效 6 例，总有效率 87%。

白花蛇 1 条　全蝎 10 克　蜈蚣 1 条

共研细末，日 1 剂，水煎服。为潘春生处方。

汤散并用方　（《新中医》）

治疗脑血栓形成 58 例，愈 35 例，显效 14 例，好转 8 例，无效 1 例。

生黄芪 20～30 克　当归　川芎各 15 克　香附　赤芍　桃仁各 10 克　红花 6 克　丹参 30 克　地龙 12 克，日 1 剂，水煎服。

同时服三虫散（全蝎　蜈蚣各 1 份　土鳖虫 2 份），共研细末，每次服 3 克，日服 2 次。为朱诵文处方。

水蛭郁芎散　（《河北中医》）

治疗脑血栓形成后遗症 243 例，愈 99 例，显效 73 例，进步 5 例，无效 36 例，总有效率 85%。

水蛭、郁金、川芎按 1.5∶2∶3 的用量，共研细末，每服 1.8 克，日 3 次。为周星处方。

八味复原汤 （《陕西中医》）

治疗中风后遗症81例，有效39例，好转18例，无效24例。

生黄芪50～100克　丹参　桑寄生　枸杞　炒地龙各15～30克　土鳖虫6～9克　茯苓15～20克　全蝎3～6克

水煎服，日1剂。为张孟林处方。

第二篇

外用方

接命丹　（《古今图书集成医部全录》）

养丹田，助两肾，添精补髓，返老还童，却病延年。

大附子一枚，切作八片　甘草　甘遂74克，捶碎

纳1丸于脐中，七日一换，余丸放黑铅盒内养之。

上以布包，用烧酒1.2千克共浸半日，文武火煮酒干为度。取起附子去草遂，加麝香1克，捶千余下，分作二丸，阴干。

古庵心肾膏　（《中医外治法简编》）

劳损心肾，虚而有热。

贴心口、丹田。

生地　熟地　山药　茯神各111克　当归　泽泻　黄柏各18克　山萸肉　枸杞子　牛膝　丹皮　黄连　生甘草　龟板　鹿角各37克

麻油熬，黄丹收，朱砂37克搅。

专益元气膏　（《中医外治法简编》）

主治元气不足。

贴膻中或脐下。

牛肚一个，麻油先熬去渣　黄芪296克　党参　生白术　当归各222克　熟地　半夏　香附　麦冬各148克　茯苓　五味子　白芍　益智仁　破故纸　胡桃肉　陈皮　肉桂　甘草各74克　砂仁　木香各259克　干姜185克　大枣十个　麻油熬，黄丹收

或加黄柏、知母、龟鹿胶各74克。

脾肾双补膏 （《中医外治法简编》）

脾肾双虚。

贴肾俞与脾俞处。

苍术　熟地各500克　五味子　茯苓各250克　干姜31克　川椒15克，或用砂仁亦可

麻油熬，黄丹收，糯米炒熨腹，助脾运。

心肾双补膏 （《中医外治法简编》）

劳损心肾，虚而有寒。

贴心口、丹田。

菟丝子90克　牛膝　熟地　肉苁蓉　附子　鹿茸　党参　远志　茯神　黄芪　山药　当归　龙骨　五味子各31克

麻油熬，黄丹收，朱砂37克搅匀。

按：又黄连、肉桂同用能交心肾，或用蜜丸填胶膏盖，或糁膏贴。

健身丁公枕 （《中医外治法简编》）

疗百病，延年益寿。

槐木为枕，如天盖地式，钻孔120个。

川椒　桔梗　荆实子　柏子仁　姜黄　吴萸　白术　薄荷　桂皮　川芎　益智仁　枳实　当归　川乌　千年健　五加皮　藜芦　羌活　防风　辛夷　白芷　附子　白芍　藁本　苁蓉　细辛　牙皂　芜荑　甘草　荆芥　菊花　杜仲　乌药　半夏各37克

共研末入绢袋，再放入枕中睡。

旱莲散 （《寿亲养老新书》）

乌须固牙。

旱莲草55克　麻姑饼111克　升麻　青盐各129克　诃子核20个　皂角3梃　晚蚕砂74克

为末，薄醋面糊丸弹子大，晒干。入泥井中，火煨令烟出，存性，取出研末。日出揩牙。

延年面脂方　（《外台秘要》）

白术　茯苓　杜蘅各2克　葳蕤　藁本　芎䓖　土瓜根　瓜蒌各1.7克　木兰皮　白僵蚕　蜀水花　辛荑仁　零陵香　藿香各148克　菟丝子2.7克　栀子花　麝香酒浸，绵裹　鹰屎白各1克　冬瓜仁1.7克　桃仁300毫升（按唐代量具折合）并令碎　白蜡111克　羊脂肾边者，594毫升　猪脂800毫升，水浸七日，别易水　猪胰一具　白附子1.1克

上二十五味，并细切。酒1.2升，取猪胰、桃仁、冬瓜仁，绵裹内酒中，按令消绞取汁。用渍药一宿，别煎猪脂令消去滓。以鹅脂、羊脂、白蜡于铛中，用绵裹内铛微火煎。三上三下，药黄色，去滓，待澄后凝。内鹰屎末搅令匀。以涂面妙。

按：木兰皮为木兰科植物辛夷的树皮，味苦寒，治酒疸、酒皴面疱、阴下湿痒、水肿等病。蜀水花，据《千金翼方》："鸬鹚屎，一名蜀水花，去面黑皯黶痣。"

彭祖补阳固蒂长生延寿丹　（《古今图书集成·医部全录》）

扁鹊用此二十味，浮沉升降君臣佐使，治劳嗽之痰，无不痊愈，不惟劳疾。凡一年四季，各熏一次，元气坚固，百病不生。及久嗽久喘、吐血寒劳、遗精白浊、阳事不举、下元极弱、精神失常、痰膈等疾，妇人赤白带下、久无生育、子宫极冷，凡用此灸，则百病顿除，益气延年。

人参　附子　胡椒各26克　夜明砂　五灵脂　没药　虎骨（用代用品）　蛇骨　龙骨　白附子　朱砂　麝香各18克　青盐　茴香各14克　丁香　雄黄　乳香　木香各11克

上为末，别用白面作条，圈于脐上。将前药一料，分为三分，内取一分，先填麝香末1.5克，入脐孔内，乃将余二分药入面圈内，按药令紧，中插数孔，外用槐皮一片，盖于药上，以艾火灸之，无时损易，壮其热气。或自上而下，自下而上，身热透，患人必倦沉如醉。灸至五六十壮，遍身大汗，上至泥丸宫，下至涌泉穴如此，则骨髓风寒暑湿，五劳七伤，尽皆拔除。苟不汗则病未除，再子三五日后灸，至汗出为度。学者须用小心，灸至百

二十壮，则疾必痊。灸时要慎风寒，戒生冷、油腻，保养一月以后，愈加精神健旺，妇人炙脐去麝香，加韶脑3克。

千金翼面药方 (《外台秘要》)

朱砂研　雄黄　水银霜各18克　胡粉74克　黄鹰屎594毫升

上五味合和，洗净面夜涂，以37克霜和面脂令稠如泥。先于夜欲卧时，以澡豆净极洗面，并手干拭，以药涂面，厚薄如寻常。涂面厚薄，乃以指细细熟摩之，令药与肉相入，乃卧。以上经五日五夜勿洗面止。就上作粉即得，要不洗面至第六夜。洗面涂一如前法。满三度涂洗更不涂也，一如常洗面也。其色光净，与未涂时百倍佳。

延年洗面药 (《外台秘要》)

葳蕤　商陆根　瓜蒌　杜若　滑石各296克　土瓜根　芎䓖　辛荑仁　木兰皮各111克　黄瓜蒌五枚，去皮　白茯苓　白芷600克　木兰皮　零陵香各111克　麝香74克　荜豆1.2升　冬瓜仁去皮，1.2升　猪蹄三只

上十八味捣为散，和荜豆以水桃仁、冬瓜仁，黄瓜蒌子，揉之令碎，猪蹄汁中按令散，和药作饼子，曝干捣筛，更和猪蹄汁，又捻作饼，更曝干，汁尽乃止，捣筛为散，稍稍以洗手面妙。

地黄汁 (《中医外治法简编》)

主治老人血虚烦躁。

地黄汁涂胸口。

大补延龄膏 (太极膏) (《中医外治法简编》)

凡血气两虚，不论何病何痛皆可用。

党参　丹参　玄参　黄芪　於术　木通　生地　熟地　酒川芎　酒当归　酒白芍　川乌　山萸肉　白芷　山药　羌活　防风　柴胡　秦艽　苍术　厚朴　青皮　陈皮　乌药　杏仁　香附　苏子　贝母　生半夏　生南星　枳实　丹皮　地骨皮　桑白皮　菟丝子　蛇床子　杜仲　牛膝　续断　炙甘草　破故纸　黄柏　知

母 锁阳 巴戟天 胡桃仁 五味子 天冬 麦冬 炒枣仁 柏子仁 炒远志 肉蔻仁 吴萸 大茴 威灵仙 覆盆子 川楝子 车前子 泽泻 益智仁 黄连 黄芩 黄山栀 大黄 桂皮 红花 木鳖仁 蓖麻仁 炮穿山甲 金樱子 五倍子 龙骨 牡蛎各37克 生姜 干姜 葱白 薤白 韭白 蒜头 干艾 侧柏叶各74克 槐枝 柳枝 桑枝 桃枝 冬青枝 鲜菊花各240克 苍耳子 凤仙草各一株 石菖蒲 白芥子 莱菔子 花椒 大枣 乌梅各37克 发团111克

共用麻油10千克，分熬丹收，再入炒铅粉500克、佗僧、净松香各120克、赤石脂、木香、砂仁、肉桂、丁香、檀香、雄黄、明矾、轻粉、降香、制乳香、制没药各30克，另用龟胶、鹿胶各60克，贴心上、脐下。

培元益寿膏 （《慈禧光绪医方选议》）

温肝肾，壮筋骨，通经络。

天生黄18克 厚附子15克 川椒30克 熟地30克 蛇床子18克 韭菜子18克 远志12克 当归18克 黑芝麻30克 菟丝子30克 牛膝15克 虎骨（用代用品）15克 川羌活12克 茅苍术18克 续断12克 桑枝30克 天仙藤15克 片姜黄15克 肉桂15克，研面后入 鹿茸15克，研面后入 麝香3克，研面后入

用麻油4千克浸十日，熬枯去渣，再熬至滴水成珠。兑黄丹600克，俟温，入肉桂、鹿茸、麝香，用槐柳枝不住搅匀，摊贴。

益寿膏 （《慈禧光绪医方选议》）

温阳补肾。

附子90克 肉桂90克 法夏30克 陈皮30克 羊腰3克 虎骨（用代用品）240克 吴萸盐水炒，30克 川椒30克 白附子30克 小茴香30克 白术90克 苍术60克 艾绒60克 当归酒洗，90克 破故纸60克 香附生，45克 川芎45克 杜仲盐水炒，120克 续断60克 巴戟天30克 黄芪45克 党参45克 香附炙，45克 酒芍30克 五加皮45克 益智30克 蒺藜45克 川楝30克 桂枝30克 天生磺飞好，

90克 干鹿尾3条 胡芦巴30克 川乌30克 鹿角240克 云苓60克 川萆薢30克 肉豆蔻45克 菟丝30克 干姜30克 茵陈30克 胡桃仁60克 公丁香30克 生姜90克 五味子30克 枸杞60克 大葱头90克 缩砂仁30克 甘草30克。

用麻油7.5千克炸枯药，去渣，熬至滴水成珠，入飞净黄丹2.6千克。膏药熬成后，贴腰间可治腰痛；贴脐穴，可治腹痛与经带病。

蒸脐方 （《扶寿精方》）

每年中秋日蒸一次，却疾延年。撤上部火或腹心宿疾、妇人月经不调、赤白带，男遗精白浊。

荞麦水合为一圈，径3毫米左右，脐大者，径6毫米左右 内入：乳香 没药 虾鼠粪虾鼠粪一头，尖者是 青盐 两头尖 川续断各7.5克 麝香0.3克

各为末。槐皮去粗，1.5毫米厚，覆圈药之上，加豆大艾柱灸至腹内微作声为度，不可令内痛，痛则反损真气。若患风气，有郁热在腠理者，如女子月信拌药则易汗，汗出而疾随愈。槐皮觉焦，即更新者，有奇效。扬州游虚亭方。

固齿乌须补肾兼治牙痛方 （《医便》）

固齿乌须补肾。

当归37克，酒浸洗 川芎37克，水泡洗 熟地黄37克，酒浸洗 白芍药37克，纸包煨 川牛膝37克，去芦酒洗 甘枸杞37克 香附子55克，盐水浸透 荆芥穗300克，洗净 雪白石膏55克 青盐37克

上十味共为细末，用磁罐收贮，每早鸳鸯手擦牙，久漱药水或吐或咽，到老不疼不落，甚妙。

擦牙乌须不老神方 （《回生集》）

固齿乌须，功效如神。

辽细辛22克 熟地黄晒干 白蒺藜去刺 破故纸 五味子晒干 没石子黑黄者佳 地骨皮去粗皮 旱莲草 枸杞子晒干 青盐用草纸酒湿透包放炭中，微火煨，以上各55克

共为末，筛细，磁罐收贮，不可出气。每日清晨，人之元气统聚于口，切毋漱水吐出，以指蘸药末擦牙，上下周遍，滚水含漱，徐徐咽下，总不间断。

长生延寿丹　(《医学入门》)

强身健体，益寿延年。

人参　附子　胡椒各22克　夜明砂　没药　龙骨　蛇骨　虎骨（用代用品）　五灵脂　白附子　朱砂　麝香各11克

上药共研细末。另用白面作条圈于脐上，再将上药取三分之一，填入面条圈内，以手按紧，上扎数孔，外用槐树皮盖于药上，以艾火灸之时，灸至遍身大汗，其热气透身，患人必倦沉如醉，苟不汗则病未除。再于五日后又灸至汗出为度，慎风寒，戒生冷、油腻，保养一月，百病皆除。梧州医道白照伟先生，从三十五岁始至九十岁，六十年间，灸此从未间歇，享年九十六岁。

太乙真人熏脐法　(《理瀹骈文》)

补虚损，延年益寿。

麝香　龙骨　虎骨（用代用品）　蛇骨　附子　木香　丁香　乳香　没药　雄黄　朱砂　五灵脂　夜明砂　胡椒　小茴香　青盐　两头尖各等分

以麝香填脐眼，用荞麦面圈外，填药盖槐树皮，艾灸汗出病愈。注意戒风寒、生冷、酒色、油腻等。

济众熏脐法　(《理瀹骈文》)

健体强身，延年益寿。

川乌　乳香　没药　雄鼠粪　续断各7.5克　麝香0.37克

先用荞麦面圈脐，麝香研细填脐眼，然后将余药共研细末，填入圈中盖槐树皮，艾灸勿令痛，每中秋节熏一次，隔2日一灸，灸至脐内作声，大便下涎物为止。

蒸脐却病延年法　(《实验特效灸法》)

强身保健，却病延年。

大附子37克　鹿茸酥炙，1.8克　茯苓人乳拌蒸，1.8克　川椒1.8克

莲肉1.8克

先将附子放童便内浸一昼夜，炙干，再与余药共研细末，用人乳调成饼状，如银元大小，在药饼上针刺30孔，放脐内施灸。

蒸脐治病法 （《针灸大成》）

强壮脾胃，长生耐老。

五灵脂30克，生用　斗子青盐18克，生用　乳香　没药各37克　夜明砂7.5克，微炒　地鼠粪11克，微炒　葱头干者，7.5克　木通11克　麝香少许

上药为细末，水和莜面作圆圈，置脐上，将前药末以7.5克放于脐内，用槐皮剪钱，放于药上，以艾灸之，每岁一壮，药与钱不时添换。依后开日，取天地阴阳正气，纳入五脏，诸邪不侵，百病不入。

立春巳时，春分未时，立夏辰时，夏至酉时，立秋戌时，秋分午时，立冬亥时，冬至寅时。此乃合四时之正气，全天地之造化，灸无不验。

封脐暖肚膏 （《清太医院选方》）

壮阳温脾。

附子　干姜　粟花　土木鳖各75克　生姜　老葱各300克　肉桂75克　丁香11克　麝香3.7克

先将前六味用香油1.2千克熬枯去渣，再入黄丹600克收膏，然后加入后三味药末搅匀。每取适量药膏贴于脐部，3日一换。

千金封脐膏 （《清太医院选方》）

补虚损，通三关，壮五脏。

肉桂　熟地　川附子　金樱子　当归　甘草　巴戟　杜仲　干姜　胡椒　淫羊藿　独活　萆薢各11克　海马7.5克　鹿茸7.5克

用香油900克，将上药熬枯去渣，入黄丹445克收成膏，再加入麝香、冰片各1.5克，儿茶、硫黄各7.5克，研细末加入，贴脐治病。

毓麟固本膏 （《清太医院选方》）

乌须黑发，固精种子，体健身轻，返老还童。

杜仲　熟地　附子　苁蓉　牛膝　故纸　续断　官桂　甘草各150克　生地　大茴香　小茴香　菟丝子　蛇床子　天麻子　紫梢花　鹿角各55克　羊肾一对　赤石脂37克　龙骨37克

用香油4.8千克熬枯去渣，入黄丹1.8千克收膏，再入雄黄、丁香、沉香、乳香、没药各37克，麝香1克，阳起石1.8克研末拌匀。男子贴丹田及左、右肾俞各一张，妇人贴脐部。半月一换。

神效暖脐膏　（《慈禧太后医方选议》）

镇疼止泻，祛风散寒，治腰骶疼痛、久不孕育。

肉桂55克，去皮　丹皮300克　黄芪　党参　归身　生地各75克　白芍　苁蓉　附子　木鳖子各37克，去壳　荆芥　防风　麻黄　桂枝　柴胡　前胡　升麻　葛根　苏叶　薄荷　羌活　独活　白芷　藁本　川芎　细辛各18克

以真麻油1.8千克，生姜、葱头各150克，切碎，入油内，慢火熬焦，去渣滤净汁，将油称准，每油600克，入飞净黄丹300克，慢火熬至老嫩得所，以磁器收盛，七日后方可应用。

又方，加麝香18克。

百花散　（《御药院方》）

补元阳，通血脉。

百花巢烧，烟尽为度　蛇床子炒令焦黄，各110克　零陵香　藿香各37克，用叶

上药为粗末，每用药5.78毫升，水三碗，煎三五沸，乘热淋洗，临卧用。避风寒。

按：百花巢即露蜂房，为胡蜂科昆虫大黄蜂或同属近缘昆虫的巢，性味甘平，有毒，具有祛风、攻毒、杀虫之功用。据《日华子本草》记载："治牙齿疼、痢疾、乳痈、蜂叮、恶疮，即煎洗。"

蒸脐补气散　（《验方新编》）

此药治气虚体倦，肚腹畏寒，下元虚冷症极效。

五灵脂　夜明砂　枯矾各37克

共为细末，分四包存贮，听用。每逢春分、秋分、夏至、冬至先一日，用温水避风先将脐眼洗净，纳麝香0.18克于脐内，将荞面为圈烘微温安脐上，用药一包铺圈内，以蕲艾绒作捆，每捆重0.37克或0.2克，放药末上，用香火燃烧，若干岁即烧若干捆，烧完用荞面作饼盖圈上，俟药冷缓缓取下，忌茶七日。面圈深寸许，横径5毫米，面饼如圈大。如无荞面，麦面亦可。久久行之，不可间断，受益无穷。

涌泉膏 （《验方新编》）

专治男子妇女下元虚损、五劳七伤、咳嗽痰喘气急、左瘫右痪、手足麻木、遍身筋骨疼痛、腰脚软弱、肚腹受寒，男子遗精白浊，妇人赤白带下等症。贴至半年，步履如飞，下身不甚畏冷；贴至一年，气贯泥宫，虽老年亦能种子，可免杂症，并除风湿，真神方也。

大海龙一对，雄黑雌黄长尺余者佳，无则用海马亦可，终不如海龙之妙　大附子一个，重55克，切，去芦头，童便、甘草水各浸一日，洗净　零陵香　大穿山甲11克，要大片　锁阳11克

各药切碎，用真麻油750克，将药浸入，春五日、夏三日、秋七日、冬十日，然后木炭火熬至药枯，去净渣，将油再熬至将要滴水成珠（火不要大，膏不要太稠，切记切记），用槐枝不住手搅动，再下真阳起石末、真麝香末各18克、冬虫夏草末、好野高丽参末、真川椒末、母丁香末各11克，搅极匀，埋入土内七日去火毒。每用膏0.1克，摊如钱大贴两足心，十日一换，不可间断。此膏五十岁内外贴之方见功效，若少年无病者贴之，足心作痒起泡，反无益也。

附桂膏 （《验方新编》）

治感受风寒、手足麻木、筋骨疼痛等症，贴之神效，肚腹畏寒者更妙。

真香麻油1.8千克　柏枝尖　松毛心各3千克　生大附子切片　肉桂研极细末，各300克　黄丹　铅粉各370克

先将麻油入锅烧滚，下柏枝、松毛、附子，次第入油锅熬枯，去渣，下肉桂末再熬，下黄丹、铅粉，不住手搅至滴水成珠，入瓦器内浸水中拔去火毒，用布摊贴。肚腹畏寒者贴肚脐，用大张连脐眼贴，并贴背后肾俞穴。其余筋骨麻木酸痛，俱贴患处。

种子兜肚方　(《验方新编》)

此方能调经种子，并治赤白带下、腰腿酸痛、子宫寒冷、男女肚腹畏寒、遗精、白浊、偏坠疝气、一切下部虚冷等症。

附子一个，重75克，切片，烧酒煮过，晒干听用　大茴炒　小茴炒　丁香　五味子各37克　升麻　木香　甘草　甘遂各15克　沉香3.7克

共为末，用新蕲艾150克，搓融晒干，将前药放在艾中间，用线密缝兜肚置丹田上，外用手帕包固，昼夜缚定，不可换动，一二月后则去之，或加麝香0.6克更妙。

紫梢花散　(《圣济总录》)

壮阳气。

紫梢花　桂去粗皮　附子炮裂，去皮脐　马蔺花　牡蛎粉　地骨皮　蛇床子　五加皮　防风去叉　白矾灰各等分　蜀椒去目，炒去汗

上药为末。每用一服，水1609毫升，煎至751毫升，乘热先熏，通手浴之。

益寿比天膏　(《万病回春》)

此药最能添精补髓，保固真精不泄，善助元阳、滋润皮肤、壮筋骨、理腰膝；下元虚冷、五劳七伤、半身不遂，或下部虚冷、膀胱病症、脚膝酸麻、阳事不举。男子贴之，行步康健，气力倍添，奔走如飞；女子贴之，能除赤白带下，沙淋血崩，兼下生疮疖。能通二十四道血脉，坚固身体，返老还童，专治喘咳，遇鼎气不泄真精，大臻灵验，非至仁不可轻泄，其妙如神。

鹿茸　附子去皮脐　牛膝去芦　虎胫骨酥炙　蛇床子　菟丝子　川续断　远志肉　肉苁蓉　天门冬去心　麦门冬去心　杏仁　生地　熟地　官桂　川楝子去核　山茱萸去核　巴戟去心　破故纸　杜仲去

皮　木鳖子去壳　肉豆蔻　紫梢花　谷精草　穿山甲　大麻子去壳，各37克　甘草75克，净末，看众药焦枯方下　桑槐　柳枝各21毫米

上药锉细，用真香油750克浸一昼夜，慢火熬至黑色；用飞过好黄丹300克、黄香150克入内，柳棍搅不住手；再下雄黄、倭硫、龙骨、赤石脂各75克，将铜匙挑药滴水成珠不散为度；又下母丁香、沉香、木香、乳香、没药、阳起石、煅蟾酥、哑芙蓉各7.5克，麝香3.7克，为末，共搅入内，又下黄蜡18克，将膏贮磁罐内，封口严密，入水中浸五日去火毒。每个重25克，红绢摊开，贴脐上或两腰眼上，每一个贴六十日方换，其功不可尽述。

九天灵应散　（《万病回春》）

治男子阴湿阳痿，每逢不举。

黑附子　蛇床子　紫梢花　远志　菖蒲　海螵蛸　木鳖子　丁香各7.5克　朝脑5.5克

上药为末，每用18克，水三碗煎至一碗半，温洗阴囊并湿处，日洗2次，留水温洗，多洗更好。

代灸膏　（《仁存方》）

治男子下焦虚冷、真气虚弱、泻痢疼痛、气短不食，老人衰弱、元气虚冷、脏腑虚冷，腰脚冷痛沉重，饮食减少，手足逆冷不能忍者。用此灸方，功效不可尽述。

附子37克　吴茱萸　马蔺花　蛇床子各0.37克　木香3.7克　肉桂7.5克

上药为细末，每用一剂，以生姜自然汁入少面调药，摊在纸上贴脐并脐下，觉腹中热为度。一方用大附子一个，蔺花37克、木香等四味各18克，如腰痛贴腰眼。一方煎成膏，摊于纸上，临卧贴脐，以油纸覆上，绵衣系之，自夜至明乃去。每夜如此贴之，其腰腹如灸百壮，阴寒除去。寒积腰痛贴腰眼。

摩腰膏　（《普济方》）

补下元虚败白浊。若摩一丸，空心食前热水摩，腰下如火；至二丸血脉舒畅，三丸颜色悦泽，十丸骨健身轻，气全精足，骨

髓坚完。

母丁香　木香　朱砂　藿香　附子　干姜　沉香　桂　生硫黄　枯矾　吴茱萸　雄黄　杏仁　陈皮各7.5克　麝香　轻粉各0.3克

上药除麝香、轻粉为末外，都入前药研匀，蜜丸小鸡头实大，每服用老姜汁煎滚，倾在盏，将一丸浸汁中，良久化破，研之为汁。令人蘸药，于腰上摩之，药尽为度，须臾腰上如火。但是诸虚之病，悉能治之。

赵府神应比天膏　（《惠直堂经验方》）

接折骨断指，化大毒，并治百病。

当归　红花　生地　川芎　芍药　苏木各75克　羌活　独活　蓬术煨　防风　荆芥　野菊花　骨碎补去皮毛　牙皂　苦参　牛膝　三棱煨　白蔹　山甲炙　续断　蝉蜕　全蝎汤泡三次　山豆根　地龙去泥　甘松　山柰　槐枝　柳枝　桃枝　榆枝　夏枯草　露蜂房各37克　白果三个去壳　南星　半夏各55克　男血余皂角水洗，110克　胎发二十丸　白花蛇一条，去头尾　桑白皮　连翘　金银花　川贝　山慈菇　木别仁　甘草　大黄　桃仁　杏仁　川连去须　首乌　凤凰退各75克　川附子一个　黄芩　射干洗　黄柏　乌药　玄参　五加皮　天麻　人参　大力子　肉桂　豨莶草各150克　以上为粗药

雄黄75克　银朱22克　朱砂75克　花蕊石75克，为粗末，用硫黄末75克搅匀，入阳城罐内封固，炼一日取出　石膏煅，75克　赤石脂75克　自然铜75克，各入倾银罐内煅红醋淬7次，埋入土中一宿去火气　云母石37克　乳香110克，同龙骨研　龙骨75克，照自然铜制　阿魏37克，同自然铜研　没药110克，炙，同赤石脂研　血竭93克，同石膏研　儿茶75克，同云母石研　安息香18克　珍珠18克，同安息香研　丹朱37克，即人血，或用山羊血代　牛黄110克，同雄黄研　麝香15克，同银朱22克研　冰片7.5克，同朱砂研　蛳蛇胆18克，同雄黄研　沉香55克　檀香55克　丁香18克　木香55克　降香18克，以上不用火　三七37克　黄蜡110克　白蜡110克　苏合油

150克　淘鹅油150克

真麻油9千克，将粗药浸春五、夏三、秋七、冬十日，入锅文武火煎枯，绢滤去渣，又煎油至滴水成珠，下淘鹅油、黄白蜡、苏合油，再下炒过黄丹4.2千克，柳枝搅匀，试其软硬得所，离火，下细药冷定，沉水中三日，取起摊用。

五劳七伤遍身筋骨疼痛、腰脚软弱，贴两膏肓穴、两肾俞穴、两三里穴；腰痛贴命门穴。痰喘气急咳嗽贴两肺俞穴、华盖穴、膻中穴。小肠气疝气贴膀胱穴。左瘫右痪、手足麻木贴两肩井穴、两曲池穴。疟疾男贴左臂女贴右臂即止。男子遗精、白浊、女人赤白带下、月经不调、血山崩漏贴阴交穴、关元穴。心气痛贴中脘穴。偏正头风贴风门穴。走气贴章门穴。寒湿脚气贴两三里穴。一切无名肿毒、痈疽、发背、对口及瘰疬、臁疮、杨梅、风毒，跌打损伤、指断、臂折、痞块、癥瘕皆贴本病患处。

按：凤凰退又名凤凰衣，为雉科动物家鸡的蛋壳内膜。春秋采收，将孵出小鸡后的蛋壳敲碎，剥取内膜，洗净阴干。性味温、甘，无毒，入脾、肺、胃三经，具有养阴，清肺、治久咳之功用。主要成分为角蛋白，其中含有少量黏蛋白纤维。据《分类草药性》记载："治小儿惊风肚痛；煅研涂疮，生皮。"

霏云祖师乩传膏药方　(《惠直堂经验方》)

治五劳七伤、一切湿痪、流火痰注、伤筋动骨、恶毒怪疮、血瘕食痞、腹鼓胸膜、汤火蛇伤虫伤、棒疮夹棍，种种奇症，对患贴治，无不神效。

熟地　生地　当归　番木鳖去毛　白芷　赤芍　元参　大黄　肉桂　川椒　生姜各75克　郁金　莪术　牛膝　白蔹　白及　防风　芫花　大风藤　苍术　青皮　乌药　羌活　槿皮　骨皮　银花　僵蚕　灵仙　草麻仁　白附子　龙骨　虎掌　山甲　阿胶　龟胶　血余各45克　槐枝　柳枝各4公尺

以上药各咀皮，用真麻油6千克浸之，春五、夏三、秋七、冬九日取起，入大锅内，炭火熬枯去渣，熬至滴水成珠。入黄丹3

千克，水飞炒断烟，用槐柳枝不住手搅之。待成膏，乘热先入阿魏18克，离火再入细药，潮脑、乳香炙、没药炙，各18克、轻粉15克、血竭、雄黄各11克，各为细末，缓缓投入搅匀，倾入清水缸内，多人扯拔百余次去火毒。熬膏时须择清净地方。贴法附后。

泄精白带，贴肚脐、丹田、肾俞；瘫痪劳伤，宜病患处贴之；疝气按痛硬处、丹田、肾俞贴之；疟疾贴寒起处；水泻痢疾腹痛，贴脐；食积，贴胃口；鼓胀，用巴豆白仁一粒，少少绵裹纳脐内，膏盖之；哮病，贴肩井穴、心背；头风贴太阳。以上俱七日一换。

冻疮、烂疮与癣，用贴过旧膏药贴之，奇效。凡积久难愈之症，须贴半年数月方愈，勿谓无速效而弃之。凡贴膏须患者虔意，无不立愈。

按：番木鳖即马钱子。

化痞反正膏　（《惠直堂经验方》）

治诸般痞块积聚，寒热腹痛，胸膈痰饮，小儿大肚疳积，妇人经水不通、血瘕等症，孕妇勿用。疽毒未破、痰痔俱妙。

川乌　草乌　半夏　红牙大戟　芫花　甘草节　甘遂　细辛　姜黄　山甲　狼毒　牵牛　威灵仙　巴豆仁　三棱　蓬术　枳壳　白术　水红花子　葱白头　鳖甲　红苋菜　白芍　沙参　丹参　白及　贝母各37克，俱反藜芦并治痞疾　藜芦葱管者真，37克　干蟾四只

用麻油3千克浸七日，照常煎枯去渣，称油600克，用蜜陀僧300克，次下黄丹75克，沸止离火。或用豆腐泔水浸，揉至三次，又用井水抽拔一度，以去辣味，免发疡。复上火，不住手搅成膏，待稍温下阿魏75克。不住手搅匀，磁器收贮，用狗皮摊贴，每张重18克，半月一换，重者不过三贴必愈。

接骨神异膏　（《惠直堂经验方》）

接骨如神。

骨碎补　当归　赤芍　羌活　草乌　苏木　桃仁　甘松　三柰　五加皮　大黄各75克　川乌　红花各37克　猪板油1.2千克　蒜

葱　韭　姜　槿树皮各一捻　真麻油入1.2千克浸前药，煎枯去渣，收贮听用　松香6千克多

以棕皮、青松毛铺甑底，入松香加多水蒸之，其松香尽流下甑去，加冷水不住手搏扯，以洁白为度，加枯矾、蓖麻子汁，再搏扯十余次，制3千克，净末听用。

头发勿洗，600克　旧发网巾三顶　血管鹅毛二只

另用油1.2千克，另锅煎至发化为度，合前药油共一锅，下飞丹600克，煎至滴水沉底，徐徐加入松香末，再下细药。

土鳖虫炒黑，150克　龙骨110克，火煅　血竭37克　自然铜75克，煅醋淬7次　阿魏37克　乳香110克，炙去油　没药75克，炙去油　虎骨（用代用品）75克，炙酥　黄狗前蹄一对，煅过　肉桂75克，去粗皮

上药为细末，入膏内搅匀，水浸三日去火气，摊贴接骨如神。

紫金膏　（《惠直堂经验方》）

治风寒湿气、痞积、漏肩风、鹤膝风、瘴气、跌打损伤、夹棍棒疮神效。

松香7.2千克，溶化倾在地上，候冷取起，为末，筛过听用　另用白芷　麻黄　川乌　草乌各220克　吴茱萸110克　威灵仙150克　闹羊花220克　胡椒150克　附子110克　水三十碗，煎汁十碗，听用。再以生姜3.6千克、葱3.6千克取汁听用，将前汁合一处，先入汁四五碗，候沸入松香末，徐徐再入汁，以干为度。

另锅煎麻油1.3千克，如冬月加110克，熬至滴水不散，俟冷入前松香内搅匀，离火，然后加入矾红600克、乳香去油、没药去油、肉桂、五灵脂炒、木香不见火，各75克，入前膏内搅匀摊贴。

歧天师一见消　（《惠直堂经验方》）

消痈疽神效。

金银花600克　蒲公英　赤芍各150克　黄芪300克　紫花地丁220克　红花300克　鬼馒头150克

地榆　黄柏各75克　羌活　半夏　紫草各37克　麻黄　当归

栀子各75克　瓜蒌　白芷　独活各37克　黑参110克　花粉　苍术　钩藤　木通　大黄各37克　柴胡30克　甘草18克　皂角18克

全蝎　僵蚕各7.5克　广木香110克　蝉蜕11克　没药炙，11克　麝香7.5克　以上六味共为末

先将前七味用麻油6千克煎枯捞起，再下地榆等二十三味，煎枯捞出，再煎至滴水不散，入黄丹3千克成膏，离火入全蝎等六味末，搅匀收贮，摊贴一切痈疽，大毒三个消，小毒一个消，神效。

金锁比天膏　（《惠直堂经验方》）

治发背痈疽，无名肿毒、疔疮鼠瘘，马刀瘰疬，紫疥红丝，鸦焰漏睛等疮，两腿血风，内外臁疮，鱼口便毒，杨梅结核，金疮杖疮，蛇蝎虫咬，虎犬人伤，顽疮顽癣，久流脓血，万般烂疮，风寒痰湿，四肢疼痛，乳癖乳岩，不论已破未破，并用葱椒汤洗净贴之。如初发势凶，将膏剪去中心，留头出气，不必揭起，一膏可愈一毒。摊时不可见火，须重汤化开。

紫花地丁　刘寄奴去泥根　野麻根　苍耳草连根叶子　稀莶草各600克　山甲一具，或净甲600克　蛤蟆皮100张，或干蟾100只更妙

真麻油7.2千克，内将2.4千克先煎穿山甲枯焦，余药入其余油内，加老酒葱汁各2碗，文武火煎药枯去渣，复煎至滴水成珠。每药油600克，加飞丹300克，看嫩老得所离火，不住手搅，下牙皂，五灵脂去砂、大黄各150克，皆为末，待温，下白胶香，即芸香末150克成膏，水浸三四日用。

化痞膏　（《惠直堂经验方》）

治一切痞块，在左胁者更妙。

大黄18克　人参11克　白术18克　枳实11克　丹皮7.5克　鳖甲37克　神曲37克　山楂　麦芽各18克　厚朴11克　当归　白芍各37克　使君子11克　两头尖7.5克　蒲公英　金银花各37克　生甘草7.5克　槟榔7.5克　防风　川芎各3.7克

上药用麻油1.8千克浸一二日，熬枯去渣再熬至滴水不散，入

飞过红丹666克收成膏，离火，入后药末。

薄荷叶7.5克　乳香　没药各18克　赤石脂7.5克　麝香3.7克　冰片7.5克　阿魏　血竭各11克

上药为末，入膏内搅匀，摊贴一个即愈，药须摊得厚，不可大。

段门子膏　（《惠直堂经验方》）

治疗疮痈毒疯痛，痞块积聚，立效。

木通　威灵仙　川乌　羌活　防己各18克　归尾　白芷　赤芍　生地　穿山甲　玄参　黄芪　乌药　草乌　首乌　川芎　官桂　金银花　防风　丹皮　红花　郁金　蜂房　全蝎　连翘　栀子　枳壳　青皮　南星　半夏　青木香　秦艽各11克　头发一团　乌梢蛇一条　蛤蟆一只

上药细锉，麻油3.6千克浸，春五、夏三、秋七、冬九，入锅熬至发化药枯，去渣，又熬至滴水成珠。将飞丹1.8千克搅入油内成膏，半冷下蟾酥75克、乳香炙、没药炙、血竭各25克、儿茶18克、阿魏75克、芦荟37克、樟脑75克、麝香11克，各末搅匀，候凝盛磁器内，埋土中二十一日，去火毒用。兼治仆跌伤损，须另加阿魏、麝香少许，大妙。

热熨药方　（《浙江中医药大学学报》）

治疗骨质增生110例，治愈67例，显效30例，有效11例，无效2例，总有效率92.2%。

乳香　没药　生川乌各15克　生马钱子6克　花椒7克　白菜籽20克

共研细末，醋调装布袋内，蒸热外敷增生处，每次1~3小时，每日一二次。

内服汤剂：独活　秦艽　防风　川芎　甘草　茯苓各9克　桑寄生　赤芍　熟地各12克　细辛3克　党参　当归各10克　黄芪20克

日1剂，水煎服。为杜见斌处方。

二乌羌归熏蒸方 （《河南中医药大学学报》）

治疗骨质增生58例，显效30例，有效22例，无效6例，总有效率89.7%。

羌活　当归　乌梅　炒艾叶　五加皮　防风　炙川乌　地龙　木通　萆薢　川椒各30克　生姜150克

用纱布包裹煮沸5分钟，趁热熏蒸患处，降温后洗浴并轻揉患处，每日一二次。每剂药可用五七日，为邹培处方。

离子透入疗法 （《河北中医》）

治疗骨质增生100例，结果治愈50例，显效40例，好转9例，无效1例。总有效率98%。

防己　白芷　牛膝各15克　乳香　杜仲　草乌　川芎　桃仁　羌活各20克　秦艽12克　没药　红花各60克　干姜30克

加水浸泡3小时再用文火煎煮，过滤装瓶备用。治疗时用7层纱布块浸透药液置患处，将治疗机的正负极板放在纱布鞋上，通电30分钟即可。为张丽英处方。

跟痛愈浸洗方 （《江苏中医》）

治疗足跟痛78例（其中跟骨骨刺46例，外伤10例，寒湿型22例），病程3个月~25年，经10~70日治疗。结果：治愈22例，显效38例，好转14例，无效4例，总有效率94.87%。为徐企帆处方。

骨刺膏 （《中级医刊》）

治疗骨质增生460例，显效237例，好转181例，无效42例，总有效率为90.8%。

青风藤　海风藤　羌活　独活　藤黄　木瓜　麻黄　当归　川芎　生川乌　生草乌　地龙　土鳖虫　补骨脂　杜仲　牛膝

做成膏，敷患处，7天换药1次为1个疗程，治疗时间4~10个疗程。为姬长生处方。

马齿苋外敷方 （《新中医》）

治疗带状疱疹10余例，均于2天内治愈。

鲜马齿苋120克，洗净捣糊状涂敷患处，每日换药2次。为田新贵处方。

无花果叶外敷方 （《江苏中医》）

治疗带状疱疹21例，均于1~2天痊愈。

新鲜无花果叶适量，洗净捣烂，用食醋调稀糊状，敷患处日数次，药干即更换。为祁公任处方。

雄青酊 （《江西中医药》）

治疗带状疱疹50例，治疗1~5天疼痛消失，疱疹凋缩，4~8天皮损均消失而治愈。

水飞雄黄　青黛各10克　冰片8克

共研细末，加75%酒精即成，外涂患处，每日3次。为刘晓苏处方。

特效蛇丹膏 （《江苏中医》）

治疗带状疱疹560例，均在5天内治愈，其中1天治愈者70例，2天315例，3天140例，4天28例，5天7例。

黄连30克　七叶一枝花50克　雄黄60克　琥珀　明矾各90克　蜈蚣20克

共研细末，麻油调糊敷患处，每日换药1次。为赵金虎处方。

雄冰方 （《辽宁医学杂志》）

治疗带状疱疹10例，均治愈，一般涂药1~2天即愈。

雄黄5克　冰片0.5克

与75%酒精100毫升混合即成雄黄酒精合剂，用上药涂患处，每日4~6次。

雄黄油 （《中西医结合杂志》）

治疗带状疱疹216例，全部治愈，其中用药30分钟后疼痛停止，1~3天后疱疹消退，4~7天而愈。但疱疹破溃者不能用。为杨丁林处方。

雄黄5~8克　柿油100mL　调匀，涂患处，第一天5~10次，以后可减少次数。

五妙水仙膏　（《云南中医杂志》）

治疗带状疱疹98例，平均2～3天全部治愈。

黄连　紫草　五倍子　生石膏　生石灰研末

外涂患处，涂药前患处先行常规消毒，每日换药1次。为唐启富处方。

半边莲外敷方　（《中医杂志》）

治疗带状疱疹23例，全部治愈，轻者用药2～3天，重者7天。

鲜半边莲适量，洗净捣成泥敷患处，每日药换1～2次，亦可用鲜品取汁涂患处。为郑溪布处方。

红冰散　（《辽宁中医杂志》）

治疗带状疱疹94例，全部治愈。

红升丹　冰片　煅石膏　蛤粉

按3∶10∶7∶4之比，共研细末，香油调糊，涂患处，隔日1次。为秦国进处方。

蛇蜕涂方　（《中草药通讯（湖南）》）

治疗带状疱疹3例，均于3～4天结痂痊愈。

蛇蜕适量，炒微黄，研细末，香油调糊涂患处，每日2～3次。刊于该杂志1975年3期。

六一冰朱散　（《上海中医药杂志》）

治疗带状疱疹30例，全部治愈，其中3天治愈13例，5天10例，7天3例。

冰片60克　朱砂10克

共研细末，麻油调糊，涂敷患处，每日2～3次，涂药前先用3%双氧水洗净疱疹局部，然后挑破水疱，使疱液流尽再涂上药。为吴启海处方。

韭菜根方　（《河南中医》）

治疗带状疱疹26例，均在2～5天内治愈。

鲜韭菜根30克　鲜地龙20克

共同捣烂，香油调匀，每日涂患处2次。为刘新府处方。

王不留行籽方　(《成都中医药大学学报》)

治疗带状疱疹36例，全部治愈，其中3～5天治愈28例，6～7天4例，10～15天4例。

王不留行籽适量，文火焙干，不焦为度，研成细末，用蛋清调成糊状，涂患处，每日3次。为王巧云处方。

季德胜蛇药片　(《中国医药报》)

治疗带状疱疹，一般3～4天可结痂脱落。

取季德胜药片6～10片，用50～60度白酒调成糊状，搽疮疹，每天4～8次，同时口服5片，日3次。为周明贤处方。

雄黄儿茶白矾方　(《辽宁中医杂志》)

治疗带状疱疹16例，单纯疱疹8例，均于3～4天治愈。

雄黄　儿茶　白矾各1克　冰片0.5克

共研细末，加雪花膏5克，调匀涂患处，每日2～3次。为张元桐处方。

雄黄白芷粉方　(《中级医刊》)

治疗带状疱疹，一般3～5天愈。

雄黄、白芷粉各5克，醋调成糊，涂患处，每日2～5次，不包扎。为陈庆忠处方。

大黄蜈蚣方　(《上海中医药杂志》)

治疗带状疱疹，轻者3天愈，重者50～60天愈。

生大黄30克　冰片5克　蜈蚣5条

共研细末，香油调糊，涂搽患处，每日2次。为马传玺处方。

疱疹散　(《上海中医药杂志》)

治疗带状疱疹24例，治愈18例，有效4例，无效2例，一般用药3～5天疱疹即结痂。

小豆根50克　黄连　青黛　炉甘石各30克　雄黄　密陀僧各20

克　朱砂　轻粉　蟾酥　冰片各10克

共研细末混匀，蓖麻油调糊，涂患处，每天3～5次，7天一疗程，涂药前局部先碘酒消毒，刺破水疱。为郑茂荣处方。

雄黄梅片方　（《河南中医》）

治疗带状疱疹数十例，轻者1天，重者2～5天即愈。

雄黄15克　梅片9克

共研细末，香油调糊，涂患处，每天2～3次。刊于该杂志1983年第5期。

按：梅片即冰片（龙脑香）。

五倍子黄柏方　（《陕西中医》）

治疗带状疱疹20例，全部治愈。

五倍子　生黄柏　伸筋草　生半夏　面粉各适量

前4味共研细末，与面粉混匀，食醋调糊，大火煮熟，外敷患处，每日或隔日换药1次。为张彩霞等人处方。

皮癌净　（《中西医结合治疗常见肿瘤的良方妙法》）

主治皮肤癌，亦可视情用于外阴癌。

红砒50克　指甲　头发各5克　大枣去核，71克　碱发白面172克

将前3药切碎研末，装入大枣内，外用碱发白面包裹如汤圆状，再放在煤火中烧烤，受火均匀。烧好的药丸研成细粉过筛，密封备用。将药粉直接撒在瘤体表面。若瘤体表面干燥，可用香油调敷，每日外用1～2次。注意：不可涂在正常组织上，如红肿疼痛严重，可减少用药次数。

按：红砒有大毒，此方必须在医师指导下才能应用。

皮癌灵　（《中西医结合治疗常见肿瘤的良方妙法》）

治疗皮肤癌12例，9例肿瘤完全消失，伤口愈合。另3例肿瘤缩小。

①威灵仙　石菖蒲各3克　大罗4根　鸡骨香　两面针各6克　土细辛　黄樟根各1.5克

②生南星　生半夏　生草乌　陈皮各6克　乳香　没药　朴硝

樟脑粉各3克

③金沙牛20只　梅片　蟾蜍各3克　樟脑粉0.3克

3方药分别研末混匀，置碗中加热放冷，取升华粉加药量四分之一的白降汞和等量的白及粉，加水搓或小丸阴干，使用时洗净癌肿皮肤，将药丸置上面，敷上敷料包紧固定，每3～5天换药一次。此方为广州中医药大学附属肿瘤医院经验方。

按：梅片即冰片（龙脑香）。

藤黄方　（《中西医结合治疗常见肿瘤的良方妙法》）

治疗皮肤癌41例，总有效率71%，显效率41%，以皮肤基底细胞癌疗效较佳。

5%藤黄软膏外敷癌肿处，每日或隔日换药1次。此为江西省藤黄抗癌协作组方。

按：藤黄为藤黄科植物藤黄的胶质树脂。产印度及泰国。性味酸涩有毒。《中药大辞典》："消肿，化毒、止血、杀虫。"

桂枝汤加味　（《山东中医杂志》）

治疗老年皮肤瘙痒症31例，愈19例，好转9例，无效3例。

桂枝　白芍　当归　防风各10克　鸡血藤30克　炙甘草5克　大枣5枚　生姜3克

日1剂，水煎。第一遍煎汤早、晚分服，第二遍煎汤趁热洗患处15～25分钟。为马贵杰处方。

乌蛇皂刺散　（《北京中医》）

治疗骨质增生300例，治愈114例，好转186例。

乌梢蛇　细辛各10克　白花蛇1条　皂角刺　豨莶草　威灵仙　仙灵脾各15克　五灵脂20克　生川乌　生草乌各9克

共研细末，陈醋调糊，取适量置胶布中心，贴于相应穴位上，隔日1次。为裴洪文处方。

第三篇

益寿粥方

莲肉粥　(《太平圣惠方》)

补中强志，养神，益脾，固精，除百疾。

莲肉去皮心，50 克　粳米（或糯米）100 克

煮不能烂，或磨粉加入。用水同煮莲子、糯米成粥。

按：莲子，性味甘涩、平，入心、脾、肾经。具有养心、益肾、补脾、涩肠等功能。内含多量的淀粉和棉子糖，蛋白质 16.6%，碳水化合物 62%，脂肪 2%，磷 0.285%，钙 0.089%，铁 0.0064%。据《本草纲目》记载："交心肾，厚肠胃，固精气，强筋骨，补虚损，利耳目，除寒湿，止脾泄久痢、赤白浊、女人带下崩中诸血病。"

藕粥　(《老老恒言》)

治热渴止泻，开胃消食，散留血，久服令人心欢。磨粉调食味极淡，切片煮粥，甘而且香。

藕粉（或鲜藕切片）50 克　粳米（或糯米）50 克

先煮米做粥，至粥将熟时放入藕粉，或至粥半熟时加入藕片，继续煮到粥成。

按：藕，性味甘寒，入心、脾、胃经。生用，有清热、凉血、散瘀功能；熟用，有健脾、开胃、益血、生肌、止泻功能。含淀粉、蛋白质、天门冬素、维生素 C，及占约 0.3% 的焦性儿茶酚、α-没食子儿茶精、新绿原酸、无色矢车菊素、无色飞燕草素等多酚化合物，以及过氧化物酶等。据《本草经疏》记载：

“藕，生者甘寒，能凉血止血，除热清胃，故主消散瘀血、吐血、口鼻出血、产后血闷、金疮伤折，及止热渴、霍乱、烦闷、解酒等功。熟者甘温，能健脾开胃，益血补心，故主补五脏、实下焦、消食、止泄、生肌，及久服令人心欢止怒也。”

芡实粥 （《汤液本草》）

益精强志，聪耳明目。兼治湿痹、腰脊膝痛、小便不禁、遗精白浊。有粳（米）、糯（米）二种，性同。入粥俱须烂，鲜者佳。

芡实50克　粳米100克　先煮芡实熟，研如泥，再与粳米一块煮成粥。

按：芡实，性味甘涩、平，入脾、肾经。具有固肾涩精、补脾止泄的功能。每100克中含碳水化合物32克，蛋白质4.4克，脂肪0.2克，粗纤维0.4克，灰分0.5克，钙9毫克，抗坏血酸6毫克，磷110毫克，尼克酸2.5毫克，硫胺素0.4毫克，铁0.4毫克，核黄素0.08毫克及微量胡萝卜素等。据《本草从新》记载：“补脾固肾，助气涩精。治梦遗滑精，解暑热酒毒，疗带浊泄泻、小便不禁。”

薏苡粥 （《广济方》）

治久风湿痹。又《三福丹》书“补脾益胃”。兼治筋急拘挛，理脚气，消水肿。张师正《倦游录》云：“辛稼轩患疝，用薏珠东壁土炒服，即愈。”

薏米100克，洗净，加水煮至烂熟成粥。

按：薏米，性味甘淡，凉。入脾、肺、肾经，具有健脾、补肺、清热利湿的功能。内含碳水化合物79.17%，蛋白质16.2%，脂肪4.65%，及少量维生素B_1。种子含氨基酸（赖氨酸、酪氨酸、精氨酸、亮氨酸等）、薏苡脂、薏苡素、三萜化合物等。据《本草正》记载：“薏苡，味甘淡，气微凉，性微降而渗，故能去湿利水，以其去湿，故能利关节、除脚气，治痿弱拘挛湿痹，消水肿疼痛，利小便热淋，亦杀蛔虫。以其微降，故亦治咳嗽唾脓，利膈开胃。以其性凉，故能清热、止烦渴、上气。但其功力甚缓，用为佐使宜倍。”

有文献认为，薏苡仁对癌细胞有伤害及阻止其生长的效果。

姜粥 （《本草纲目》）

温中，辟恶气，又《手集方》捣汁煮粥，治反胃。按：兼散风寒，通神明，取效甚多。《朱子语录》有“秋姜夭人天年”之语，治疾勿泥春秋。

生姜15克，切成细片　粳米100克　生姜捣烂与米同煮，煮至粥熟。

按：生姜性味辛温，入肺、胃、脾经，具有发表、散寒、止呕、开痰的功用。内含树脂状物质、淀粉、天门冬素、哌啶酸－2以及谷氨酸、天门冬氨酸、丝氨酸、甘氨酸，以及25%的挥发油（主要成分为姜醇、姜烯、水芹烯、莰烯、柠檬醛、芳樟醇、甲基庚烯酮、壬醛、α－龙脑）等。据《药性类明》记载：“生姜去湿，只是温中益脾胃，脾胃之气温和健运，则湿气自去矣。其消痰者，取其味辛辣，有开豁冲散之功也。”

桑芽粥 （《山居清供》）

止渴明目。按：兼利五脏，通关节，治劳热，止汗。《字说》云：“桑为东方神木。”煮粥用初生细芽，苞含未吐者，气香而味甘。《吴地志》：“焙干代茶，生津清肝火。”

鲜桑叶芽50克，或干桑叶芽10克，洗净　粳米50克　先煮米做粥，至粥半熟时加入桑叶芽，一直煮到粥成。

按：桑叶，性味苦、甘、寒，入肺、肝经。具有祛风清热，凉血明目的功用。内含芸香苷、槲皮素、异槲皮苷、槲皮素－3－三葡糖苷、微量的β－谷甾醇、菜油甾醇、蛇麻脂醇、内消旋肌醇、昆虫变态激素、牛膝甾酮、蜕皮甾酮、溶血素、绿原酸。挥发油中有乙酸、丙酸、丁酸、异丁酸、戊酸、异戊酸、己酸、异己酸、水杨酸甲酯、愈创木酚、棕榈酸、三十一烷、羟基香豆精、蔗糖、果糖、葡萄糖、谷氨酸、天门冬氨基酸、谷胱甘肽、叶酸、腺嘌呤、胆碱、胡芦巴碱、维生素 B_1、B_2、C 以及微量元素锰、锌、硼、铜等。据《本草纲目》记载，桑叶“治劳热咳嗽，明目，长发”。

胡桃粥 （《海上方》）

治阳虚腰痛、石淋五痔。按：兼润肌肤，黑须发，利小便，止寒嗽，温肺润肠。去皮研膏，水搅滤汁，米熟后加入，多煮生油气。或加杜仲、茴香，治腰痛。

胡桃肉50克　粳米100克　煮粥至熟，或微加冰糖同时煮。

按：胡桃性味甘、温，入肾、肺经，具有补肾固精、温肺定喘、润肠的功用。内含脂肪油40%～50%（有报告为58%～74%），主要成分为亚油酸甘油酯，混有少量亚麻酸及油酸甘油酯，还含有蛋白质（15.4%）、碳水化合物（10%）、磷（0.36%）、钙（0.12%）、铁（0.03%）及胡萝卜素、核黄素等。据《本草纲目》记载，胡桃“补养气血，润燥化痰，益命门，利三焦，温肺润肠，治虚寒喘嗽、腰脚重痛、心腹疝痛、血痢肠风，散肿毒、发痘疮、制铜毒。”

杏仁粥 （《食医心镜》）

治五痔下血。按：兼治风热咳嗽，润燥。出关西者名巴旦，味甘尤美。去皮尖，水研滤汁，煮粥微加冰糖。《野人闻话》云：“每日晨起，以七枚细嚼，益老人。”

杏仁去皮尖，50克，研成杏仁泥，加粳米300克左右煮粥至熟（或微加冰糖）。

按：杏仁性味苦、温，具有祛痰止咳、平喘、润肠的功能。内含脂肪51%、蛋白质35.7%、糖9%。每100克杏仁中含磷202毫克、钙141毫克、铁3.9毫克。另外，还含有杏仁油、多种氨基酸、苦杏仁苷。苦杏仁苷水解后，可生成氢氰酸和苯甲醛，对人体有毒，但氢氰酸煮沸可挥发掉，故应煮沸防中毒。甜杏仁滋养作用强，苦杏仁祛痰、止咳作用强。据《长沙药解》记载：“杏仁疏利开通，破壅降逆，善于开痹而止喘，消肿而润燥，调理气分之郁，无以易此。其诸主治，治咳逆，调失者，止咯血，断血崩，杀虫匿，除瘡刺，开耳聋，去目翳，平胬肉，消停食，润大肠，通小便，种种功效，皆其降浊消郁之能事也。”

胡麻粥　（《锦囊秘录》）

养肺耐饥耐渴。按：胡麻即芝麻，《广雅》名藤宏，坚筋骨，明耳目，止心惊，治百病。乌色者名巨胜，仙经所重，栗色者香却过之。炒研加水，滤汁入粥。

芝麻 50 克　粳米 160 克　煮粥至熟。

按：芝麻性味甘、平，入肝、肾经。具有补肝肾、润五脏的功能。所含成分见本书补阴方胡麻条。据《本草求真》记载：“胡麻，本属润品，故书载能填精益髓。又属味甘，故书载能补血、暖脾、耐饥。凡因血枯而见二便艰涩、须发不乌、风湿内乘、发为疮疥，并小儿痘疹变黑归肾，见有燥象者，宜以甘缓滑利之味以投。”

松仁粥　（《本草纲目》）

润心肺，调大肠。按：兼治骨节风，散水气、寒气，肥五脏，温肠胃。取洁白者，研膏入粥。色微黄，即有油气，不堪用。《列仙传》云：“偓佺好食松实，体毛数寸。”

松子仁 40 克　粳米 300 克　煮粥至熟。

按：松子味甘温，无毒，具有养液、息风、润肺滑肠的功用。内含脂肪（74%）、蛋白质（15.3%）、碳水化合物、掌叶防己碱、挥发油等。据《开宝本草》记载：“海松子，味甘，小温，无毒。主骨节风、头眩，去死肌、发白，散水气、润五脏、不饥。”

扁豆粥　（《延年秘旨》）

和中补五脏。按：兼消暑除湿解毒，久服发不白。荚有青紫二色，皮有黑白赤斑四色，白者温，黑者冷，赤斑者平。入粥去皮，用干者佳，鲜者味少淡。

白扁豆 50 克，鲜品加一倍　粳米 100 克　以上两味同煮成粥。

按：白扁豆味甘性微温，具有健脾和中、化湿消暑功用。内含碳水化合物、蛋白质、脂肪、氰苷、酪氨酸及钙、磷、铁等，另外还含有磷脂、蔗糖、葡萄糖、豆甾醇及有毒蛋白凝集素（有些扁豆在豆荚外皮中尚含有哌啶酸-2的溶血素），这种毒蛋白经高温可破坏。因此，对扁豆应予以彻底加热处理。据《本草纲目》记载："硬壳白扁豆……其性温平，得乎中和，脾之谷也。入太阴气分，通利三焦，能化气降浊，故专治中宫之病，消暑除湿解毒也。"

菊花粥　（《老老恒言》）

养肝血，悦颜色，清风眩，除热解渴明目，其种以百计。《花谱》曰：养生单辨，色白开小花者良，黄者次之，点茶亦佳。煮粥去蒂，晒干磨粉和入。

菊花50克　粳米300克　煮粥至熟。

按：菊花性味甘苦、凉，有疏风、清热、明目、解毒的功效。内含菊苷、氨基酸、黄酮类挥发油及少量维生素，挥发油中含樟脑、龙脑、菊油环酮等。据《纲目拾遗》记载："黄茶菊，明目祛风、搜肝气，治头晕目眩，养血润容，入血分；白茶菊，通肺气，止咳逆，清三焦郁火，疗肌热，入气分。"

梅花粥　（《采珍集》）

绿萼梅花瓣，雪水煮粥，解热毒。按：兼治诸疮毒。梅花凌寒而绽，将春而芳，得造物生气之先，香带辣性，非纯寒。粥熟加入，略沸。

白梅花10克　粳米100克　先煮米，至粥将熟时，加入白梅花，煮沸至熟。

按：白梅花性味酸涩、平，具有舒肝、和胃、化痰的功用。内含苯甲醛、苯甲酸、异丁香油酚等。据《中药大辞典》记载："治梅核气、肝胃气痛、食欲不振、头晕、瘰疬。"

佛手柑粥　（《老老恒言》）

《宦游》曰："闽人以佛手柑作菹，并煮粥，香清开胃。"按：

其皮辛，其肉甘而微苦，甘可和中，辛可顺气，治心胃痛宜之。陈者尤良，入粥用鲜者，勿久煮。

佛手柑 15 克　粳米 80 克　先将佛手柑煎煮去渣，待粳米煮成粥时，加入佛手汁，煮沸至粥熟。

按：佛手柑性味辛、苦、酸、温，具有理气、化痰的功用。内含柠檬油素、香叶木苷和橙皮苷等。据《滇南本草》记载："补肝暖胃，止呕吐，消胃寒痰。治胃气疼痛，止面寒疼，和中行气。"

百合粥　（《本草纲目》）

润肺调中。按：兼治热咳、脚气。

百合 30 克　粳米 60 克　先煮米将熟，放入鲜百合（如用干品，须与米同煮）至熟。

按：百合性味甘、微苦、平，入心、肺经。具有润肺止咳、清心安神的功用。内含蛋白质、脂肪、淀粉、多种生物碱、还原糖，及维生素 B_1、B_2、C，泛酸、胡萝卜素等。据《日华子本草》记载："安心，定胆，益志，养五脏。治癫邪啼泣、狂叫、惊悸、杀蛊毒气，熁乳痈、发背及诸疮肿，并治产后血狂运。"

枸杞叶粥　（《传信方》）

治五劳七伤，豉汁和米煮。按：兼治上焦客热、周痹风湿、明目安神。味甘气凉，与根皮及子性少别。《笔谈》云："陕西极边生者，大合抱，摘叶代茶。"

枸杞叶 20 克　粳米 50 克　如常法煮米做粥，米熟时放入枸杞叶煮烂即可。

按：枸杞叶性味苦、甘、凉，入心、肺、脾、肾四经，具有补虚益精、清热、止渴、祛风明目的功用。内含肌苷、δ－氧嘌呤、胞啶酸、尿苷酸、草酸及多种氨基酸等。据《生草药性备要》记载："明目、益肾亏，安胎宽中、退热，治妇人崩漏下血。"

枇杷叶粥　（《枕中记》）

疗热嗽，以蜜水涂炙，煮粥去毛食。按：兼降气止渴，清暑毒。凡用择经霜老叶，拭去毛，甘草汤洗净，或用姜汁炙黄。肺病可代茶饮。

枇杷叶约20克　粳米100克

先将枇杷叶用布包上煎汁去渣，加入粳米粥内煮；或将枇杷叶刷尽背面的绒毛，切细后煎汁去渣，入粳米粥内煮熟。

按：枇杷叶性味苦、凉，具有靖肺和胃、降气化痰的功用。含有挥发油，为橙花叔醇、金合欢醇、莰烯、月桂烯、对聚伞花素、芳樟醇、樟脑、荜澄茄醇、苦杏仁苷、酒石酸、齐墩果酸、柠檬酸、苹果酸、鞣质及维生素B、C等。据《本草再新》记载：“清肺气、降肺火，止咳化痰，止吐血咯血，治痈痿热毒。”

苏子粥　（《简便方》）

治上气咳逆。又《济生方》加麻子仁，顺气顺肠。按：兼消痰润肺。《药性本草》曰：“长食苏子粥，令人肥白身香。”

苏子10克　粳米30克

先以水煮苏子，煎汤去渣，将药汤加入米中煮粥至熟。

按：紫苏子，性味辛温，具有下气、消痰、润肺、宽肠的功能，内含脂肪油及维生素B_1。据《日华子本草》记载：“主调中，益五脏，下气，止霍乱、呕吐、反胃，补虚劳，肥健人，利大小便，破癥结，消五膈，止嗽，润心肺，消痰气。”

藿香粥　（《医余录》）

散暑气，辟恶气。按：兼治脾胃、吐逆、霍乱、心腹痛，开胃进食。

藿香20克　粳米100克　将藿香煎汁，加入粳米粥内煮熟。

按：藿香性味辛、微温，入脾、肺、胃经。具有快气、和中、辟秽、祛湿的功用。含挥发油，主要成分为甲基胡椒酚、茴香醚、茴香醛、氧基桂皮醛、辛醇、金合欢烯、荜澄茄烯等。据《本草述》记载：“散寒湿、暑湿、郁热、湿热。治外感寒邪、内伤饮食，或饮食伤冷湿滞、山岚瘴气，不服水土、寒热作疟等症。”

砂仁粥　(《拾便良方》)

治呕吐、腹中虚痛。按：兼治上气咳逆、胀痞，醒脾通滞气，散寒饮，温肝肾。炒去翳，研末点入粥。其性润燥，韩矛《医通》曰：“肾恶燥，以辛润之。”

砂仁10克　粳米150克　将砂仁研末加入将熟的粥中，煮沸至粥熟。

按：砂仁性味辛温，入脾、胃经，具有行气调中、和胃、醒脾的功用。内含挥发油1.7%～3%，主要成分为α-樟脑、龙脑、萜烯、乙酸龙脑酯、芳樟醇、橙花叔醇等。据《本草纲目》记载：“补肺醒脾、养胃益肾，理元气，通滞气，散寒饮胀痞、噎膈呕吐，止女子崩中，除咽喉口齿浮热，化铜铁骨鲠。”

薄荷粥　(《医余录》)

通关格，利咽喉，令人口香。按：兼止痰嗽，治头痛脑风，发汗、消食，下气去舌苔。《纲目》云：“煎汤煮饭，能去热，煮粥尤妥。”

薄荷5克　粳米100克　将薄荷研末加入将熟的粥中，煮至粥熟。

按：薄荷性味辛、凉，入肺、肝经。具有疏风、散热、辟秽、解毒的功用。内含挥发油，主要成分为薄荷醇、薄荷酮、乙酸薄荷酯、莰烯、柠檬烯、树脂等。据《本草纲日》记载：“薄荷，辛能发散，凉能清利，专于消风散热。故头痛、头风，眼目、咽喉、口齿诸病，小儿惊热及瘰疬、疮疥为要药。”

柏叶粥　(《遵生八笺》)

神仙服饵。按：兼治呕血便血、下痢烦满。用侧柏叶随四时方向采之，捣汁澄粉入粥。《本草衍义》云：“柏木西指，得金之正气，阴木而有贞德者。”

侧柏叶100克　粳米100克　将侧柏叶洗净捣汁，拌入粳米粥内，煮沸至熟。

按：侧柏叶，性味苦涩、寒，入心、肝、大肠经，具有凉血、止血、祛风湿、散肿毒的功用。内含树脂、黄酮、鞣质、维生素 C 及挥发油（包括侧柏烯、侧柏酮、小茴香酮、蒎烯、石竹烯）等。据《药品化义》记载："侧柏叶，味苦滋阴，带涩敛血，专清上部逆血。又得阴气最厚，如遗精、白浊、尿管涩痛属阴脱者，同牛膝治之甚效。"

松叶粥 （《太平圣惠方》）

细切煮汁作粥，轻身益气。按：兼治风湿疮，安五脏、生毛发，守中耐饥或捣汁澄粉曝干，点入粥。

松叶 50 克　粳米 200 克　先煮粳米半熟时加入细切的松叶，煮熟。

按：松叶性味苦温，入心、脾二经。具有祛风燥湿、杀虫、止痒的功用。内含挥发油、糖类、胡萝卜素、维生素 C 等。据《中药大辞典》记载："治风湿痿痹、跌打损伤、失眠、浮肿、湿疮、疥癣。并能防治流脑、流感、钩虫病。"

柏子仁粥 （《粥谱》）

养心安神，润肠通便。

柏子仁 20 克　粳米 80 克　将柏子仁去皮壳杂质，捣烂，同粳米煮粥至熟。

按：柏子仁性味甘平，入心、肝、脾三经。具有养心安神、润肠通便的功用。内含皂苷、脂肪油、挥发油等。据《本草纲目》记载："养心气，润肾燥，益智宁神；烧沥治疥癣。"

栗粥 （《本草纲目》）

补肾气、益腰脚，同米煮。按：兼开胃和血。经验方：每早细嚼风干栗，猪肾粥助之，补肾效。

栗子 100 克　粳米 300 克　栗子去皮后，与粳米同煮成粥，至熟。

按：栗子性味甘、温，入脾、胃、肾经。具有养胃健脾，补肾强筋，活血止痛的功用。内含淀粉 25%，碳水化合物 62%，蛋白质 5.7%，脂肪 2%，及维生素 B、脂肪酶等。据《名医别录》

记载："主益气，厚肠胃，补肾气，令人忍饥。"

绿豆粥　（《普济方》）

治消渴饮水。又《纲目》方解热毒。按：兼利小便、厚肠胃、清暑下气。皮寒肉平，用须连皮，先煮汁，去豆，下米煮。《夷坚志》曰："解附子毒。"

绿豆50克　粳米50克　先煮绿豆，待绿豆熟再加入粳米，煮至粥熟。

按：绿豆性味甘凉，入心、胃二经。具有清热解毒、消暑、利水的功用。内含碳水化合物、蛋白质、脂肪、磷脂、胡萝卜素、铁、硫胺素、核黄素、尼克酸等。据《本草汇言》记载："清暑热，静烦热、润燥热、解热毒。"

鹿尾粥　（《老老恒言》）

鹿尾，关东风干者佳，去脂膜，中有凝血，如嫩肝，为食物珍品，碎切煮粥，清而不腻，香有别韵。大补虚损。盖阳气聚于角，阴血会于尾。

鹿尾1个，切碎，煮熟，加入粳米200克，煮粥至熟。

按：鹿尾性味温、甘咸。具有暖腰膝、益肾精的功用。据《青海药材》记载："为滋补药，治腰痛、阳痿。"

燕窝粥　（《医学述》）

养神化痰止嗽，补而不滞，煮粥淡食有效。色白治肺，质清化痰，味淡利水，此其明验。

燕窝5克　粳米50克　先将燕窝放入碗内，加入温水浸泡松软后，用镊子取出其中的燕毛，捞出清水洗干净，沥干水分，撕成小细条，加入粳米粥中，煮沸至熟。

按：燕窝性味甘、平，入肺、脾、肾三经，具有养阴润燥、益气补中的功用。内含含氮物质57.4%，无氮浸出物22%，水分10.4%，纤维1.4%，灰分8.7%（以钙、磷、钾、硫为多），蛋白质、脂肪微量。据《本草从新》记载："大养肺阴，化痰止嗽、补而能清，为调理虚损痨瘵之圣药，一切病之由于肺虚、不能清肃下行者，用此皆可治之。开胃气，已痨痢，益小儿痘疹。”

山药粥 （《经验方》）

治久泄，糯米水浸一宿，山药炒熟，加沙糖、胡椒煮。按：兼补肾精，固肠胃。其子生叶间，大如铃，入粥更佳。《杜兰香传》云：“食之辟雾露。”

山药炒熟研末，50克　糯米（或粳米）200克　将山药末加入半熟之粥内，煮熟。

按：山药性味甘平，入肺、脾、肾三经，具有健脾、补肺、固精、益肾的功用。内含皂苷、黏液质（含甘露聚糖与植酸）、胆碱、淀粉、糖蛋白、自由氨基酸、多酚氧化酶、维生素C等。据《本草纲目》记载：“益肾气、健脾胃、止泻痢、化痰涎、润皮毛。”

白茯苓粥 （《仁斋直指方》）

治心虚梦泄、白浊。又《纲目》方：“主清上实下。”又《采珍集》：“治欲睡不得睡。”按：《史记·龟策传》名伏灵，“谓松之神灵所伏也”。兼安神渗湿益脾。

白茯苓粉30克　粳米100克　先煮粳米，半熟时加入茯苓粉煮沸至熟。

按：茯苓性味甘淡、平，入心、脾、肺经，具有渗湿利水、益脾和胃、宁心安神的功用。内含茯苓聚糖、乙酰茯苓酸、羟基羊毛甾三烯酸、树胶、甲壳质、蛋白质、脂肪、卵磷脂、葡萄糖、腺嘌呤、组氨酸、胆碱、脂肪酶、蛋白酶等。据《医学启源》记载：“除湿，利腰脐间血，和中益气为主。治溺黄或赤而不利。”

赤小豆粥 （《日用举要》）

消水肿。又《纲目》方：“利小便、治脚气，辟邪厉。”按：兼治消渴，止泻痢、腹胀、吐逆。《服食经》云：“冬至日食赤小豆粥，可厌疫鬼，即辟邪厉之意。”

赤小豆30克　粳米100克　先将赤小豆煮烂，再放入粳米煮粥至熟。

按：赤小豆性味甘、酸、平，入心、小肠经。具有利水除湿、和血排脓、消肿解毒的功用。内含碳水化合物、蛋白质、脂肪、粗纤维、灰分，及钙、磷、铁、硫胺素、核黄素、尼克酸等。据《本草经疏》记载："凡水肿、胀满、泄泻，皆湿气伤脾所致，小豆健脾燥湿，故主下水肿胀满，止泄，利小便也。"

蚕豆粥　(《山居清供》)

快胃和脾，按：兼利脏腑。煮粥宜带露采嫩者，去皮，用皮味涩。

嫩蚕豆30克，去皮　粳米200克　先将蚕豆煮烂，再加入粳米煮粥至熟。

按：蚕豆性味甘、平，入脾、胃经。内含蛋白质，巢菜碱苷，磷脂，胆碱，哌啶酸及维生素 B_1、B_2、C，尼克酸等。据《本草从新》记载："补中益气，涩精，实肠。"

天花粉粥　(《千金月令》)

治消渴。水磨澄粉入粥。除烦热，补虚安中，疗热狂时疾，润肺降火止嗽。宜虚热人。

天花粉20克　粳米80克　将天花粉水磨澄粉，加入半熟的粳米粥内，煮沸至熟。

按：天花粉性味甘、苦、酸、凉，入肺、胃经。具有生津、止渴、降火、润燥的功用。内含淀粉、蛋白质、皂苷及多种氨基酸（瓜氨酸、精氨酸、谷氨酸、天冬酸、丝氨酸、甘氨酸、苏氨酸、丙氨酸、氨基丁酸）等。据《本草正》记载："凉心肺、解热渴。降膈上热痰、消乳痈肿毒。"

麦面粥　(《外台秘要》)

治寒痢白泻。麦面炒黄，同米煮。按：兼强气力，补不足，助五脏。《纲目》曰："北面性平，食之不渴；南面性热，食之发渴，随地气而异也。"

白面50克　粳米50克　将白面炒黄，同粳米同煮至熟。

按：小麦性味甘、凉，入心、脾、肾经。具有养心、益肾、除热、止渴的功用。内含淀粉53%～70%，蛋白质11%，糖类2%～7%，糊精2%～10%，粗纤维2%，脂肪1.6%（油酸、亚油酸、棕榈酸、硬脂酸甘油酯），少量谷甾醇、卵磷脂、尿囊素、精氨酸、淀粉酶、麦芽糖酶、蛋白酶及少量维生素B等。据《本草拾遗》记载："小麦面，补虚，实人肤体，厚肠胃，强气力。"

豆腐浆粥 （《老老恒言》）

腐浆即未点成腐者，诸豆可制，用白豆居多。润肺消胀，下大肠浊气，利小便。

豆腐浆一碗　倒入半熟之粳米100克粥内煮熟。

按：黄豆性味甘平，入脾、大肠经。具有健脾宽中、润燥消水的功用。内含丰富的蛋白质，碳水化合物，脂肪及胡萝卜素，维生素B_1、B_2，烟酸等。据《中药大辞典》记载："对92例先兆子痫及子痫（指急性妊娠中毒症）患者采用豆浆饮食……对照组41例，给无盐普食……结果豆浆饮食组的水肿消退、血压下降至正常水平的时间，均较对照组为快；豆浆饮食组的死亡率为零，对照组为2.43%。"

龙眼肉粥 （《老老恒言》）

开胃悦脾、养心益智，通神明，安五脏，其效甚大。《名医别录》云："治邪气，除蛊毒，久服强魂轻身不老。"

龙眼肉20克　粳米100克　待粳米煮粥将熟时，放入龙眼肉，煮沸至熟。

按：龙眼肉性味甘温，入心、脾经。具有益心脾、补气血、安神之功能。内含葡萄糖、蔗糖、酒石酸、胆碱、腺嘌呤、蛋白质、脂肪等。据《得配本草》记载："益脾胃，葆心血，润五脏，治怔忡。"

大枣粥 （《老老恒言》）

按道家方药，枣为佳饵，皮利肉补。去皮用，养脾气，平胃气，润肺止嗽，补五脏，和百药。青州黑大枣良，南枣味薄微酸勿用。

大枣50克　糯米100克　将大枣先浸泡，然后与糯米一块煮粥至熟。

按：大枣性味甘温，入脾、胃经。具有补脾和胃、益气生津、调营卫、解药毒的功能。内含糖类，有机酸，蛋白质，黏液质，维生素A、C、B_2，及微量钙、磷、铁等。据《本草从新》记载："补中益气，滋肾暖胃，治阴虚。"

蔗浆粥　(《老老恒言》)

治咳嗽虚热、口干舌燥。按：兼助脾气，利大小肠，除烦热，解酒毒。

甘蔗汁50克　粳米50克　用新鲜甘蔗榨汁50克，放入粳米粥内，煮沸至熟。

按：甘蔗性味甘寒，入肺、胃经，具有清热、生津、下气、润燥的功用。内含碳水化合物，蛋白质，脂肪，钙、磷、铁，及多种氨基酸，有机酸，维生素B_1、B_2、B_6、C等。据《随息居饮食谱》记载："利咽喉，强筋骨，息风养血，大补脾阴。"

柿饼粥　(《食疗本草》)

治秋痢。又《圣济方》："治鼻窒不通。"按：兼健脾涩肠，止血、止嗽、疗痔。日干为白柿，火干为乌柿。宜用白者，干柿去皮纳瓮中，待生白霜以霜入粥，尤佳。

柿饼20克　糯米100克　将柿饼洗净切碎，放入半熟的糯米粥内，煮沸至熟。

按：柿饼性味甘涩，入心、肺、大肠经。具有润肺、涩肠、止血的功用。内含蔗糖、葡萄糖、瓜氨酸、果糖、甘露醇及碘等。据《本草通玄》记载："止胃热口干，润心肺、消痰。治血淋、便血。"

枳椇子粥　(《老老恒言》)

俗名鸡距子，形卷曲如珊瑚，味甘如枣。《古今注》名树蜜。

除烦清热，尤解酒毒。醉后次早空腹食此粥，颇宜。老枝嫩叶煎汁倍甜，亦解烦渴。

枳椇子20克　粳米120克　先用枳椇子水煎取汁，加入粳米内煮粥至熟。

按：枳椇子为鼠李科植物枳椇的带有肉质果柄的果实或种子。性味甘、酸、平，入心、脾经。具有解酒、消烦热、口渴的作用。内含多量葡萄糖、苹果酸钙。动物实验表明其对家兔有明显的利尿作用。据《本草拾遗》记载："止渴除烦，润五脏，利大小便，去膈上热，功用如蜜。"

枸杞子粥　（《本草纲目》）

补精血，益肾气。按：兼解渴除风，明目安神。谚云：去家千里，勿食枸杞，谓能强盛阳气也。

鲜枸杞子50克　粳米100克　将鲜枸杞子加入半熟的粳米粥内，煮沸至熟。

按：枸杞子性味甘平，入肝、肾经。具有滋肾、润肺、补肝、明目的功用。内含胡萝卜素、核黄素、烟酸、硫胺素、抗坏血素、亚油酸、谷甾醇等。据《食疗本草》记载："坚筋耐老，除风、补益筋骨，能益人，去虚劳。"

木耳粥　（《刘涓子鬼遗方》）

治痔。按：桑槐楮榆柳，为五木耳。《神农本草经》云："益气不饥，轻身强志。"但诸木皆生，耳良毒亦随木性。煮粥食兼治肠红，煮必极烂，味淡而滑。

木耳20克　粳米100克　先将木耳洗净浸泡后，与粳米同煮成粥。

按：木耳性味甘平，入胃、大肠经，具有安神润燥、活血去瘀、滋胃、益智、清肺止血之功用。内含糖、蛋白、脂肪、钙、磷、铁，维生素 B_1、B_2，尼克酸、磷脂（卵磷脂、脑磷脂、鞘磷脂）、甾醇、胡萝卜素等。据《随息居饮食谱》记载："补气耐饥，活血，治跌仆伤。凡崩淋血痢，痔患肠风，常食可瘳。"

小麦粥　（《食医心镜》）

治烦渴。按：兼利小便，养肝气，养心气，止汗。《本草拾遗》曰：麦凉、曲温、麸冷、面热，备四时之气，用以治热。须先煮汁去麦加米。

小麦50克　粳米100克　先将小麦洗净，水煮熟后取汁，再与粳米同煮成粥。

按：小麦性味甘凉，入心、脾、肾经。具有养心、益肾、除热、止渴之功能。内含淀粉、蛋白质、脂肪（油酸、亚油酸、棕榈酸、硬脂酸）、谷甾醇、卵磷脂、精氨酸、淀粉酶、麦芽糖酶、蛋白酶、维生素B等。据《本草拾遗》记载："小麦面，补虚，实人肤体，厚肠胃，强气力。"

贝母粥　（《资生录》）

化痰止嗽止血，研入粥。按：兼治喉痹目眩及开郁。

川贝母20克　粳米50克　将贝母研粉，与粳米同煮为粥。

按：川贝性味苦、甘、凉，入肺经，具有润肺散结、止嗽化痰的功用。内含炉贝碱、龙葵胺、雷蒂宁碱、考瑟蔚灵碱等。动物实验表明：川贝对猫狗有降压作用。据《本草会编》记载："治虚劳咳嗽，吐血咯血，肺痿肺痈，妇人乳痈，痈疽及诸郁之症。"

竹叶粥　（《奉亲养老书》）

治内热目赤头痛，加石膏同煮，再加沙糖，此即仲景竹叶石膏汤之意。按：兼疗时邪发热，或单用竹叶煮粥，亦能解渴除烦。

竹叶30克，煮汤　以此汤煮粳米100克，煮粥至熟。

按：竹叶性味甘、淡、寒，入心、肺、胆、胃经，具有清热除烦、生津利尿的功用。据《食疗本草》记载："主咳逆、消渴、痰饮、喉痹，除烦热。"

竹沥粥　（《食疗本草》）

治热风、痰火。按：兼治口疮、目痛、消渴及痰在经络四肢，非此不达。粥熟后复加入。《本草补遗》曰："竹沥清痰，非助姜汁不能行。"

淡竹沥水20克　粳米60克　先煮粳米成粥，待熟加入竹沥汁，煮沸至熟。

按：竹沥性味甘、苦、寒，入心、胃经，具有清热滑痰、镇惊利窍之功用。据《本草备要》记载："消风降火，润燥行痰，养血益阴，利窍明目。治中风口噤、痰迷大热、风痉癫狂、烦闷消渴、血虚自汗。"

牛乳粥　（《千金翼方》）

《千金翼方》："白石英、黑豆饲牛，取乳作粥，令人肥健。"按：兼健脾除疸黄。《本草拾遗》云："水牛胜黄牛。"又芝麻磨酱，炒面煎茶加盐和人乳。北方谓之"面茶"，益老人。

牛奶1斤　粳米200克　待粳米煮粥半熟时和入，搅匀，煮沸至熟。

按：牛乳性味甘、平，入肺、胃二经。具有润肺通肠、补虚养血之功用。含水分、蛋白质（主要是含磷蛋白质）、脂肪（主要是棕榈酸、硬脂酸及低级脂肪酸）、卵磷脂，胆甾醇、色素、钙、磷、铁、镁、钾、钠、硫、叶酸、硫胺素、核黄素、尼克酸、泛酸等。据《滇南本草》记载："补虚弱、止渴，养心血，治反胃而利大肠。"据1997年1月21日《中国消费者报》报道：牛奶尚有缓解眼皮跳动、预防支气管炎、预防肿瘤、预防中风等功用。

鹿肉粥　（《老老恒言》）

关东有风干鹿肉条，酒微煮，碎切作粥，极香美。补中益气力，强五脏。

鹿肉50克　粳米100克　将鹿肉洗净切碎，文火炖烂，加入半熟的粳米粥内，煮沸至熟。

按：鹿肉性味甘、温，具有补五脏、调血脉的功用。内含粗蛋白质19.77%，粗脂肪1.92%，水分75.76%，灰分1.13%。据《食疗本草》记载："补虚羸瘦弱，利五脏，调血脉。"

鸡汁粥　(《食医心镜》)

《食医心镜》："治狂疾，用白雄鸡。"又《奉亲养老书》："治脚气，用乌骨雄鸡。"按：兼补虚养血。

以鸡肉先煮汁（母鸡汤去油），再取汁和粳米煮粥。

按：乌骨鸡为家鸡之一种，性味甘平，入肝、肾经。具有养阴退热的功用。据《本草纲目》记载："补虚劳羸弱，治消渴、中恶，益产妇，治女人崩中带下虚损诸病、大人小儿下痢噤口。"

鸭汁粥　(《食医心镜》)

治水病垂死，青头鸭和五味煮粥。按：兼补虚除热，利水道，止热痢。

以鸭肉先煮汁（去油），再取汁和粳米煮粥。

按：鸭肉性味甘、咸、平，入脾、胃、肾经。具有滋阴养胃、利水消肿的功用。内含水分、蛋白质、脂肪、碳水化合物、铁、磷、钙及硫胺素、核黄素、尼克酸等。据《随息居饮食谱》记载："滋五脏之阴，清虚劳之热，补血行水，养胃生津，止嗽息惊，消螺蛳积。"

海参粥　(《行厨记要》)

治痿，温下元。按：滋肾补阴……色黑入肾。先煮烂细切入米，加五味。

海参一个　粳米300克　海参泡软煮烂加入粳米粥中，煮粥至熟。

按：海参性味咸、温，入心、肾经。具有补肾益精、养血润燥之功用。含蛋白质、脂肪、碳水化合物、钙、磷、铁、碘硒等。据《随息居饮食谱》记载："滋阴、补血、健阳、润燥，调经、养胎、利产。"

酸枣仁粥　(《太平圣惠方》)

治骨蒸不眠。水研滤汁，煮粥候熟，加地黄汁再煮。按：兼治心烦，安五脏，补中益肝气。《刊石药验》云："多睡生用，便不得眠。炒熟用，疗不眠。"

酸枣仁20克　生地黄20克　粳米60克

将酸枣仁水研取汁，与粳米煮粥待熟时，再加入生地黄汁再煮，煮沸至熟。

按：酸枣仁性味甘、平，入心、脾、肝、胆经。具有补肝、宁心、安神、敛汗之作用。内含三萜化合物、白桦脂酸、酸枣皂苷、多量维生素C等。动物实验表明：酸枣仁有镇静、催眠作用，生枣仁与炒枣仁的镇静作用并无区别。据《本草汇言》记载："敛气安神，荣筋养髓，和胃运脾。"

车前子粥　（《肘后备急方》）

治老人淋病，绵裹入粥煮。按：兼除湿、利小便、明目，亦疗赤痛、去暑湿、止泻痢。《服食经》云："车前一名地衣，雷之精也，久服身轻，其叶可为蔬。"

车前子30克　粳米60克　先将车前子纱布包裹，水煎取汁，用此汁加水煮粳米至熟。

按：车前子性味甘、寒，入肾、膀胱经。具有利水、清热、明目、祛痰之功用。内含多量黏液（酸性黏多糖、车前聚糖）、油脂（棕榈酸、硬脂酸、花生酸、油酸、亚油酸、亚麻酸）、琥珀酸、腺嘌呤、胆碱等。据《日华子本草》记载："通小便淋涩、壮阳，治脱精、心烦、下气。"

肉苁蓉粥[1]　（《药性论》）

陶隐居《药性论》："治劳伤精败面黑，先煮烂，加羊肉汁和米煮。"按：兼壮阳、润五脏、暖腰膝，助命门相火。凡不足者，以此补之。酒浸，刷去浮甲，蒸透用。

肉苁蓉30克　粳米100克　将肉苁蓉水煎取汁，与粳米煮成粥，待熟再加入适量羊肉汁，煮沸至熟。

按：肉苁蓉性味甘、酸、咸、温，入肾、大肠经。具有补肾、益精、润燥、滑肠之功用。内含生物碱及中性结晶性成分。据《日华子本草》记载："治男子绝阳不兴，女绝阴不产，润五脏，长肌肉，暖腰膝，男子泄精、尿血、遗沥，带下阴痛。"

牛蒡根粥　（《奉亲养老书》）

治中风口目不动，心烦闷。用根曝干，作粉入粥，加葱椒五味。按：兼除五脏恶气，通十二经脉。冬月采根。

牛蒡根30克　粳米100克　牛蒡根水煎取汁，以此汁加水与粳米煮粥至熟。

按：牛蒡根性味苦、寒，入手太阴心经。具有祛风热、消肿毒之功用。内含牛蒡酸、乙酸、丙酸、丁酸、巴豆酸、异缬草酸、脂肪酸（硬脂酸、棕榈酸、油酸、亚油酸、亚麻酸）、多种醛类（甲醛、乙醛、丙醛、异丙醛、丁醛）等。据《分类草药性》记载："治头晕、风热、眼昏亏翳、耳鸣、耳聋、腰痛，外治脱肛。"

郁李仁粥　（《太平圣惠方》）

治脚气肿、心腹满、二便不通、气喘急。水研绞汁，加薏苡仁入米煮。按：兼治肠中结气，泄五脏膀胱急痛，去皮，生蜜浸一宿，漉出用。

郁李仁20克　粳米80克　将郁李仁去皮研细，加入将熟的粳米粥中，煮沸至熟。

按：郁李仁性味辛、苦、甘，入脾、大肠、小肠经。具有润燥、滑肠、下气、利水之功用。内含苦杏仁苷、脂肪油、粗蛋白质、油酸、淀粉、挥发有机酸、皂苷、植物甾醇、维生素B_1、果糖等。据《本草再新》记载："行水下气，破血消肿，通关节、治眼长翳。"

大麻仁粥　（《肘后备急方》）

治大便不通。又《食医心镜》："治风水腹大，腰脐重痛，五淋涩痛。"又《食疗本草》："去五脏风，润肺。"按：麻仁润燥之功属多，去壳煎汁煮粥。

大麻仁60克　粳米300克　大麻仁去壳煎汁去渣（或研后取汁），加入半熟的粳米粥中，煮沸至熟。

按：大麻仁又称火麻仁，性味甘平，入脾、胃、大肠经。具有润燥、滑肠、通淋、活血之功用。内含30%的脂肪油（饱和脂肪酸为4.5%～9.5%；不饱和脂肪酸中，亚油酸53%、亚麻酸25%、油酸12%），油中含植酸钙镁、率比叶、大麻酚等。据《食疗本草》记载："取汁煮粥，去五脏风、润肺。治关节不通，发落，通血脉。"

榆皮粥 （《备急方》）

《备急方》："治身体暴肿，同米煮食，小便利，立愈。"按：兼利关节，疗邪热，治不眠。初生荚仁作糜食，尤易睡。嵇康《养生论》谓："榆令人瞑也，捣皮为末广和菜菹食。"

榆白皮30克 粳米60克 榆白皮水煎取汁，以此汁煮粳米为粥。

按：榆白皮性味甘、平，入胃、大肠、小肠经，具有利水、通淋、消肿之功用。内含多种甾醇类（谷甾醇、植物甾醇、豆甾醇）及鞣质、树胶、脂肪油等。据《本草纲目》记载："榆皮、榆叶，性皆滑利下降，故人小便不通、五淋肿满、喘嗽不眠，经脉胎产诸证宜之。"

麦门冬粥 （《南阳活人书》）

治劳气欲绝，和大枣、竹叶、炙草煮粥。又《寿世青编》："治咳嗽及反胃。"按：兼治客热、口干、心烦。《本草衍义》曰："其性专泄不专收，气弱胃寒者禁服。"

麦冬25克 粳米80克 先用麦冬水煎取汁，待粳米煮至半熟时，加入此汁，煮沸至熟。

按：麦门冬性味甘，微苦，寒，入肝、胃、心经。具有养阴润肺、清心除烦、益胃生津之功用。内含氨基酸、甾体皂苷、谷甾醇、葡萄糖、维生素A等。据《药性论》记载："治热毒、止烦渴，主大水面目肢节浮肿，下水。治肺痿吐脓，主泄精。"

地黄粥 （《臞仙神隐书》）

利血生精。候粥熟再加酥蜜。按：兼凉血生血，补肾真阴。生用寒，制熟用微温，煮粥宜鲜者。忌铜、铁器。吴昱山《居录》云："叶可作菜，甚益人。"

鲜生地黄100克　粳米150克　将鲜生地黄洗净榨取汁（或用干地黄20克，水煎取汁），加入半熟的粳米粥中，煮沸至熟。

按：生地黄，性味甘苦、凉，入心、肝、肾经。具有滋阴、养血之功用。内含地黄素、谷甾醇、甘露醇、豆甾醇、葡萄糖、水苏糖、精氨酸、丁氨酸及微量菜油甾醇、维生素A等。据《本草从新》记载："治血虚发热、常觉饥馁、倦怠嗜卧、胸膈痞闷，调经安胎。"

吴茱萸粥　（《寿世青编》）

治寒冷心痛腹胀。又《千金翼方》："酒煮茱萸，治同此，加米煮，捡开口者，洗数次用。"按：兼除湿、逐风、止痢。

吴茱萸10克　粳米50克　先用吴茱萸水煎取汁，加入半熟的粳米粥中，煮沸至熟。

按：吴茱萸性味辛、苦，温，入肝、胃经。具有温中、止痛、理气、燥湿之功用。内含挥发油为罗勒烯、吴茱萸烯、吴茱萸酸、吴茱萸内酯、吴茱萸碱、吴茱萸苦素、吴茱萸啶酮等。动物实验证明其有兴奋中枢神经、驱蛔、抗菌及增强肾上腺素的作用。据《本草纲目》记载："开郁化滞。治吞酸、厥阴痰涎头痛、阴毒腹痛、疝气、血痢、喉舌口疮。"

葱白粥　（《小品方》）

治发热头痛，连须和米煮，加醋少许，取汗愈。又《纲目》方："发汗、解肌，加豉。"按：兼安中、开骨节，杀百药毒。用胡葱良，不可同蜜食。

葱白20克　糯米50克　先煮糯米，待粥半熟时加入葱白，煮沸至熟。

按：葱白性味辛、温，入肺、胃经。具有发表、通阳、解毒的功用。内含挥发油（蒜素），二烯丙基硫醚，脂肪油（硬脂酸、油酸、亚油酸、花生酸），黏液质（多糖类、纤维素、原果胶），维生素B_1、B_2，烟素，维生素C等。据《本草纲目》记载："除风湿，身痛麻痹，虫积心痛，止大人阳脱，阴毒腹痛，小儿盘肠内钓，妇人妊娠溺血，通奶汁，散乳痈，利耳鸣，涂猘犬毒。”

莱菔粥 （《图经本草》）

治消渴，生捣汁煮粥。又《纲目》方：“宽中下气。”按：兼消食去痰止咳，治痢，制面毒。皮有紫白二色，生沙壤者大而甘，生瘠地者小而辣，治同。

白萝卜一个　粳米80克　白萝卜绞汁（或干萝卜水煎取汁）去渣，用此汁煮米至粥熟。

按：莱菔，性味辛、甘、凉。入肺、胃经。具有消积滞、化痰热、下气、宽中、解毒的功用。内含糖分（果糖、蔗糖、葡萄糖）、咖啡酸、香豆酸、阿魏酸、龙胆酸、苯丙酮酸、多种氨基酸、苯甲酸、甲硫醇、草酸、莱菔苷及钙、锰、硼等。据《日用本草》记载：“宽胸膈，利大小便。熟食之，化痰消谷；生啖之，止渴宽中。”

莱菔子粥 （《寿世青编》）

治气喘。按：兼化食，除胀，利大小便，止气痛，生能升，熟能降。升则散风寒，降则定喘咳。尤以治痰、治下痢，厚重有殊绩。水研滤汁加入粥。

莱菔子20克　粳米60克　莱菔子水研滤汁（或水煎取汁），加入半熟的粳米粥中，煮沸至熟。

按：莱菔子性味辛、甘、平，入肺、胃经。具有下气定喘、消食化痰的功用。内含挥发油（甲硫醇）、脂肪油（多量芥酸、亚油酯、亚麻酸、芥子酸甘油酯）及莱菔素（具有抗菌作用）。据《本草纲目》记载：下气定喘，治痰，消食，除胀，利大小便，止气痛、下痢后重，发痘。

菠菜粥 （《本草纲目》）

和中润燥。按：兼解酒毒，下气止渴，根尤良。其味甘滑。《儒门事亲》云：“久病，大便涩滞不通，及痔漏，宜常食之。”《唐会要》：“尼波罗国献此菜，为能益食味也。”

鲜菠菜50克　粳米50克　先将菠菜洗净，放热开水中烫成半热，切碎，放入将熟的粳米粥中，煮沸至熟。

按： 菠菜性味甘、凉，入肠、胃经。具有养血、止血、敛阴、润燥之功用。内含碳水化合物、蛋白质、脂肪、粗纤维、草酸、芸香苷、氟、锌、叶酸、氨基酸、甾醇酯和甾醇苷、钙、磷、铁、胡萝卜素、抗坏血酸、硫胺素、核黄素、尼克酸、万寿菊素等。据《本草纲目》记载："通血脉，开胸膈，下气调中，止渴润燥。根尤良。"

甜菜粥　（《唐本草》）

夏月煮粥食，解热。治热毒痢。又《纲目》方："益胃健脾。"按：《学圃录》甜本作菾，一名莙荙菜。兼止血，疗时行壮热。

甜菜50克　粳米100克　将甜菜洗净切碎，与粳米煮粥。

按： 甜菜药名为莙荙菜。性味甘凉，入胃经。内含多种糖（半乳糖、岩藻糖、阿拉伯糖、甘露糖、鼠李糖、木糖、氨基葡萄糖、果糖）、维生素B_{12}、亮氨酸、苯丙氨酸、蛋氨酸、苏氨酸、脯氨酸、天门冬素等。据《随息居饮食谱》记载："清火祛风，杀虫解毒，涤垢浊，稀痘疮，止带调经，通淋止痢，妇人小儿尤宜食之。"

芥菜粥　（《本草纲目》）

豁痰辟恶。按：兼温中止嗽，开利九窍。其性辛热，而散耗人真元。《别录》谓能明目，暂时之快也。叶大者良，细叶有毛者损人。

芥菜50克　粳米100克　将芥菜洗净洗碎，加入半熟的粳米粥中，煮沸至熟。

按： 芥菜性味辛温，入肺、胃、肾经。具有宣肺豁痰、温中利气之功用。据《本草纲目》记载："通肺豁痰、利膈开胃。"

韭叶粥　（《食医心镜》）

治水痢。又《纲目》方："温中暖下。"按：兼补虚壮阳，治腹冷痛。茎名韭白，根名韭黄。《礼记》谓：韭为丰本，言美在根，乃茎之未出土者。治病用叶。

韭叶50克　粳米100克　将韭叶洗净切碎，加入半熟的粳米粥中，煮沸至熟。

按： 韭叶，性味辛温，入肝、胃、肾经。具有温中、行气、散血、解毒之功用。内含硫化物、苦味质及苷类。据《本草拾遗》记载："温中、下气、补虚、调和脏腑，令人能食，益阳，止泄白脓、腹冷痛，并煮食之。叶及根生捣绞汁服，解药毒、疗狂狗咬人欲发者，亦杀诸蛇、虺、蝎、恶虫毒。"

韭子粥　（《千金翼方》）

治梦泄遗尿。按：兼暖腰膝，治鬼交甚效，补肝及命门，疗小便频数。韭乃肝之菜，入足厥阴经。肝主泄，肾主闭，止泄精，尤为要品。

韭子30克　粳米100克　将韭子炒后研粉，加入粳米中煮粥服。

按： 韭子性温，味辛咸。入肝、肾经。具有补肝肾、暖腰膝、壮阳固精之功用。内含皂苷、生物碱。据《本草纲目》记载："补肝及命门。治小便频数，遗尿，女人白淫白带。"

苋菜粥　（《奉亲养老书》）

治下痢，苋菜煮粥食，立效。按：《学圃录》苋类甚多，常有者白紫赤3种。白者除寒热，紫者治气痢，赤者治血痢，并利大小肠。治痢初起为宜。

苋菜50克　粳米100克　将苋菜洗净去根切碎，放入半熟的粳米粥中，煮沸至熟。

按： 苋菜，性味甘凉，入大肠、膀胱经。叶富含维生素C。据《本草图经》记载："紫苋，主气痢。赤苋，主血痢。"

鹿肾粥　（《日华子本草》）

补中安五脏，壮阳气。又《圣惠方》："治耳聋，俱作粥。"按：肾俗名腰子，兼补一切虚损。麋类鹿，补阳宜鹿，补阴宜麋。

鹿肾二个　粳米200克　将鹿肾剖开去臊膜洗净切细，与粳米煮成粥。

按：鹿肾性味甘、咸，温，入肝、肾、膀胱经。具有补肾、壮阳、益精之功用。据《日华子本草》记载："补中，安五脏，壮阳气，作酒及煮粥服。"

羊肾粥　(《饮膳正要》)

治阳气衰败、腰脚痛，加葱白、枸杞叶，同五味煮汁，再和米煮。又《食疗心镜》："治肾虚精竭，加豉汁，五味煮。"按：兼治耳聋、脚气。方书每用为肾经引导。

羊肾二个　粳米200克　将羊肾剖开去臊膜洗净切细，与粳米煮成粥。

按：羊肾性味甘、温。具有补肾气、益精髓之功用。内除含脂肪、蛋白质、水分外，尚含有铁、钙、磷、核黄素、硫胺酸、尼克酸、抗坏血酸、维生素A等。据《日华子本草》记载："补虚耳聋、阴弱、壮阳益胃、止小便。治虚损盗汗。"

猪髓粥　(《老老恒言》)

按《养老书》，猪肾粥加葱、治脚气。《肘后方》："猪肝粥加绿豆，治溲涩，皆罕补益。肉尤动风，煮粥无补。"《丹溪心法》："用脊髓治虚损补阴，兼填骨髓，入粥佳。"

猪髓15克　粳米200克　将猪髓洗净切细，加入粳米、水煮成粥。

按：猪髓，性味甘、寒。具有补阴益髓之功用。据《随息居饮食谱》记载："补髓养阴，治骨蒸劳热，带浊遗精，宜为衰老之馔。"

猪肚粥　(《食医心镜》)

治消渴饮水，用雄猪肚，煮取浓汁，加豉作粥。按：补虚损、止暴痢、消积聚。《图经本草》曰："四季月宜食之。猪水畜，而胃属土，用之以胃治胃也。"

猪肚50克　粳米100克　先将猪肚煮熟切碎，加入半熟的粳米粥中，煮沸至熟。

按：猪肚性味甘、温，具有补虚损、健脾胃之功用。据《日华子本草》记载："补虚损，杀劳虫，止痢。酿黄糯米蒸捣为丸，甚治劳气，并小儿疳蛔黄瘦病。"

羊肉粥　（《饮膳正要》）

治骨蒸久冷。山药蒸熟，研如泥，同肉下米作粥。按：兼补中益气、开胃健脾、壮阳滋肾，疗寒疝。杏仁同煮则易糜，铜器煮损阳。

羊肉100克　粳米200克　先将羊肉煮熟，加入半熟的粳米粥中，煮沸至熟。

按：羊肉性味甘、温，入脾、肾经。具有益气补虚、温中暖下之功用。内含蛋白质、脂肪、碳水化合物、硫胺素、核黄素、尼克酸、胆甾醇、钙、磷、铁、硒等。据《千金·食治》："主暖中止痛，利产妇。"

羊肝粥　（《多能鄙事》）

治目不能远视。羊肝碎切，加韭子炒研，煎汁下米煮。按：兼治肝风虚热目赤，及病后失明。羊肝能明目，青羊肝尤验。

羊肝50克　粳米100克　先将羊肝切碎，煎汁煮粳米粥至熟。

按：羊肝性味甘、苦、凉，入肝经。具有益血、补肝、明目之功用。内含蛋白质、脂肪、水分、碳水化合物、灰分、硫胺酸、尼克酸、抗坏血酸、维生素A、钙、磷、铁等。据《现代实用中药》记载："适用于萎黄病，妇人产后贫血，肺结核，小儿衰弱及维生素A缺乏之眼病（疳眼、夜盲）等。"

羊脊骨粥　（《千金食治》）

治老人胃弱，以骨捶碎，煎取汁，入青粱米煮。按：兼治寒中羸瘦，止痢补肾，疗腰痛。脊骨通督脉，用以治肾，尤有效。

羊脊骨100克　粳米200克　将骨捶碎，煎取汁，入粳米煮粥至熟。

按：羊髓，性味甘温，具有益阴补髓、润肺泽肌之功用。据

《随息居饮食谱》记载："润五脏，充液，补诸虚，调养营阴，滑利经脉，却风化毒，填髓。"

犬肉粥　（《食医心镜》）

治水气鼓胀，和米烂煮，空腹食。按：兼安五脏，补绝伤，益阳事，厚肠胃，填精髓，暖腰膝。黄狗肉尤补益，虚劳不可去血，去血则力减。

狗肉100克　粳米200克　将狗肉洗净切细，先煮熟，放入半熟的粳米粥中，煮沸至熟。

按：狗肉性味咸，温，入脾、胃、肾经。具有补中益气，温肾助阳之功用。内含蛋白质、脂肪、嘌呤类、肌肽、水分、钾、钠、氯、肌酸等。据《食疗本草》记载："补血脉，厚肠胃，实下焦，填精髓。"

麻雀粥　（《食治通说》）

治老人羸瘦，阳气乏弱。麻雀炒熟，酒略煮，加葱和米作粥。按：兼缩小便，暖腰膝，益精髓。《食疗本草》曰："冬三月食之，起阳道。"李时珍曰："性淫也。"

麻雀三枚　粳米300克　葱白三茎，切　将麻雀炒熟，入酒若干，煮一会儿，加葱和米煮作粥（或粥将熟时加入葱白）。

按：麻雀性味甘、温，入肾、膀胱经。具有壮阳益精、暖腰膝、缩小便之功用。据《日华子本草》记载："壮阳益气，暖腰膝，缩小便，治血崩带下。"

鲤鱼粥　（《寿域神方》）

治反胃，童便浸一宿，炮焦煮粥。又《食医心镜》："治咳嗽气喘，用糯米。"按：兼治水肿黄疸，利小便。诸鱼唯此为佳。

鲤鱼100克　粳米200克　先将鲤鱼煮汁，色白而稠，将此汁加入半熟的粳米粥内，煮沸至熟。

按：鲤鱼性味甘、平，入脾、肾经。具有利水、消肿、下气、通乳之功用。内含蛋白质、脂肪、水分及多种氨基酸（胱氨酸、组氨酸、甘氨酸、谷氨酸、丙氨酸、天门冬氨酸、精氨酸、肌氨酸等)。据《本草纲目》记载:“煮食,下水气,利小便;烧末,能发汗,定气喘、咳嗽,下乳汁,消肿。”

丝瓜叶粥 (《老老恒言》)

《慈山参入》:丝瓜性清寒,除热利肠,凉血解毒,叶性相类。瓜长而细,名马鞭瓜,其叶不堪用;瓜短而肥,名丁香瓜,其叶煮粥香美,拭去毛,或姜汁洗。

丝瓜叶50克 粳米200克 先将丝瓜叶水煎取汁去渣,以此水加粳米煮粥至熟。

按:丝瓜叶性味甘、凉,入肝、胃经。具有清热解毒、止咳化痰之功用。内含皂苷,有止咳祛痰及抗菌作用。据《随息居饮食谱》记载:“清暑解毒。治痧秽腹痛,绞汁服。”

五加芽粥 (《卫生家宝方》)

明目止渴。按:《本草》五加根皮效颇多,又云:其叶作蔬,去皮肤风湿。嫩芽焙干代茶,清咽喉,作粥色碧香清,效同。《巴蜀异物志》名“文章草”。

五加芽30克 粳米80克 五加芽洗净,加入半熟的粳米粥中,煮沸至熟。

按:据《曲洧旧闻》记载:“药有五加皮,其树身干皆有刺,叶如楸,俗呼之为刺楸。春探芽可吃食,味甜而微苦,或谓之苦中甜,云食味益人。”

苏叶粥 (《老老恒言》)

《纲目》:用以煮饭,行气解肌,入粥功同。按:此乃发表散风寒之品,亦能消痰和血止痛。背面皆紫者佳。

紫苏叶30克 粳米100克 将紫苏叶切碎,加入半熟的粳米粥中,煮沸至熟。

按:紫苏叶性味辛、温,入肺、脾经。具有发表、散寒、理气、和营之功用。含挥发油,主要成分为紫苏醛、左旋柠檬烯、枯酸、精氨酸、矢车菊素、D-葡萄糖苷、异白苏烯酮、薄荷酮等。据《本草纲目》记载:“行气宽中,消痰利肺,和血,温中,止痛，定喘，安胎。”

花椒粥　（《食疗本草》）

治口疮。又《千金翼方》：“治下痢、腰腹冷，加炒面煮粥。”按：兼温中暖肾，除湿，止腹痛。用开口者，闭口有毒。《巴蜀异物志》：“出四川清溪县者良，香气亦别。”

花椒30克　粳米300克　将花椒研粉，加入水，与粳米同时煮成粥。

按：花椒，性味辛、温，入脾、肺、肾经，具有温中散寒、除湿，止痛，杀虫，解鱼腥毒之功用。内含挥发油（柠檬烯、香叶醇、枯醇）、甾醇、不饱和有机酸等。据《本草纲目》记载：“散寒除湿，解郁结，消宿食，通三焦，温脾胃，补右肾命门，杀蛔虫，止泄泻。”

白鲞粥　（《遵生八笺》）

开胃悦脾。按：兼消食，止暴痢腹胀。《尔雅翼》曰：“诸鱼干者皆为鲞，不及石首鱼，故独得白名。”《吴地志》曰：“鲞字从美下鱼，以鲞者非。”煮粥加姜豉。

石首鱼鲞250克　粳米300克　将石首鱼鲞洗净去内脏，煮熟去渣，加入半熟的粳米粥中，煮沸至熟。

按：石首鱼鲞性味甘、平，入脾、胃经。内含蛋白质、脂肪、灰分、硫胺素、核黄素、尼克酸、钙、磷、碘、铁等。据《随息居饮食谱》记载：“煮食开胃、醒脾、补虚、活血，为病人、产后食养之珍。”

雀儿药粥　（《太平圣惠方》）

壮元阳，补精血，益肝肾。

麻雀3只　菟丝子23克　覆盆子12克　枸杞子15～23克　葱白2茎　生姜3片　细盐少量　粳米80克

先将前七味水煎后，去渣取汁，然后加入半熟的粳米粥中，煮沸至熟。

肉苁蓉粥[2]　（《药性论》）

补肝肾，益精血，健脾、润肠、通便。

肉苁蓉12～24克　羊肉75克　粳米75克

先将肉苁蓉水煎取汁去渣，再将羊肉煮烂，加入半熟的粳米粥中，煮沸至熟。

何首乌粥　（《大众医学》）

养肝补肾，补血、抗老、黑须发。

制何首乌黑豆汁蒸、晒干，为制首乌，100克　冰糖25克　大枣七枚　粳米100克

先将制何首乌水煎取汁去渣，再加入大枣、冰糖、粳米煮粥。

黄芪粥　（《冷庐医话》）

补气健脾，强心养胃，消水肿。

生黄芪75克　红糖10克　粳米75克

将生黄芪水煎取汁去渣，加入红糖，与粳米煮粥至熟。

按：黄芪，性味甘，微温，入肺、脾经。具有益卫固表、利水消肿、托毒、生肌之功用。内含葡萄糖醛酸、蔗糖、甜菜碱、叶酸、胆碱、苦味素、氨基酸等。据《日华子本草》记载："助气长筋骨，长肉补血，破癥癖，治瘰疬、瘿赘、肠风、血崩、带下、赤白痢。"

白术猪肚粥　（《圣济总录》）

健脾养胃，补中益气。

白术75克　猪肚一个　槟榔10克　生姜56克　粳米75克

先将前四味水煎煮取汁去渣，此汁加入粳米煮粥。

按：白术性味苦甘、温，入脾、胃经。具有补脾、益胃、燥湿、和中之功用。内含挥发油（苍术醇、苍术酮）、维生素A、锌、锰、铁等。据《医学启源》记载："除湿益燥，和中益气、温中，去脾胃中湿，除胃寒，强脾胃，进饮食，和胃，生津液。主肌热、四肢困倦、目不欲开、怠惰嗜卧、不思饮食，止渴，安胎。"

第四篇

气功、导引、按摩与道德修养长寿方

在日本札幌市，有位百岁老太太公开了她珍藏了几代的《养生十六宜》。据说这是很早从我国传出去的。此方公开后，日本民间竞相传抄运用，收效显著。全文如下："发宜常梳，面宜多擦，目宜常运，耳宜常弹，舌宜抵腭，齿宜数叩，津宜数咽，浊宜常呵，背宜常暖，胸宜常护，腹宜常摩，谷道宜常提，肢节宜常摇，足心宜常擦，皮肤宜常干，大小便宜禁口勿言。"其实，这《养生十六宜》只是我国古代养生学内容的很小一部分，我国养生学中气功、导引、按摩所包括的内容远远超过了《养生十六宜》的许多倍。

在气功、导引、按摩中，有主动锻炼方法与被动锻炼方法之分：主动锻炼方法又有内、外功之分。气功以静为主，属内功，主练精、气、神；五禽戏、太极拳、易筋经、八段锦、老年体操等，是以肢体活动为主的外功，以强健筋骨、增加肌力、疏通气血、灵活肢体为主要目的。至于按摩，又属于被动锻炼方法。

但无论采用哪种锻炼方法，祖国养生学都首先强调，养生锻炼者要保持乐观的情绪，注意"调心"（即练意），收心敛性，消除杂念，身体放松，以便达到"凝神一致，专心不移"的精神境界。这种心理上的要求也是我国按摩与西洋按摩本质上的区别之一。其次，祖国养生学还强调对呼吸练习的要求，要求不同的体质注意配合不同的呼吸，不同的呼吸注意配合不同的动作。第三，祖国养生学强调养生锻炼时应注意"内外结合""动静结合"

的原则。注意静中蕴动，动中蕴静，从而使身体得到全面发展。

兹分述气功、导引、按摩如下，供读者根据自己的具体体质状况任选其一，或综合练习。

第一章　气　功

气功是我国养生学的珍贵遗产。气功是一种练气的功夫，按照中医传统理论，所谓“气”乃是人体维持生命的一个基本要素，主要指人们呼吸的空气和体内的“元气”。这个“元气”，用现代医学术语来说，相当于人体对疾病的抵抗力，对外界环境的适应力，对体力病损的修复力（简称“三力”）。气功种类很多，一般介绍的有内养功、强壮功、静功、放松功、意功、保健气功、站桩气功、吐纳功、提肾功、动功等。但是，气功的任何锻炼方式，都包括有调整体态姿势、调整呼吸、控制思想、调整神经精神状态使其入静，即调身、调息、调心三个组成部分，通过“三调”的协同作用，达到加强“三力”的目的。

我国气功渊源深远，在出土的战国初期（公元前 400 年左右）文物中，就有一件行气玉佩铭，共写 45 字：“行气，深则蓄，蓄则伸，伸则下，下则定，定则固，固则萌，萌则长，长则退，退则天。天几春在上，地几春在下。顺则生，逆则死。”郭沫若解释为：吸气深入则多其量，使其往下伸，往下伸则定其固，然后突出，如草之萌芽，往上长，与深入时的径路相反而退进，退到绝顶。这样天机便往上动，地机便朝下动，顺此行之则生，逆此行之则死。讲的是练功行气的道理。1973 年在湖南长沙马王堆三号汉墓出土的《却谷食气篇》，是目前所能见到的最早、最具体、内容相当丰富的气功文献，它指出了练气功应在什么情况下进行，而且强调不同季节应注意避五种气，并对不同年龄人群规定了不同的呼吸次数。该篇的著作年代较《内经》更古，据考证是战国至秦朝时期写成的。2000 年前的《内经》一书也指出："把握阴阳，呼吸精气，独立守神，肌肉若一……形体不敝。精神不散，亦可以百数。"这里所说的"呼吸精气"，即指气功中的"吐纳"（胎息）之类，"独立守神"即"精神内守"之意。《内经》指出气功有三种作用：第一，预防疾病，认为"虚邪贼风，避之有时；恬淡虚无，真气从之；精气内守，病安从来"。第二，延年益聪，"智者之养生也……节阴阳而调刚柔，如是则僻邪不生，长生久视"。第三，治疗疾病，"肾有久病者，可寅时面向南，精神不乱思，闭气不息七遍，以引颈咽气顺之，如咽甚硬物，如此十遍后，饵舌下津，令无数"。此后，历代的名医，如汉代的华佗，晋代的葛洪，隋代的巢元方，唐代的孙思邈等，都对气功防治疾病有着深入的研究。唐宋以后，虽然由于历史原因，气功被蒙上一层神秘的迷雾，但在临床实践方面更进一步得到了发展，在预防疾病、延年益寿方面起到了许多药物取代不了的作用，而且这种作用也被近几十年来国内外的医疗实践所证实。20 世纪 50 年代以来，由于现代科学技术的发展，发现练功者在生理、心理、生化方面与一般人有不同的生命现象；又发现气功能治疗许多慢性消耗性疾病，特别是发病与神经紧张有密切关系的疾病，以及某些胃肠病和呼吸系统疾病。因此，气功在国外也得到了广泛注意。70 年代以来，国际上就召开了 3 次气功学术会议。

下面我们介绍几种历代对广大群众来说简单易行而又有益于强壮身体、延年益寿的气功。

一、孙思邈《千金要方》辑录的调气法

彭祖曰："和神导气之道，当得密室，避户安床暖席，枕高二寸半，正身偃卧，瞑目，闭气于胸中，以鸿毛著鼻上而不动，经三百息，耳无所闻，目无所见，心无所思，如此则寒暑不能

侵，蜂虿不能毒，寿三百六十岁，此邻于真人也。每旦夕面向午，展两手于脚膝上，徐徐按捺肢节，口吐浊气，鼻引清气，良久，徐徐乃以手左托、右托、上托、下托、前托、后托，瞋目张口，叩齿摩眼，押头拨耳，挽发放腰，咳嗽发，阳振动也。双作只作，反手为之，然后掣足仰振，数八九十而止。仰下徐徐定心，作禅观之法：闭目存思，想见空中太和元气，如紫云成盖，五色分明，下入毛际，渐渐入项，如雨初晴，云入山。透皮入肉，至骨至脑，渐渐下入腹中，四肢五脏皆受其润，如水渗入地，若彻则觉腹中有声汩汩然，意专存思，不得外缘，斯须即觉元气达于气海，须臾则自达涌泉，则觉身体振动，两脚蜷曲，亦令床坐有声拉拉然，则名一通。一通二通，乃至日别得三通五通，则身体悦泽，面色光辉，鬓毛润泽，耳目精明，令人食美，气力强健，百病皆去……善摄养者，须知调气方焉，调气方疗万病大患，百日生眉须，自余者不足言也。”

“凡调气之法，夜半后日中前，气生得调；日中后夜半前，气死不得调。调气之时，则仰卧床，铺厚软，枕高下共身平，舒手展脚，两手握大拇指节，去身四五寸，两脚相去四五寸，数数叩齿饮玉浆，引气从鼻入腹，足则停止。有力更取，久住气闷，从口细细吐出尽，还从鼻细细引入，出气一准前法。闭口以心中数数，令耳不闻，恐有误乱，兼以手下筹。能至千，则去仙不远矣。若天阴雾、恶风、猛寒，勿取气也，但闭之。”

二、苏轼亲身实践过的气功

此法是经北宋苏轼亲自实践并证明确有实效的，是对《千金要方》中“调气法”的具体运用，并在某些方面发展了《千金要方》引用的“调气法”。内容如下：

某近年颇留意养生，读书延问方士多矣，其法百数，择其简而易行者，间或行之，辄有奇验。今此闲放，益究其妙，乃知神仙长生，非虚语尔。其效初不甚觉，但积累百余日，功用不可量。比之服药，其效百倍。久欲献之左右，其妙处，非言语文字以能形容，然亦可道其大略，若信而行之，必有大益。其诀具下：

每夜以子时后（三更以后皆可），披衣起（只床上拥被坐，亦得），面东或南，盘足坐，叩齿三十六通，握固（以两拇指掐第二指手纹，或以四指都握拇指，两手拄腰腹间），闭息（闭息乃是道家要妙，先须闭目静虑，扫妄想，使心源湛然，诸念不起，自觉出入息调匀微细，即闭口并鼻，不令气出也）。内视五脏，肺白、肝青、脾黄、心赤、肾黑（当更求五脏图，烟罗子之类，常挂壁上，使心中熟识五脏六腑之形状）。次想心为炎火，光明洞彻，下入丹田中（丹田在脐下），待腹满气极，则徐出气（不得令耳闻声），候出入息匀调，即以舌搅唇齿内外，漱炼津液（若有鼻涕亦须漱炼，不嫌其咸，漱炼良久，自然甘美，此是真气，不可弃之），未得咽下，复依前法。闭息内观，纳心丹田，调息漱津，皆依前法。如此者三，津液满口，即低头咽下，以气送下丹田中，须用意精猛，令津与气谷谷然有声，径入丹田。又依前法为之，凡九闭息，三咽津而止。然后以左手热摩两足心（此涌泉穴，上彻顶门，气诀之妙），及脐下、腰脊间，皆令热彻（徐徐摩之，微汗出不妨，不可喘促），次以两手摩熨眼面耳项，皆令极热。仍按捏鼻梁左右五七下，梳头百余梳，散发而卧，熟寝至明。

上其法简易，惟在长久不废，即有深功。且试行一二十日，精神自已不同……方书口诀，多奇词隐语，卒不见下手门路。今直指精要，可谓至言不烦，长生之根本也。

按：古代夜半称子时，相当于23～1点，相当于四更；五更相当于寅时，相当于3～5点。

三、祛病延年的六字诀吐纳法

孙思邈在《千金要方》中论述了一种祛病延年的吐纳呼吸

法——“六字诀吐纳法”。此法按照四时、五行与脏腑经络的关系，用“呼、吹、嘘、呵、唏、呬”六字分别与心、肺、肝、脾、肾等脏腑经络相应，如果某脏腑有病，即用相应之字治之，可防病于未然，治疗于方始，简便易行，疗效显著。其具体做法是：“若患心冷病，气即呼出；若热病，气即吹出；若肺病，即嘘出；若肝病，即呵出；若脾病，即唏出；若肾病，即呬出。”“冷病者，用大呼三十遍，细呼十遍。呼法：鼻中引气入，口中吐气出，当令声相逐，呼字而吐之。热病者，用大吹五十遍，细吹十遍。吹如吹物之吹，当使字气声似字。肺病者，用大嘘三十遍，细嘘十遍；肝病者，用大呵三十遍，细呵十遍；脾病者，用大唏三十遍，细唏十遍；肾病者，用大呬五十遍，细呬三十遍。此十二种调气法，若有病依此法，恭敬用心，无有不瘥。”

明代医家龚居中在《红炉点雪》一书中，称此“六字诀”为“动功六字诀延寿诀”，认为经常练这种气功有延年益寿的作用。

近代医学家张锡纯（1860—1933），在他的《医学衷中参西录》一书中论述的“六字”虽然与《千金要方》不完全一致，但道理与做法都是一样。他是这样论述的：“养生家有口念呵、呼、呬、嘘、吹、嘻六字以却脏腑诸病者，病肺者若于服药之外兼用此法，则为益良多。其法当静坐时，或睡醒未起之候，将此六字每一字念六遍，其声极低小，惟己微闻，且念时宜蓄留其气，徐徐外出，愈缓愈好，每日行两三次，久久自有效验。盖道书有呼气为补之说，其理甚深，拙撰《元气诠》中发明甚详。西人有深长呼吸法，所以扩胸膈以舒肺气，此法似与深长呼吸法相近，且着意念此六字，则肺中碳气呼出者必多，肺病自有易愈之理也。”至于此法的疗效，张锡纯的看法是与孙思邈一致的，他举了一个例子：“同庄张岛仙先生，邑之名孝廉也。其任东安教谕时，有门生患肺痨，先生教以念呵、呼、呬、嘘、吹、嘻，每字六遍，日两次，两月而肺痨愈。愚由此知此法可贵。”甘肃省中医院李少波医师在《真气运行法》一书中提出了“孙真人四季养生法”：“春嘘明目木扶肝，夏至呵心火自闲，秋呬定知金润肺，冬吹益肾坎中安，嘻却三焦除烦热，四季常呼脾化餐，切忌出声闻于耳，其功尤胜保神丹。”其嘘、呵、呼、呬、吹、嘻六字分别与肝、心、脾、肺、肾、三焦等脏腑相呼应，和孙思邈《千金要方》的六字内脏对应虽不尽相同，但疗效却仍然十分显著。据李少波医师回忆，自己青年时期，经常咽喉肿痛咽下困难，常单用呵字治疗，始作满口火热、唾液黏稠，两三分钟后，口内热减津多，继感清凉，喉痛也随之减轻，常在夜间作毕入睡，次晨疾病告失。据潘尚清同志回忆，他于“1960 年，在上海见到某医生，以嘘字治疗青光眼取效”，他本人亦“以四字诀功教导肺结核患者，也曾收到良效”。

关于“六字诀吐纳法”治病的机理，虽然和人们对整个气功的认识一样，尚属“待揭之谜”一类，但人们已经从不同角度对其进行了一些探讨。张锡纯认为：“养生家谓此六字可分主脏腑之病，愚则谓不必如此分析，总之不外呼气为补之理。因人念此六字皆徐徐呼气外出，其心肾可交也，心肾交久则元气壮旺，自能斡旋肺中气化，而肺痨可除矣。欲肺痨速愈者，正宜兼用此法。”李少波认为：“是利用读字音改变口形，不同的口形呼气产生不同的力量，影响不同的脏腑经络的气血发生变化，作为治疗疾病的手段。”“六字诀吐纳法”除了与人的整体调神、调心、调息有联系外，还与主管呼吸的肺脏有密切关系。现代科学发现，肺除了呼吸功能外，还有多方面的“非呼吸功能”。据加拿大《医学邮报》报道，肺的功能不仅与人体的代谢、免疫有着密切的关系，也许还有一种内分泌功能，因为支气管的 K 细胞和甲状腺的 C 细胞一样，不但在组织结构上都属于神经外胚层的散在部分，而且都能产生和合成降钙素。肺不仅是前列腺素浓度最高的组织之一，还是前列腺素合成、释放和灭活的主要场所。另外，肺中还广泛存在一种叫做“激肽”的激素，具有一系列血液动力学作用；肺还可以释放出一种酸性酯类的“慢反应物质”，能使支气管平滑肌收缩、血管通透性增加。至于大脑传递介质之一的“5-羟色胺”经过肺以后，50%～95%被肺摄取和贮藏。此外，肺还对凝血过程产生影响，参与了脂类代谢以及葡萄糖的摄取和利用。总之，肺的功能远不仅是一个气体交换器，还是一个独特的代谢器官，具有维持体内环境稳定的作用。据研究，人体绝大多数起调节作用的物质都在肺里产生和灭活。医学家对肺这种包罗万象功能的进一步发现和认识，有助于从生化角度去揭开整个气功防治疾病机制的奥秘。

四、元代邱处机《颐身集》中的长生一十六字诀

“长生一十六字诀”为简易气功，十六个字是：一吸便提，气气归脐；一提便咽，水火相见。

作此功时，先需漱津3～5次：用舌反复搅上、下腭，再以舌抵上腭，待满口津液滋生，汩汩然咽下。随之吸清气一口，以意念领气，由头至胸，直贯肚脐下一寸三分——丹田处，略作停顿，这叫“一吸”；随即收缩下腹部如忍便状，以意念的力量提气使归于脐，并由尾骶骨循肾俞，经脊椎缓缓上行，至颈部的玉枕穴，上头顶，入泥丸（两眉之间上丹田处），这种气息和意念的上行叫“一呼”。

然后吸气循头胸至脐下行，照行上述一吸一呼之法。意念的集中点及气息的中转站都在下丹田。丹田乃下元气海所聚，丹田气足，则元气充沛，生生之气就源源不绝了，这叫“气气归脐，寿与天齐”。吞咽动作需口有津液才妙，万一无津亦要汩然有声，以刺激大脑及唾腺产生唾液。一咽一提之间，津液分3～5口至24口咽下。意念应以丹田为根本，以意领气，使气息环流不息，要行即行，要止即止，无论行住坐卧，意念所至即随之，无碍于工作、休息。

据报道，患痛风者常做此功，能使全身血液循环显著改善；因肝风内动、肝阳上亢之眩晕者作此功，由于气沉丹田，有类似

的“降压”作用；常觉心悸胸闷者作此功，可使气血畅行，改善症状；而体气正常的人作此功，有聪耳明目、增强记忆的功效。

按：据李红毅著《百岁老人长寿保健纪实》一书记载，1986年他去访问103岁的老人苗张氏：“张氏在白天，大约有一半时间是‘动’的，另有一半时间是‘静’的，即盘腿而坐，如同一座钟。钟是静中有动，记录着时间；苗张氏也静中有动，不停地用舌头舐唇舔腭。她的儿子苗沛霖对我解释说：‘我妈的这个习惯不好。’我说：‘这是好事，在古代的传说中，彭祖是最长寿的一个人，彭祖就‘舐唇咽唾’。苗沛霖听了爽朗地大笑，说：‘我妈能像彭祖那样高寿就太好了！’我问苗张氏：‘你盘腿而坐，心静吗？’她说：‘我心里什么都不想，静。’问：‘您这样坐，用劲吗？’她说：‘用劲，但要用微力，不要用猛劲。’问：‘你坐的时候，还变换位置吗？’答：‘不变换，坐到一定时候，就下炕出去走动。’问：‘你坐到一定时候，再把腿伸直行吗？’答：‘那像什么样子？我从不伸腿坐在炕上。’问：‘你这样坐，气顺吗？’答：‘气顺，很舒坦。’晋代葛洪撰写的《彭祖传》中说，彭祖是‘少好怡静，不恤世务，不营名誉’，‘常闭气内息，从旦至中，乃危坐拭目、摩搦身体、舐唇咽唾，服气数十，乃起行言笑。’苗张氏似乎效法于此。”此例的做法可供读者参考。

第二章　导　引

导引，是呼吸（包括气功）与躯体运动（包括自我按摩）结合在一起的一种体育活动。导引二字最早出于《庄子·刻意篇》，原文是“吹响呼吸，吐故纳新，熊经鸟申，为寿而已矣，此道（导）引之士，养形之人，彭祖寿考者之所好也”。李颐对“导引”注为“导气令和，引体令柔”之意。后世由于流派不同，对导引侧重发展的方向与重点也有所区别。1973 年在湖南长沙马王堆三号汉墓中出土的《导引图》，为彩色绘制，共 44 幅。其中除大部分为古人进行的徒手运动外，少部分为利用盘、球、棍、带等器械做辅助运动及深呼吸运动等，这是我国现存最早的关于导引的真实形象记载。

在两千多年前的《内经》中，导引已经作为一种与草药、针灸同样重要的医疗手段而得到重视，例如《素问·异法方宜论》云：“中央者，其地平以湿，天地所以生万物也众，其民食杂而不劳，故其病多痿厥寒热，其治宜导引按跻。”

东汉华佗总结并倡导的五禽戏是对战国秦汉间熊经鸟申及六禽戏等导引的发展和简化，其法为模仿五种动物的姿态，进一步发展了导引的内容。晋代葛洪在《抱朴子·内篇》中介绍了各种姿态的导引术，并指出了行导引的时间、方法及其在防治疾病方面的疗效。隋代巢元方《诸病源候论》一书本系理论专书，很少论及疾病之治疗，但却给予导引以重点的介绍。其“补养宣导”部分汇集了我国古代大量有关导引防治疾病的可贵经验。此后，唐代孙思邈的《千金要方》、王焘的《外台秘要》在疾病防治及其养生部分都介绍了导引方法。至于唐代的八段锦、宋代的坐功、明代的太极拳等又从不同方面进一步发展了导引的动作，丰富了导引的内容，使之更能适应不同体质、不同年龄和不同疾病防治之需要。

导引不但可以养身强身以预防疾病，而且可以防老抗老而延年益寿。据《后汉书》记载，东汉名医华佗就由于练习五禽戏，“年且百岁而犹有壮容”。其弟子吴普“从华佗受五禽之戏，以代导引，犹得百余岁”。唐代医学家孙思邈虽幼年体弱多病，但由于注意导引等养生术，结果活到百余岁高龄。

下面我们介绍几种历代对老年人来说简单易行而有益于延年益寿的导引术，由于太极拳已由许多书籍专门介绍，故本书不再重复。

一、华佗五禽戏

其动作模仿五种禽兽（虎、鹿、熊、猿、鸟）的姿态。

由于流派很多，记载不一，现分别摘录如下：

《养性延命录》曰：“虎戏者，四肢踞地，前三踯，却二踯；长引腰侧脚仰天，即后踞行前却各七过也。鹿戏者，四肢踞地，引项反顾，左三右二；伸左右脚，伸缩亦三亦二也。熊戏者，正仰，以两手抱膝下，举头，左擗地七，右亦七；蹲地，以手左右托地。猨（猿）戏者，攀物自悬，伸缩身体上下一七；以脚拘物自悬左右七，手钩却立，按头各七。鸟戏者，双立手，翘一足，伸两臂扬眉用力各二七；坐、伸脚，手挽足趾各七，缩伸二臂各七也。五禽戏法任力为之，以汗出为度。”

《太上老君养生诀》曰：“虎戏四肢踞地，前三踯却三踯；长引肤，乍前乍却；仰天即返伏踞地，行前却各七。熊戏正仰以双手抱膝下，举头；左擗地七，右亦七；踯地，手左右托地各七。鹿戏四肢踞地，引项反顾左三右三；左伸右脚，右伸左脚；左右伸缩亦三止。猿戏攀物自悬，伸缩身体上下七；以脚拘物倒悬，左七右七；坐，左右手拘脚五按各七。鸟戏立起翘一足，伸两臂，扬扇用力各二七；坐，伸脚起挽足指各七，伸缩两臂各七。”

根据近年来的报道，坚持练习五禽戏，对冠心病、哮喘、肺气肿、高血压、关节炎、胃和十二指肠溃疡等慢性病确有显著疗效。

二、《千金要方》记载的天竺国按摩法

此法又叫婆罗门法，实际上乃是导引术。

1. 两手相捉，纽捩，如洗手法。

2. 两手浅相叉，翻覆向胸。

3. 两手相捉，共按胫，左右同。

4. 两手相重，按髀，徐徐捩身，左右同。

5. 以手挽五石力弓，左右同。

6，作拳向前筑，左右同。

7. 如拓石法，左右同。

8. 作拳却顿，此是开胸，左右同。

9. 大坐，斜身偏倚，如排山，左右同。

10. 两手抱头，宛转髀上，此是抽胁。

11. 两手据地，缩身曲脊，向上三举。

12，以手反捶背上，左右同。

13，大坐伸两脚，即以一脚向前虚掣，左右同。

14. 两手拒地回顾，此虎视法，左右同。

15. 立地反拗身三举。

16. 两手急相叉，以脚踏手中，左右同。

17. 起立，以脚前后虚踏，左右同。

18. 大坐伸两脚，用相当手勾所伸脚著膝中，以手按之，左右同。

孙思邈认为：“老人日别能依此三遍者，一月后百病除，行及奔马，补益延年，能食，眼明轻健，不复疲乏。”

三、高濂的《延年却病笺》引用的导引十二法

第一龙引：以两手上拓，兼以挽弓势，左右同；又叉手相捉，头上过。第二龟引：峻坐，两足如八字，以手拓膝，行摇动；又左顾、右顾各三遍。第三麟盘：侧卧，屈手承头，将近床，脚屈向上，傍髀展，上脚向前拗，左右同。第四虎视：两手据床，拔身，向背后视，左右同。第五鹤举：起立，徐徐返拗，引颈，左右挽，各五遍。第六鸾趋：起立，以脚徐徐前踏，又握固，以手前后策，各三遍。第七鸳翔：以手向背上相捉，低身徐徐宛转，各五遍。第八熊迅：以两手相叉，翻复，向胸臆抱膝头上宛转，各三遍。第九寒松控雪：大坐，手据膝，渐低头，左右摇动，徐徐回转，各三遍。第十冬柏凌风：两手据床，或低或举，左右引，细拔回旋各三遍。第十一仙人排天：大坐，斜身偏倚，两手据床，如排天，左右同。第十二风凰鼓翅：两手交捶膊并连臂，返捶背上连腰脚各三，数度为之，细拔回旋，但取使快为上，不得过度，更至疲顿。

四、高濂《延年却病笺》的养五脏坐功法

养心坐功法：时正坐，以两手作拳，用力左右互相虚筑，各六度。又以一手按腕上，一手向下拓空如重石。又以两手相叉，以脚踏手中各五六度。能去心胸间风邪诸疾。关气为之良久，闭目，三咽，三叩齿而止。

养肝坐功法：时正坐，以手两相重，按股下，徐捩身，左右各三五度。又以两手拽相叉，翻覆向胸三五度。此能去肝家积聚、风邪毒气，余如上。

养脾坐功法：时大坐，伸一脚，屈一脚，以两手向后反掣，各三五度。又行跪坐，以两手据地，回头用力虎视，各三五度。能去脾脏积聚、风邪，喜食。

养肺坐功法：时正坐，以两手据地，缩身曲脊，向上三举，

去肺家风邪、积劳。又行反拳捶脊上，左右各三五度。此方去胸臆间风毒，闭气为之，良久，闭目咽液，三叩齿为止。

养肾坐功法：时正坐，以两手指从耳左右引胁三五度，可挽臂向空抛射，左右同，缓身三五度。更以足前后逾左右各十数度，能去腰肾膀胱间风邪、积聚，余如上法。

五、曹慈山（活至九十余岁）《老老恒言》中的卧功、立功与坐功

卧功五段

仰卧，伸两足，竖足趾，伸两臂，伸十指，俱着力向下，左右连身牵动数遍。

仰卧，伸左足，以右足屈向前，两手用力攀至左及胁，攀左足同，轮流行。

仰卧，竖两膝，膝头相并，两足向外，以左右各攀左右足，着力向外数遍。

仰卧，伸左足，竖右膝，两手兜住右足底，用力向上，膝头至胸，兜左足同，轮流行。

仰卧，伸两足，两手握大拇指，首着枕，两肘着席，微举腰摇动数遍。

立功五段

正立，两手叉向后，举左足空掉数遍，掉右足同，轮流行。

正立，仰面昂胸，伸直两臂，向前，开掌相并，抬起，如抬重物高及首，数遍。

正立，横伸两臂，左右托开，手握大拇指，宛转顺逆摇动，不计遍。

正立，两臂垂向前，近腹，手握大拇指，如提百钧重物，左右肩俱耸动，数遍。

正立，开掌，一臂挺直向上，如托重物，一臂挺直向下，如压重物，左右手轮流行。

坐功十段

趺坐，擦热两掌，作洗面状，眼眶、鼻梁、耳根，各处周到，面觉微热为度。

趺坐，伸腰，两手置膝，以目随头，左右瞻顾，如摇头状，数十遍。

趺坐，伸腰，两臂用力，作挽硬弓势，左右臂轮流互行之。

趺坐，伸腰，两手仰掌，挺肘用力，齐向上，如托百钧重物，数遍。

趺坐，伸腰，两手握大拇指作拳，向前用力，作捶物状，数遍。

趺坐，两手握大拇指向后，托实坐处，微举臀，以腰摆摇数遍。

趺坐，伸腰，两手置膝，以腰前纽后纽，复左侧右侧，全身着力，互行之，不计遍。

趺坐，伸腰，两手开掌，十指相叉，两肘拱起，掌按胸前，反掌推出，正掌挽来，数遍。

趺坐，两手握大拇指作拳，反右捶背及腰，又向前左右交捶臂及腿，取快而止。

趺坐，两手按膝，左右肩前后交纽，如转辘轳，令骨节俱响，背微热为度。

六、宋代蒲虔贯《保生要录》中的简易导引术

养生者形要小劳，无至大疲，故水流则清，滞则浊。养生之人，欲血脉常行，如水之流，坐不欲至倦，行不欲至劳，频行不已，然宜稍缓，即是小劳之术也。故手足欲时其屈伸，两臂欲左挽、右挽，如挽弓法；或两手双拓如拓石法，或双拳筑空，或手臂左右前后轻摆，或头顶左右顾，或腰胯左右转，时俯时仰，或两手相捉细细捩如洗手法，或两手掌相摩令热，掩目摩面，事闲随意为之，各十数过而已。每日频行，必身轻目明，筋节血脉调

畅，饮食易消，无所壅滞。体中小不佳，快为之即解。旧导引方太烦，崇贵之人不易为也。今此术不择时节，亦无度数，乘闲便作，而见效且速。

七、一些比较简单的导引动作

（一）拜起

据宋代陆游《老学庵笔记》记载：“张琪，唐安江原人，年七十余，步趋拜起，健甚。自言：‘夙兴必拜数十，气血多滞，拜则肢体屈伸，气血流畅，可终身无手足之疾。’”

（二）甩手运动

双下肢自然站立，两脚分开与肩宽，两脚踏地，双膝微曲，双手自然伸直，向前后甩动，手摆动的幅度可大可小，一般以大为好。但摆动速度要均匀缓和，还要全身放松。该运动主要使上体活动，可疏通经络、流畅血脉，有利于心、肺、脑的健康。

（三）散步

《素问·四气调神大论》曰：“夜卧早起，广步于庭。被发缓形，以使志生。”《战国策·触龙说赵太后》曰：“老臣今者殊不欲食，乃自强步，日三四里，少益耆食，和于身也。”

至于如何散步，《老老恒言》认为：“散步，散而不拘之谓，且行且立，且立且行，须得一种闲暇自如之态。”《南华经》曰：“水之性不杂则清；郁闭而不流，亦不能清。此养神之道也。散步所以养神。”

散步之所以有益于健康的道理何在，《老老恒言》认为：“坐久则络脉滞，居常无所事，即于室内，时时缓步，盘旋数十匝，使筋骸活动，络脉乃得流通，习之既久，步可渐至千百，兼增足力。步主筋，则筋舒而四肢健，懒步则筋挛，筋挛日益加懒，偶展数武，便苦乏气，难免久坐伤肉之弊。”

（四）运睛

运睛除眼害法。虚静趺坐，凝息升身，双目轮转十二数，紧闭即开，大睁逐气。每夜行五七，瘴翳自散，光明倍常。谢翼真人曾犯目疾，绝去房事，得此法而行之，即愈。

（五）掩耳摇头

掩耳去头旋法。邪风入脑，虚火上攻，则头目昏旋，偏正头痛，或中风不语，半身不遂，亦由此致。治之须静坐，升身闭息，以两手掩耳，摇头五七次，存想元神，逆上泥丸，以逐其邪，自然风散邪去。张元素真人尝患头目昏旋，偏正头痛。用还丹之法，不十功，亦痊。此法不止治病，须无病行之，添补髓海，精洁神宫，久视长生之渐也。

（六）托踏

托踏应无病法，双手上托，如举大石，两脚前踏，如履实地。以意内顾，神气自生，筋骨康健，饮食消融……根本充固，营卫强盛，其功盛大。不止轻身，能令皮肤结实，足耐寒暑。

第三章 按 摩

我国有着悠久的按摩历史，《史记·扁鹊仓公列传》中就有黄帝时期俞跗运用按摩手法治病的记载。战国时期，名医秦越人也善于应用按摩治病。《黄帝内经》中已正式提出了“按摩”一词，例如《灵枢·九针论》明确指出：“形数惊恐，筋脉不通，病生于不仁，治之以按摩醪药。”秦汉时期，有了专门的按摩职业，按摩也成为医疗上的主要治疗手段之一。张仲景在《金匮要略》中提到：“四肢才觉重滞，即导引吐纳，针灸膏摩，勿令九窍闭塞。”晋代葛洪《抱朴子·内篇》中还记载有《按摩经》，除了运用按摩治病之外，还用于强身防病。隋唐时期，已建立按摩科，并设有专职的按摩医生。隋代巢元方的《诸病源候论》每卷病候后多附有疗病健身的导引与按摩方法，达260余条。唐代已将按摩用于伤科，并用按摩防治小儿疾病，如《千金要方》就记有：“小儿虽无病，早起常以膏摩囟上及手足心，甚辟寒风。”宋、金、元时代的医书中对自我按摩及按摩、推捺等诸手法均有描述和运用。明代重设按摩（又称推拿）专科，按摩手法发展为按、摩、推、拿、掐、揉、运、搓、捻、分、抹、摇、擦、弹等多种手法，现存最早之按摩专书《保婴神术·按摩经》就出现于明代。清代虽无按摩科之设立，但出版了大量按摩专著，特别是有关按摩强身、防病养生的专著大量出现，如孟曰寅的《养生肇要》，潘霨的《卫生要术》，王祖源的《内功图说》，尤乘的《寿世青编》，墨磨书人的《古今秘宛》，方开的《延年九转法》，张映汉的《尊生寻养编》等都属于此类。

保健按摩具有通经络、活气血的作用，不但对一些顽固性慢性疾病有显著疗效，而且对保健防病养生亦有很大作用。现将一些简单易行而又有显著疗效的按摩方法介绍如下：

一、梳头、洗脚

宋代陶谷清《异录》已载：“郭尚贤常云：‘服饵导引之余，有二事乃养生之大要：梳头洗脚是也。’每夜尚贤先发后脚，方寝，自曰：‘梳头洗脚长生事，临卧之时小太平。’”

宋代晁说之《晁氏客语》曰：“周天佑言：‘冬至夜，子时，梳头一千二百，以赞阳出滞，使五脏之气终岁流通，谓之神仙洗头法。’”

明代沈仕《摄生要录》：“真人曰：‘发多栉，去风明目，不死之道也。’又曰：‘头发梳百度。’安乐诗云：‘发是血之余。’一日一次，梳通血脉，散风湿。”

二、叩齿、熨眼、摩面、摩腹

北齐颜之推撰的《颜氏家训·养生篇》曰：“吾尝患齿摇动欲落，饮食热冷皆苦疼痛，见《抱朴子》牢齿之法，早朝叩齿三百下为良，行之数日，即平愈。今恒持之，此辈小术，无损于事，亦可以修也。”

元代邱处机在《摄生消息论》中指出：“又当清晨睡觉，闭目叩齿二十一下，咽津，以两手搓热熨眼数，多于秋三月行此，极能明目。”

明代龚居中《红炉点雪》曰：“每日清晨或不拘时，叩齿三十六通，则气自固，虫蛀不生，风邪消散。设或以病齿难叩，但以舌隐餂于牙根之间，用柔制刚，真气透骨，其蛀自除。”

明代郑瑄《昨非庵日纂》曰：“太素丹经曰：一面之上，常欲得两手摩之，使热，高下随形，皆使极匝，令人面有光泽，皱斑不生。行之五年，色如少女。先当摩切两掌令热，然后以拭两目，又顺手摩发，如理栉之状。两臂亦更互以手摩之，使发不白，脉不浮。”“发宜多栉，齿宜多叩，液宜常咽，气宜清炼，手宜在面，此为修昆仑之法。”

明代龚居中《红炉点雪》曰：“每清晨静坐，神气充溢，自内而外，两手搓面五七次，复漱津涂面，搓拂数次，行至半月，则皮肤光润，容貌悦泽，大过寻常。”

《夷门广牍》：“孙真人卫生歌曰：‘发宜多梳气宜炼，齿宜数叩津宜咽，子欲不死修昆仑，双手揩摩常在面……食后徐行百步多，手摩脘腹食消磨。’”

《修真秘要》曰：“食了行百步，数以手摩肚……头发梳百度。”

三、摩头、摩身、摩脚心

巢元方《诸病源候论》曰：“摩手掌令热以摩面，从上下二七止，去肝气，令面有光。又，摩手令热，令热从体上下，名曰干浴，令人胜风寒时气，寒热头痛，百病皆愈。”

《千金翼方》曰：“清旦初，以左右手摩交耳，从头上挽两耳，又引发，则面气通流，如此者，令人头不白，耳不聋。又摩掌令热，以摩面从上向下二七过，去皯气，令人面有光，又令人胜风寒时气、寒热头痛，百疾皆除。”

王焘《外台秘要》曰：“养生导引法云：清旦初起，以左右手交互；从头上挽两耳举，又引鬓发即流通，令头不白耳不聋。又摩手掌令热以摩面，从上下二七止，去皯气，令面有光。”

宋代蒲虔贯《保生要录》曰：“夫人夜卧，欲自以手摩四肢、胸、腹十数过，名曰‘干沐浴’。”

宋代李鹿《济南先生师友谈记》曰：“叔党又曰：‘蒲公传正有大洗面、小洗面、大濯足、小濯足、大澡浴、小澡浴。盖一日两洗面、两濯足，开日则浴焉。小洗面一易汤，用二人，惟颒其面而已。大洗面三易汤，用五人，肩颈及焉。小濯足一易汤，用二人，惟踵踝而已。大濯足三易汤，用四人，膝、股及焉。小澡浴则汤用三斛，人用五六。大澡浴则汤用三斛，人用八九，目脂、面药、薰炉、炒香次第用之。人以为劳，公不惮也。”

高濂的《遵生八笺》有：“夜后昼前睡觉来，瞑目叩齿二七回。吸新吐故无令缓，咽喉玉泉还养胎。摩热手心熨两眼，仍更揩擦额与面。中指时时摩鼻频，左右耳眼摩数遍。更能干浴遍身间，按股暗须纽两肩。纵有风劳诸冷气，何忧腰背复拘挛。”

《寿亲养老新书》曰：“其穴在足心之上，湿气皆从此入，日夕之间，常以两足赤肉，更次用一手握指，一手摩擦。数目多时，觉足心热，即将脚指略略转动，倦则少歇，或令人擦之亦得，终不若自擦为佳。陈书林云：先公每夜常自擦至数千，所以晚年步履轻便，仆性懒，每卧时只令人擦至睡熟即止，亦觉得力。”

元代李治《敬斋先生古今黈》谈及擦足心涌泉穴时，补充验案曰：“向来乡人郑彦如，自太府丞出为江东仓使，足弱不能陛辞，枢莞黄继道教以此法，数月即能拜跪。又见霅人丁邵州致远，病足半年，不能下床，遇一道人，亦授此法，久而即愈。偶记忆得，因笔于册，用告读者，岂曰小补之哉！”

明代龚居中的《红炉点雪》曰：“气滞则痛，血凝则肿。治须闭息，以左右手摩滞处四十九次，复左右多以津涂之，不过五七次，气自消散……此法不止散气消肿，无病行之，上下闭息，左右四肢五七次。经络通畅，气血流行，肌肤光莹，名曰干沐浴，尤延生之道也。”

四、《修龄要旨》中的按摩养生法

明代武林冷谦（字启敬）是个150岁的高寿老人，他在《修龄要旨》中谈自己的调摄经验时指出：“平坐，以一手握脚指，以一手擦足心赤肉，不计数目，以热为度，即将脚指略略转动，左右两足心更手握擦，倦则少歇。或令人擦之，终不若自擦为佳。此名涌泉穴，能除湿气，固真元。”“临卧时坐于床，垂足解衣，闭息，舌柱上腭，目视顶门，提缩谷道，两手摩擦两肾俞，各一百二十，多多益善，极能生精固阳，治腰痛。”“两肩后小穴中，为上元六合之府，常以手捏雷诀，以大指骨曲按三九遍；又搓手熨摩两目颧上及耳根，逆乘发际，各三九，能令耳目聪明，夜可细书。”“静坐闭息，纳气猛送下，鼓动胸腹，两手作挽弓状，左右数四，气极满，缓缓呵出五七，通快即止。治四肢烦闷，背急停滞。”“覆卧去枕，壁立两足，以鼻纳气四，复以鼻出之四。若气出之极，令微气再入鼻中，勿令鼻知，除身中热及背痛之疾。”

五、李诩（活到88岁）《戒庵老人漫笔》中的按摩养生法（导引保真法）

1. 静坐，将两手指击头后枕骨九次，以鸣天鼓。
2. 用嘻、嘘、呼、吸各九次，以调元气。
3. 叩齿三十六，以集元神。
4. 将两手大指摩热，各拭眼二十四，以启元明。
5. 将两手大指摩热，拭鼻两旁二十四，以培元息。
6. 将两手摩热，擦两耳腔二十四，以达元聪。
7. 将两手摩热，摩面三十六，以润元颜。
8. 将两手顺摩腰眼肾经二十四，以固元精。
9. 将两手擦脚底涌泉穴，左右交互，各二十四，以壮元力。
10. 将两肩胁肋耸动三十六，以运元筋。

以上十件功完，口中津液滋生，即用嗽满，分作三咽，意期流入丹田，以养元真。

六、郑官应《中外卫生要旨》中青莱真人的八段锦坐功

1. 叩齿集神三十六，两手抱昆仑，双手击天鼓二十四。上法，先须闭目，冥心盘坐，握固、静思，然后叩齿集神。次叉两手，向项后数九息，勿令耳闻。乃两手各掩耳，以第二指压中

指，击弹脑后，左右各二十四次。

2. 摇天柱。先须握固，乃摇头左右顾，肩膊随动二十四。

3. 舌搅漱咽。左右舌搅上腭三十六，嗽三十六，分作三口，如硬物咽之，然后方得行火。上法，以舌搅口齿并左右颊，待津液生方漱之，至满口方咽之。

4. 摩肾堂。两手摩肾堂三十六，以数多更妙。上法，闭气搓手，令热后，摩肾堂如数毕，仍收手握固，再闭气，想用心火下烧丹田，觉热极，即用后法。

5. 单关辘轳。左右单关辘轳各三十六。上法，须俯首，摆撼左肩三十六次，右肩亦三十六次。

6. 左右辘轳。双关辘轳三十六。上法，两肩并摆撼，至三十六数，想火自丹田，透双关入脑户，鼻引清气，后伸两脚。

7. 左右按顶。两手相搓，当呵五呵，后叉手托天按顶，各九次。上法，两手相叉向上托空，三次或九次。

8. 钩攀。以两手如钩，向前攀双脚心十二次，再收足端坐。上法，以两手向前，攀脚心十二次，乃收足端坐，候口中津液生，再漱再吞，一如前数。摆肩并身二十四，及再辘轳二十四次，想丹田火，自下而上遍烧身体，想时口鼻皆须闭气少顷。

9. 陈希夷左睡功。调和真气五朝元，心息相依念不偏，二物长居于戊巳，虎龙蟠结大丹圆。

10. 右睡功。肺气长居于坎位，肝气却向到离宫，脾气呼来中位合，五气朝元人太空。

第四章　道德修养长寿方

近年来，世界卫生组织（WHO）关于健康的概念有了新的发展，即把道德修养纳入了健康的范畴。健康不能仅仅从人的体能方面理解，还涉及人的精神方面，将道德修养作为精神健康的一个内容，即不以损害他人利益来满足自己的需要，能按照社会认可的准则约束自己及支配自己的思想和行动，具有辨别真与伪、善与恶、美与丑、荣与辱等的能力。美国一项持续 25 年的跟踪调查发现，敌对情绪较强者的死亡率达 14%，而性格随和者死亡率仅 2.5%，孤独寂寞者死亡率比乐于助人者高 2.5 倍。巴西医学家马丁斯经过 10 年的研究也发现，屡犯贪污受贿罪行的人，易患癌症、脑出血、心脏病、神经过敏等病症而折寿。研究人员还注意到，良好的行为有益于人体的免疫系统，因为人的精神状态与免疫系统密切相关，有神经连接大脑、骨髓和脾脏，共同产生抵抗感染和疾病所需的细胞与激素。

关于道德品质差会造成疾病，道德高尚会医治疾病，这是现代医学正在研究的一个课题。国内外关于长寿老人的调查资料也表明：长寿老人往往具有良好的道德品质。关于这个课题，祖国医学远在两千年前的《内经》中就有论述，如《素问·上古天真论》："所以能年皆度百岁而动作不衰者，以其德全不危也。"关于此句，清代张隐庵集注时指出："德者，所得乎天之明德也。全而不危者，不为物欲所伤也。庄子曰，执道者德全，德全者形全，形全者，圣人之道也。"

古代医家历来重视道德修养与长寿的关系。唐代医家孙思邈就曾指出："德行不充，纵服玉液金丹，未能延寿。""道德日全……不求寿而自延，此养生之大旨也。"孙氏认为："名利败身，圣人所以去之。”“老人之道，常念善无念恶，常念生无念杀，常念信无念欺。”《老子养生要诀》认为影响长寿的诸因素有“名利”、“声色”、“虚妄”、“货财”、“滋味”、“嫉妒”等，其中除了“滋味”外，余都属于道德修养范畴。明·龚廷贤也强调：“孝友无间，礼义自闲，可以延年；谦和辞让，损己利人，可以延年；救苦度厄，济困扶危，可以延年。”认为良好的道德修养，是促成长寿的一个重要因素。孙思邈在《千金翼方》中还指出：“邀名射利，聚毒攻神，内伤骨髓，外败筋肉。”认为道德修养差的人会造成五劳，“五劳既用，二脏先损，心肾受邪，脏腑俱病。”既然脏腑俱病，长寿又何从谈起？

对于“道德致病”与“道德医病”这一课题，论述最为全面的文献，则是明代医家龚廷贤的“人有百病”与“医有百药”（《鲁府禁方》卷四），每篇约有900字左右，分别记载了100种致病与医病的道德因素，以顺口溜的形式通俗地表述出来。关于致病的道德因素有忘义取利、好色坏德、毁人自誉、非人自是、债不念偿、诽谤名贤、谗人求媚、以贫妒富、以贵轻人、败人成功、以私乱公、阴阳嫉妒、施人望报、毁誉高才、憎人胜己、追念归恶、不受谏谕、投书败人、笑愚痴人、笑颠狂人、丑言恶语、轻慢老少、诡谲谄谀、两舌无信、乘酒凶横、恶言好杀、笑盲聋哑、乱人嫁娶、教人作恶、见货欲得、强夺人物等。关于医病的道德因素则有不取非分、心无嫉妒、教化愚顽、谏正邪乱、扶接老幼、拔祸济难、怜孤惜寡，矜贫救危、扬善隐恶、崇尚胜己、好成人功、积德树恩、生不骂詈、施不望报、不忌人美、尊奉高年、内修孝悌、以食饮人、助修善士、济度贫穷、舍药救疾、仁慈谦让、谦己下人、喜谈人德、不淫妓青、不生奸盗、扶老挈幼等。

在《人有百病》《医有百药》两文中，有些“病”、“药”则牵涉到道德与个人品德修养方面的因素。如“病”有笑怒偏执、专心系爱、轻口喜言、语欲胜人、喜怒自伐、以德自显、好自掩饰、危人自安、多憎少爱、心不平等、内疏外亲、烦苛轻躁、多疑少信、好喜嗜笑、钻穴窥人、不借怀怨等；有些“药”有行宽心和、动静有礼、起居有度、近德远色、清心寡欲、不负宿债、予多取少、不自夸彰、甜言美语、心平气和、听教伏善、忿怒能制、不于求人、恬静守分、和悦妻孥、乐天知命、宽舒大量、知机知足、清闻无欲、不宝厚藏、不犯禁忌、节俭守中、随事不慢等。当然也有个别“病”、“药”是应当抛弃的旧观念，如“教人坠胎”，在强调计划生育的今天就不能认为是一“病”。再如“不争是非”、“安贫自乐”、“信礼神佛”这些“药”也是应当用现代的哲学观点分析批判的，不能盲目信从。但文中的大部分内容对我们今天的每个人来说也是适用的。如果在行动中按条文身体力行，不但确实能起到防病医病的效果，而且也能为建设社会主义精神文明作出应有的贡献。

笔者认为，中国古代传统医学伦理学中关于道德致病和道德医病的文献，不仅将医学和伦理学有机地结合起来，而且也将道德、个人修养、个人卫生、养生与防病治病有机地结合起来，是一个创造，应当挖掘出来，吸取精华、去其糟粕，加以发扬光大。

一、唐朝石头和尚专治心病方

在云南昆明华亭寺内，有一张唐朝天际大师石头和尚开的专治心病的处方，有十味“药”，分别是：好肚肠一根，慈悲心一片，温柔半两，道理三分，言行要紧，中直一块，孝顺十分，老实一个，阴阳全用，方便不拘多少。用“药”方法为：宽心锅内炒，不要焦，不要躁，去火黑三分。用药宜忌：言清行浊，利己损人，暗箭中伤，肠中毒，笑里刀，两头蛇，平地起风波。

二、《医方类聚》引自《臞仙活人心》的中和汤方

“保固元气、邪气不侵、万病不生”的中和汤方：

《医方类聚》中有一古今中外罕见，既摸不着，又看不见的

长寿药方，名叫“中和汤”：“专治医所不疗一切之疾，服之保固元气，邪气不侵，万病不生，可以久安长世而无憾也。”方中有三十味“药”：“思无邪，行好事，莫欺心，行方便，守本分，莫嫉妒，除狡诈，务诚实，顺天道，知命限，清心，寡欲，忍耐，柔顺，谦和，知足，廉谨，存仁，节俭，处中，戒杀，戒怒，戒暴，戒贪，慎笃，知机，保爱，恬退，守静，阴骘。”

三、明代龚廷贤《人有百病》与《医有百药》方

（一）人有百病

喜怒偏执是一病。忘义取利是一病。好色坏德是一病。专心系爱是一病。憎欲无理是一病。纵贪蔽过是一病。毁人自誉是一病。擅变自可是一病。轻口喜言是一病。快意逐非是一病。以智轻人是一病。乘权纵横是一病。非人自是是一病。侮易孤寡是一病。以力胜人是一病。威势自憎是一病。语欲胜人是一病。债不念偿是一病。曲人自直是一病。以直伤人是一病。与恶人交是一病。喜怒自伐是一病。愚人自贤是一病。以功自矜是一病。诽议名贤是一病。以劳自怨是一病。以虚为实是一病。喜说人过是一病。以富骄人是一病。以贱讪贵是一病。谗人求媚是一病。以德自显是一病。以贵轻人是一病。以贫妒富是一病。败人成功是一病。以私乱公是一病。好自揜（yǎn，掩盖）饰是一病。危人自安是一病。阴阳嫉妒是一病。激励旁悖是一病。多憎少爱是一病。坚执争斗是一病。推负着人是一病。文具钩锡是一病。持人长短是一病。假人自信是一病。施人望报是一病。无施责人是一病。与人追悔是一病。好自怨憎是一病。好杀虫畜是一病。蛊道厌人是一病。毁訾高才是一病。憎人胜己是一病。毒药耽饮是一病。心不平等是一病。以贤唝嗃是一病。追念旧恶是一病。不受谏谕是一病。内疏外亲是一病。投书败人是一病。笑愚痴人是一病。烦苛轻躁是一病。摘捶无理是一病。好自作正是一病。多疑

少信是一病。笑颠狂人是一病。蹲踞无理是一病。丑言恶语是一病。轻慢老少是一病。恶态丑对是一病。了戾自周是一病。好喜嗜笑是一病。当权任性是一病。诡谲谀谄是一病。嗜得怀诈是一病。两舌无信是一病。乘酒凶横是一病。骂詈风雨是一病。恶言好杀是一病。教人坠胎是一病。干预人事是一病。钻穴窥人是一病。不借怀怨是一病。负债逃走是一病。背向异词是一病。喜抵得戾是一病。调戏必固是一病。故迷误人是一病。探巢破卵是一病。惊胎损形是一病。水火溅伤是一病。笑盲聋哑是一病。乱人嫁娶是一病。教人捶擿（tī，揭发）是一病。教人作恶是一病。含祸离爱是一病。唱祸道非是一病。见货欲得是一病。强夺人物是一病。上为百病也。

人能一念。除此百病，日逐检点，一病不作，决无灾害痛苦。烦恼凶危，不惟自己保命延年，子孙百世，永受其福矣。

（二）医有百药

思无邪僻是一药。行宽心和是一药。动静有礼是一药。起居有度是一药。近德远色是一药。清心寡欲是一药。推分引义是一药。不取非分是一药。虽憎犹爱是一药。心无嫉妒是一药。教化愚顽是一药。谏正邪乱是一药。戒敕恶仆是一药。开导迷误是一药，扶接老幼是一药。心无狡诈是一药。拔祸济难是一药。行常方便是一药。怜孤惜寡是一药。矜贫救危是一药。位高下士是一药。语言谦逊是一药。不负宿债是一药。愍慰笃信是一药。敬爱卑微是一药。语言端悫是一药。推直引曲是一药。不争是非是一药。逢侵不鄙是一药。受辱不忍是一药。扬善隐恶是一药。推好取丑是一药。与多取少是一药。称叹贤良是一药。内省见贤是一药。不自夸彰是一药。推功引善是一药。不自伐善是一药。不掩人功是一药。劳苦不恨是一药。怀诚抱信是一药。覆蔽阴恶是一药。崇尚胜己是一药。安贫自乐是一药。不自尊大是一药。好成人功是一药。不好阴谋是一药。得失不形是一药。积德树思是一药。生不骂詈是一药。不评论人是一药。甜言美语是一药。灾病自咎是一药。恶不归人是一药。施不望报是一药。不杀生命是一药。心平气和是一药。不忌人美是一药。心静意定是一药。不念旧恶是一药。匡邪弼恶是一药。听教伏善是一药。忿怒能制是一药。不于求人是一药。无思无虑是一药。尊奉高年是一药。对人恭肃是一药。内修孝悌是一药。恬静守分是一药。和悦妻孥是一药。以食饮人是一药。助修善士是一药。乐天知命是一药。远嫌避疑是一药。宽舒大量是一药。敬信经典是一药。息心抱道是一药。为善不倦是一药。济度贫穷是一药。舍药救疾是一药。信礼神佛是一药。知机知足是一药。清闲无欲是一药。仁慈谦让是一药。好生恶杀是一药。不宝厚藏是一药。不犯禁忌是一药。节俭守中是一药。谦己下人是一药。随事不慢是一药。喜谈人德是一药。不造妄语是一药。贵能授人是一药。富能救人是一药。不尚争斗是一药。不淫妓青是一药。不生奸盗是一药。不怀咒厌是一药。不乐词讼是一药。扶老挈幼是一药。

古之圣人，其为善也，无小而不崇。其于恶也，无微而不改。改恶崇善，是药饵也。录所为百药以治之。

附一　阳虚、阴虚及阴阳两虚辨证表

阳虚、阴虚及阴阳两虚辨证表

阴阳	症状	脉象	舌象
阳虚	神疲乏力，少气懒言，纳差腹胀，倦怠踡卧，畏寒肢冷，喜温恶寒，口淡不渴，溲清便溏，或尿少肿胀，面白，声低息怯，阳痿精冷，喘咳，便溏，足痿弱，自汗，腰酸腿软	脉微迟虚无力	舌质淡胖嫩 舌苔滑润
阴虚	形体消瘦，虚火时炎，五心烦热，潮热盗汗，口燥咽干，恶梦遗精，头晕失眠，骨蒸便结，腰酸无力	脉弦细数而无力	舌质红瘦 舌苔净少津
阴阳两虚	同时见到以上阳虚、阴虚症状，如腰膝酸软，畏寒喜暖，头昏耳鸣，自汗盗汗，手足心热，面色㿠白，口燥咽干，声低息怯，四肢倦怠，纳差少食，肿胀，大便溏薄等	脉沉细无力	舌质淡白或舌质光红

附二　药用衡量折算表

药用衡量折算表

旧市称	公制	市制（10进位）	公制
1斤	500克	1斤	500克
1两	31.25克	1两	50克
1钱	3.125克	1钱	5克
1分	0.3125克	1分	0.5克

附三 度量衡对照表

度量衡对照表

		一升合市斤	一升合毫升数	一斤合市两	一两合市两	一两合克
周		0. 1937	193. 7	7. 32	0. 46	14. 18
秦		0. 3425	342. 5	8. 26	0. 52	16. 14
西汉		0. 3425	342. 5	8. 26	0. 52	16. 14
东汉		0. 1981	198. 1	7. 13	0. 45	13. 92
魏		0. 2023	202. 3	7. 13	0. 45	13. 92
晋		0. 2023	202. 3	7. 13	0. 45	13. 92
南朝	南宋					
	南齐	0. 2972	297. 2	10. 69	0. 67	20. 88
	梁	0. 1981	198. 1	7. 13	0. 45	13. 92
	陈	0. 1981	198. 1	7. 13	0. 45	13. 92
北朝	北魏	0. 3963	396. 3	7. 13	0. 45	13. 92
	北齐	0. 3963	396. 3	14. 25	0. 89	27. 84
	北周	0. 2105	210. 5	8. 02	0. 50	15. 66
隋	（开皇）	0. 5944	594. 4	21. 38	1. 34	41. 76
	（大业）	0. 1981	198. 1	7. 13	0. 45	13. 92
唐		0. 5944	594. 4	19. 1	1. 19	37. 30
五代		0. 5944	594. 4	19. 1	1. 19	37. 30
宋		0. 6641	664. 1	19. 1	1. 19	37. 30

续表

	一升合市斤	一升合毫升数	一斤合市两	一两合市两	一两合克
元	0. 9488	948. 8	19. 1	1. 19	37. 30
明	1. 0737	1073. 7	19. 1	1. 19	37. 30
清	1. 0355	1035. 5	19. 1	1. 19	37. 30

摘自吴承洛《中国度量衡表》（修订本）

附四　古代量具简介

方寸匕：古代量取药末的器具。形状如刀匕，大小为一寸正方。一方寸匕约等于现代的2.74毫升，盛金石药末约为2克，草木药末约为1克左右。

钱匕：古代量取药末的器具。用汉代的五铢钱币量取药末不散落者为一钱匕；用五铢钱币量取药末至半边者为半钱匕；钱五匕者，是指药末盖满五铢钱边的“五”字至不落为度。一钱匕药约为今五分六厘，合2克强；半钱匕约今二分八厘，合1克强；钱五匕约为一钱匕的1/4，约今一分四厘，合0.6克。

刀圭：①指古代的一种量药末的工具。形状如刀圭的圭角，一端是尖形，中部略凹陷，一刀圭约等于一方寸匕的1/10。②古代对于医术的一种别称。

古代医方用量进制：明代李时珍《本草纲目》指出：“古之一升即今二合半也。量之所起为圭，四圭为撮，十撮为勺，十勺为合，十合为升，十升为斗，五斗曰斛，二斛曰石。”

一字：古代量取药末的单位。古代铜钱有四字，其1/4称“一字”，“一字”约合今二分半，合0.9克。

附五　三十种常见老年病处方索引

四、冠心病

五、心律不齐

六、心动过缓

七、心动过速

八、糖尿病

九、脑萎缩

十、老年痴呆症

十一、震颤麻痹症

十二、半身不遂

十三、神经衰弱

十五、女子更年期综合征

十六、癌症

十七、骨质增生

十八、颈椎病

二十一、眼底出血

二十二、白内障

二十三、耳鸣耳聋

二十四、带状疱疹

二十五、皮肤瘙痒